中国当代名医验方选编

内科分册

主　编　张奇文
副主编　王默然　张振宇　曹志群

中国中医药出版社
·北　京·

图书在版编目（CIP）数据

中国当代名医验方选编．内科分册/张奇文主编．—北京：中国中医药出版社，2014.12

ISBN 978-7-5132-2054-5

Ⅰ．①中…　Ⅱ．①张…　Ⅲ．①中医内科-验方-汇编-中国-现代
Ⅳ．①R289.5

中国版本图书馆CIP数据核字（2014）第219872号

中国中医药出版社出版
北京市朝阳区北三环东路28号易亨大厦16层
邮政编码　100013
传真　010 64405750
廊坊三友印刷有限公司印刷
各地新华书店经销
*
开本 787×1092　1/16　印张 14.25　彩插 1.5　字数 254 千字
2014年12月第1版　2014年12月第1次印刷
书号　ISBN 978-7-5132-2054-5
*
定价　49.00元
网址　www.cptcm.com

社长热线　010 64405720
购书热线　010 64065415　010 64065413
微信服务号　zgzyycbs
书店网址　csln.net/qksd/
官方微博　http://e.weibo.com/cptcm
淘宝天猫网址　http://zgzyycbs.tmall.com

《中国当代名医验方选编》

编委会

《中国当代名医验方选编》

内科分册编委会

主　编　张奇文

副主编　王默然　张振宇　曹志群

编　委　（以姓氏笔画为序）

王默然　邓中光　田宝林　朱士高

朱建华　朱婉华　朱锦善　杜锡贤

何若苹　张　堃　张秀芹　张宝华

张振兴　张振宇　张善堂　张瑞华

郑书翰　郑启仲　高修安　黄　甡

曹志群　路　洁　蔡锡英　颜　新

主编简介

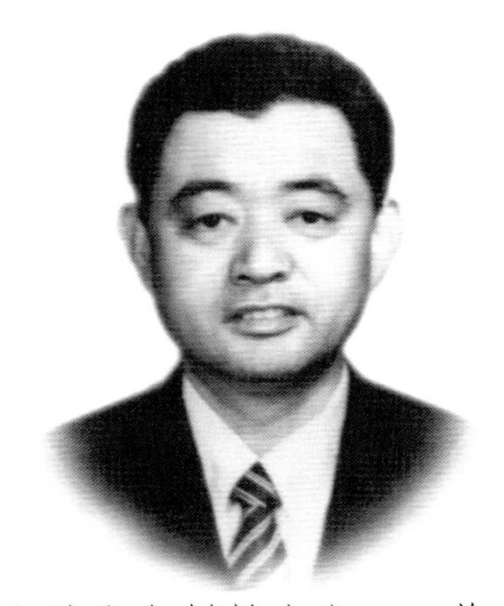

张奇文，男，1935年生，主任医师、教授、全国劳模。历任潍坊市中医院院长、山东中医学院（今山东中医药大学）中医系主任、山东省中医药研究所所长、山东中医学院党委书记、山东省卫生厅副厅长（正厅级）。出生于中医世家，从10岁始跟祖父学习中医，毕业于潍坊医校，为中华中医药学会儿科分会创始人之一。临证50余年，笔耕不辍，发表学术论文81篇；主编的《幼科条辨》，获得山东科技进步一等奖；主编的《实用中医儿科学》，获全国“康莱特杯”优秀中医药科技图书评选一等奖；主编的《实用中医保健学》，获全国“康莱特杯”优秀中医药科技图书评选三等奖；主编的《中医养生法》，获首届中医科普图书评选二等奖；主编的《中国灸法大全》，获北方十一省市优秀科技图书一等奖；主编的《儿科医辑辑要丛书》（共六册），获北方十一省市优秀科技图书一等奖。

张奇文始终坚持“为医者，临床乃第一生命，不可一日无临床”的信念，体恤病人，与病人交朋友，“见彼有疾，如己有之”，向病人学习，向书本学习，向有经验的老前辈学习，敢于走前人未走过的路。在学术探讨中，“师古而不泥古，创新而不离宗”，为群众所爱戴和拥护。抱此夙愿，三进三出泉城，被评为全国劳动模范、全国卫生科技先进工作者，受到党和国家领导人的多次接见。1996年被英国剑桥名人中心收录于《世界名人辞典》；2003年被评为山东省名中医药专家；2011年被评为中华中医药学会终身理事并获得中华中医药学会特殊贡献奖。2013年3月被公布为全国名老中医药专家，成立传承工作室，广收弟子。20年前，他多次向领导提出辞呈，得到领导同志的同情，辞去正厅级行政职务，又回到故乡潍坊，先办“本草阁”“慈幼堂”，后办“百寿堂”，诊病人4万余人次，积累病历120余本，计1万4千余份。至今，仍每周坐诊5天。他心系民生，治病救人，经常废寝忘食，通宵达旦。著书立说，孜孜不倦，可谓著述等身。他沉潜社区，问病乡里，被群众称之为“厅级郎中”。他在实践中带教学生，取得了显著的成效。并与全国中医药界保持着密切的联系。

为使中医药走向世界，先后7次应邀去澳大利亚讲学，被澳洲全国中医药针灸联合会聘为名誉会长、学术顾问至今，被誉为“澳洲中医药立法的有功之人”。

2014年7月，他又从自己多年来省吃俭用的积蓄、稿费、挂号费中拿出20万元，在山东中医药高等专科学校中设立“张奇文培育铁杆中医基金会”。此举得到了97岁的国医大师邓铁涛教授的大力支持，亲自为该基金会题写基金会会牌并题词。共同制订了基金会章程、基金使用办法，褒奖在学习中医药、应用中医药、研究中医药成绩突出的师生。

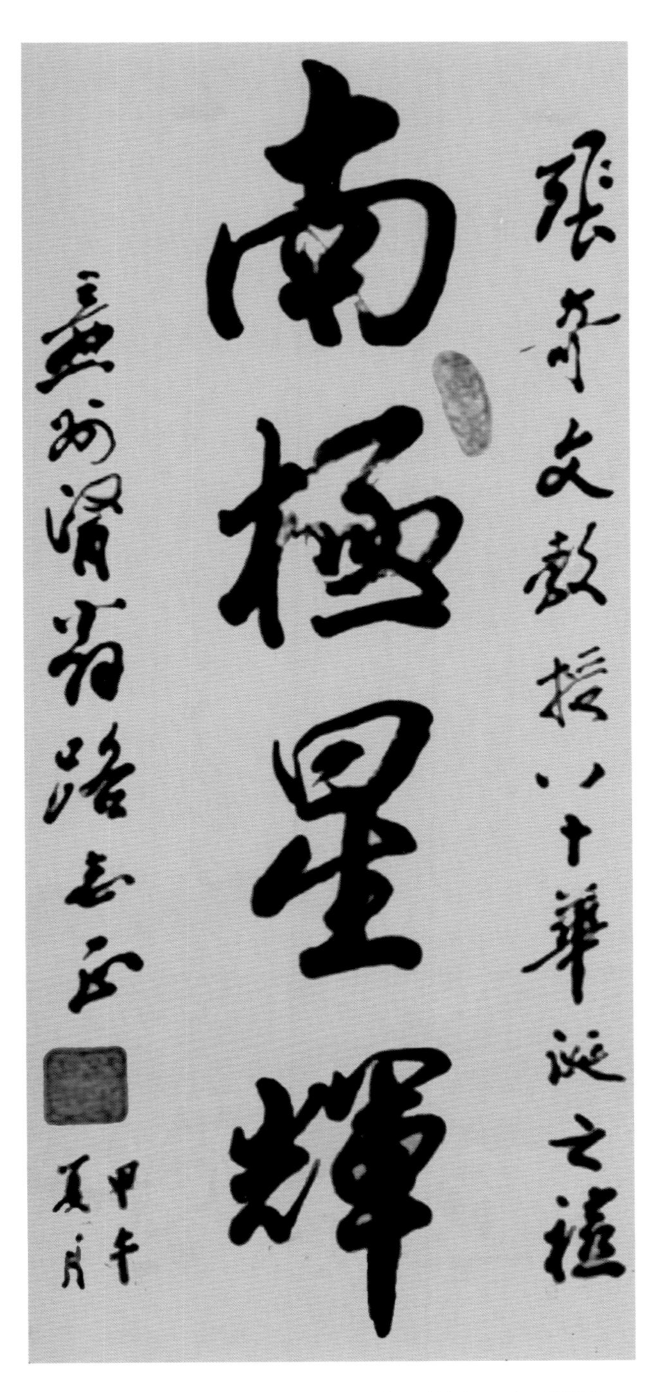

首届国医大师路志正教授为张奇文教授 80 寿辰题词

海濱鄒魯聖芬馨
名士風流歷下亭
術擅岐黃興濟世
學精金匱善傳經
法書早覩丰神妙
雅範初逢慧眼青
肯為中華揚國粹
軒旗七度降南滇

錄舊作書贈詩一首以奉
山東省原衛生廳長
奇文教授方家兩正
二零一三年十月廖蘊山於澳洲

澳大利亚墨尔本著名书法家廖蕴山先生为张奇文教授亲书赠诗

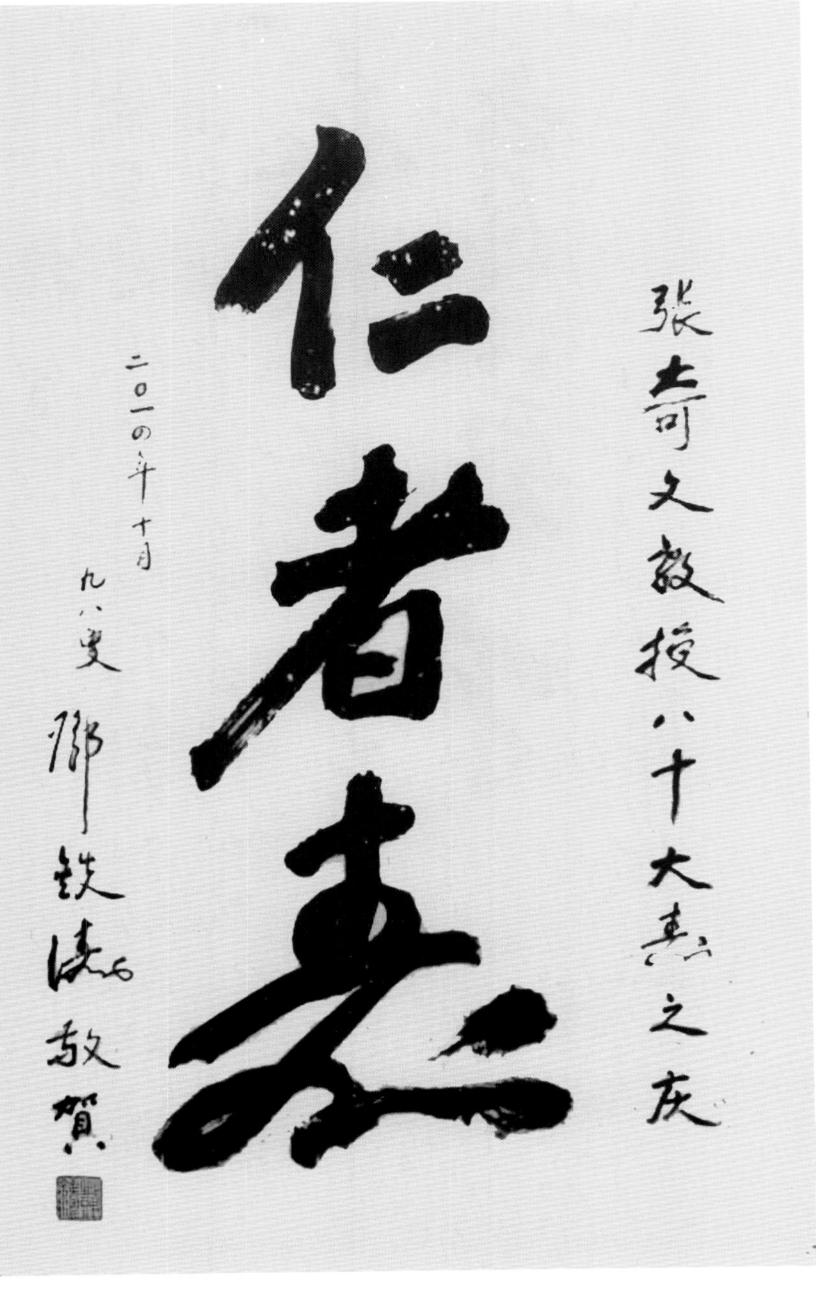

首届国医大师邓铁涛教授为张奇文教授 80 寿辰题词

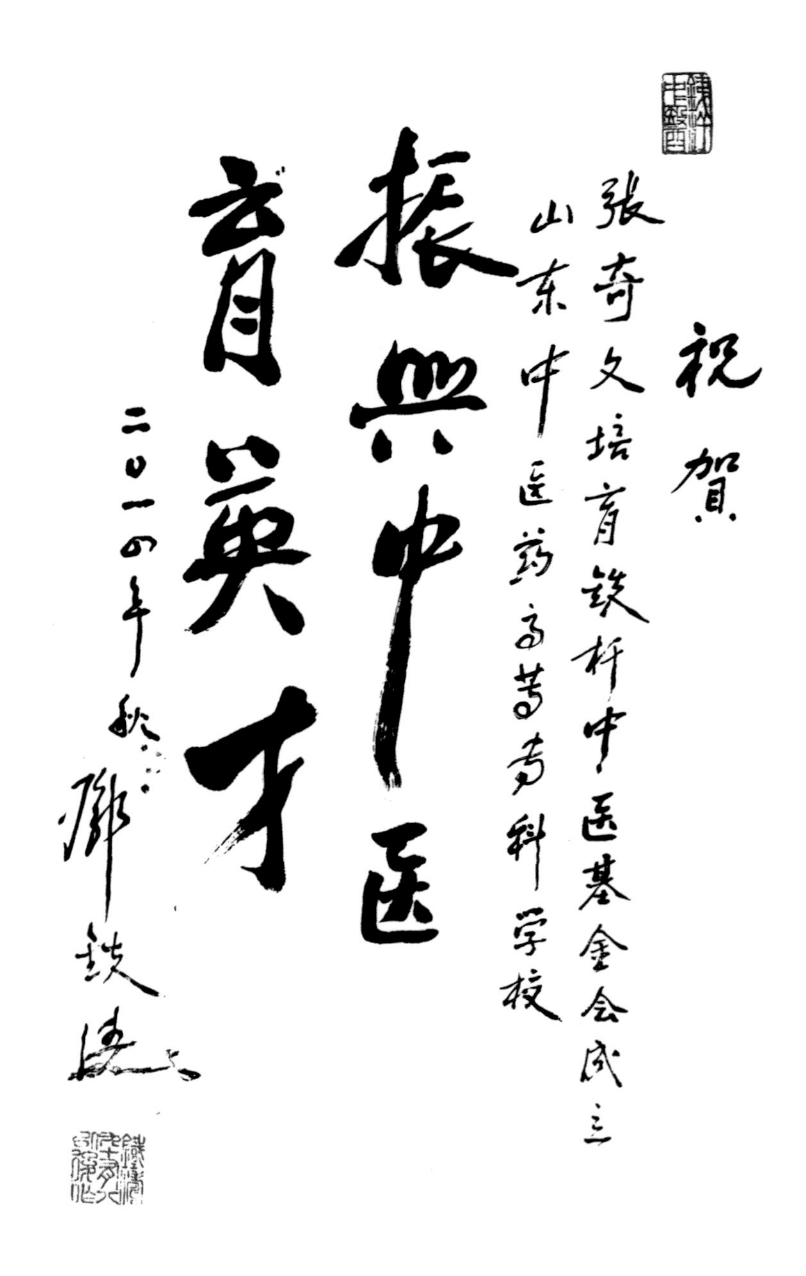

2014 年 7 月张奇文教授与山东中医药高等专科学校共同设立“张奇文培育铁杆中医基金会”，首届国医大师邓铁涛教授闻知后欣然命笔题写基金会会牌并题词

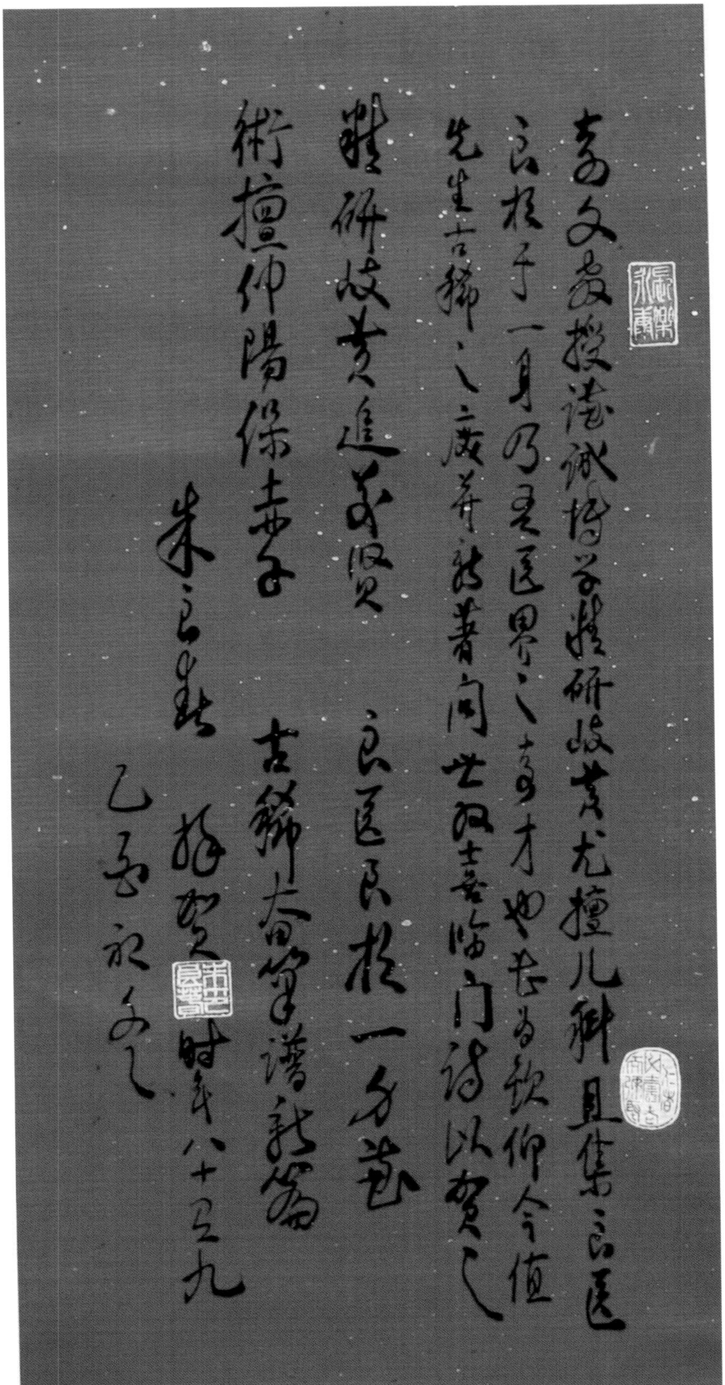

首届国医大师朱良春教授为张奇文教授70古稀之年寄来的墨宝

良医良相一身兼 德术双馨誉杏林
耄耋之年小儿王 寿逾期颐众人钦

贺
奇文教授耄耋之年

九六叟朱良春题 癸巳冬月

首届国医大师朱良春教授为张奇文教授 80 寿辰题词

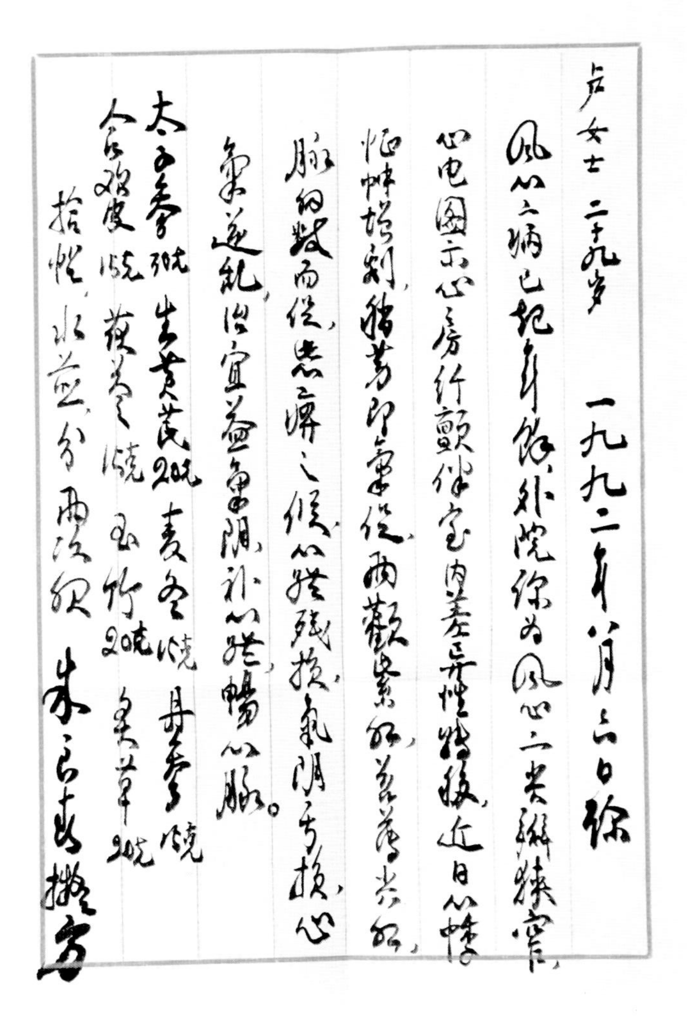
卢女士 二十九岁 一九九二年八月六日诊
风心病已犯年余，外院诊为风心二尖瓣狭窄，心电图示心房纤颤伴室内差异性转移，近日心悸怔忡增剧，稍劳即气促，两颧紫红，苔薄尖红，脉细数而促，此心痹之候，心体残损，气阴亏损，心气逆乱，治宜益气阴，补心体，畅心脉。
太子参30克 生黄芪20克 麦冬15克 丹参15克
合欢皮15克 茯苓15克 玉竹20克 炙草20克
拾帖，水煎分两次服
朱良春拟方

首届国医大师朱良春教授给张奇文教授寄来的病案墨宝

文：卢女士，29岁，1992年8月6日诊。风心病已犯年余，外院诊为风心二尖瓣狭窄，心电图示心房纤颤伴室内差异性转移。近日心悸怔忡增剧，稍劳即气促，两颧紫红，苔薄尖红，脉细数而促，此心痹之候。心体残损，气阴亏损，心气逆乱，治宜益气阴，补心体，畅心脉：

太子参30克，生黄芪20克，麦冬15克，丹参15克，合欢皮15克，茯苓15克，玉竹20克，炙草20克，拾帖，水煎分两次服。

朱良春拟方

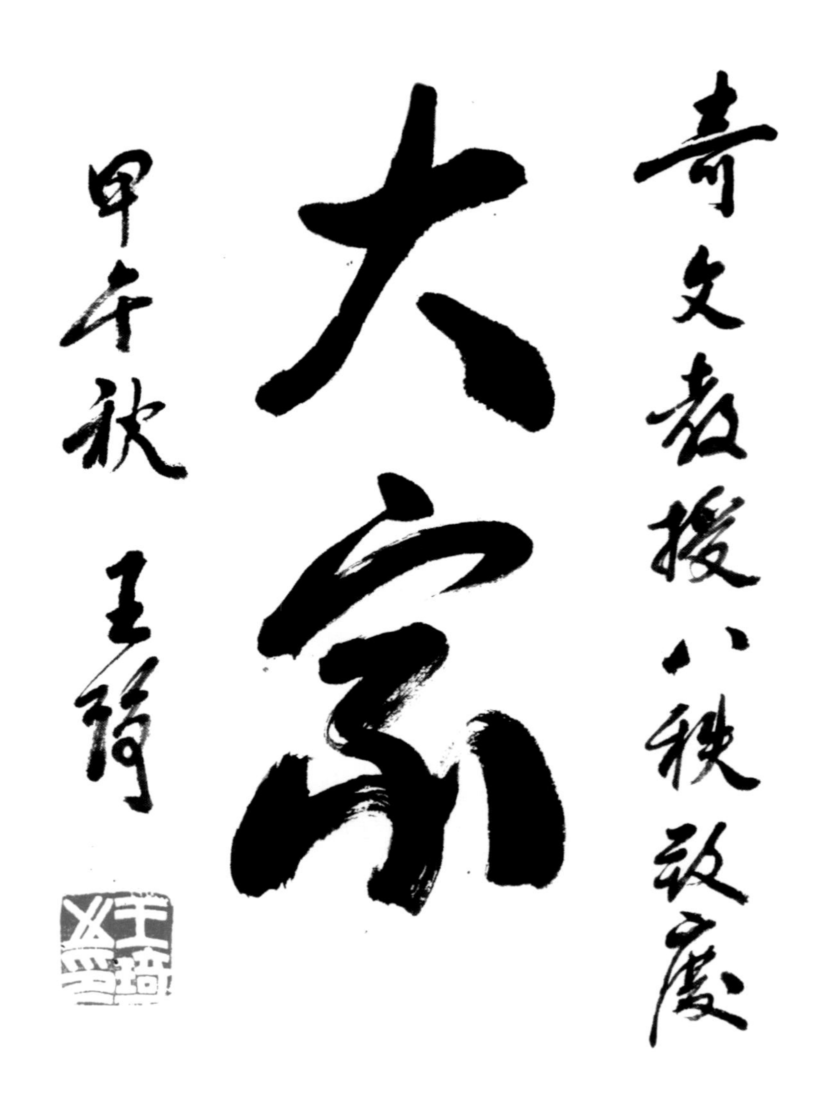

第二届国医大师王琦教授为张奇文教授 80 寿辰题词

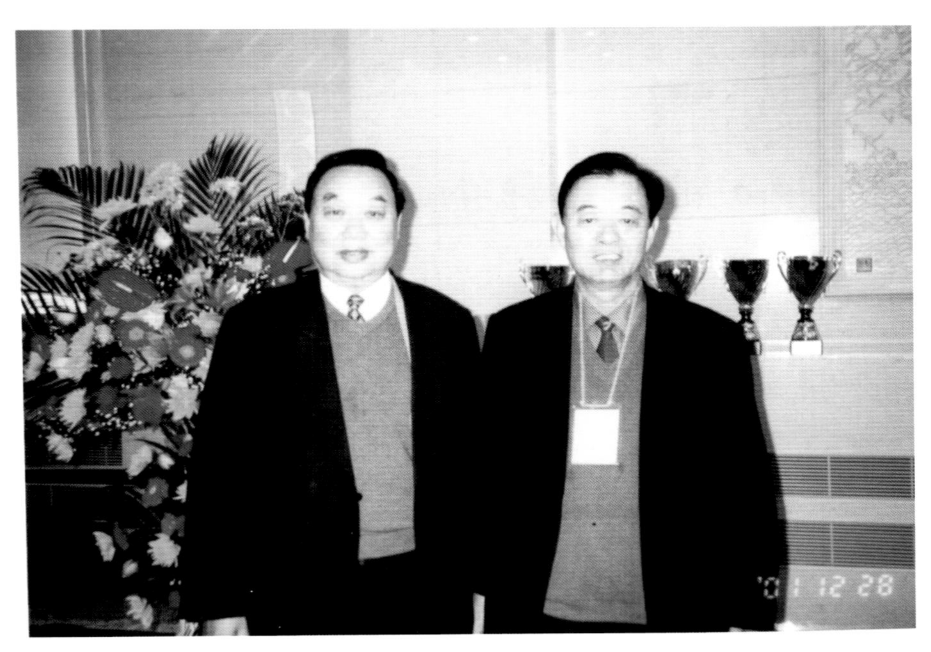

2001 年 12 月 28 日与首届国医大师张学文教授合影于人民大会堂
“康莱特杯”中医学术著作颁奖大会

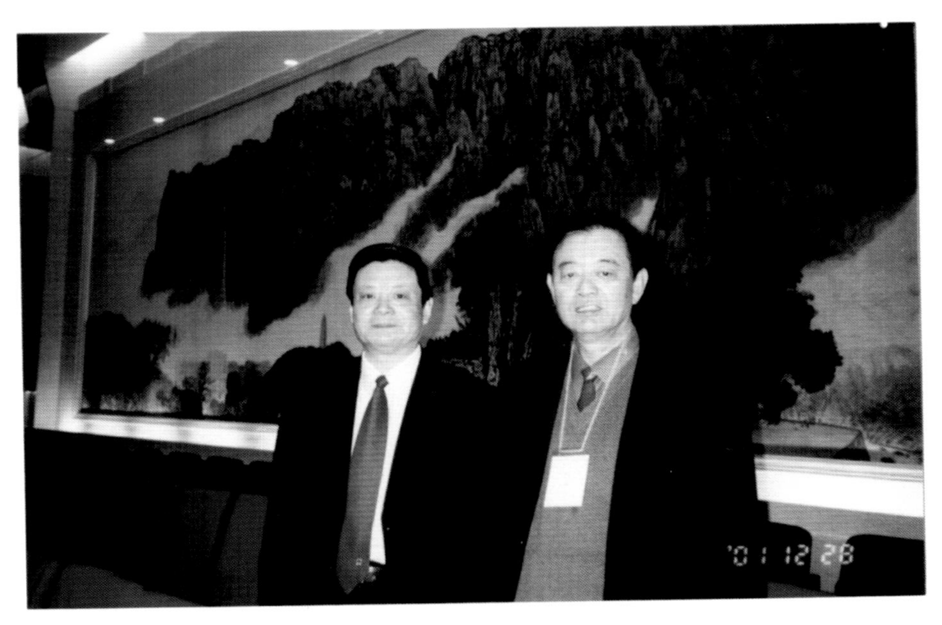

2001 年 12 月 28 日与第二届国医大师王琦教授合影于人民大会堂
“康莱特杯”中医学术著作颁奖大会

張奇文医师虚怀若谷，函方求教，读了此册，已觉琳琅满目，愧附骥尾也写几句。中国医药学这个伟大宝库，需要我们团结起来，共同努力，交流经验，总结经验，古为今用，中西医密切结合，

创造我国统一的新医学新药学而奋斗。

下面提一点不成熟的经验，请奇文医师加以论验，以便继续提高。急性及亚急性肾盂肾炎，尿急尿频尿血（包括肉眼或镜下），用导赤汤加车前草1-2两煎服。

1979年5月 叶橘泉

已故当代著名中医药学家叶橘泉教授在参加全国首届中医药学术会议期间为张奇文教授题写的墨宝及临床经验方

奇文先生方家教正

著書立説弘道

行善積德養生

克慶書於四川成都

成都中医药大学原副校长、博士生导师谢克庆教授

寄来贺联祝贺张奇文教授80寿诞

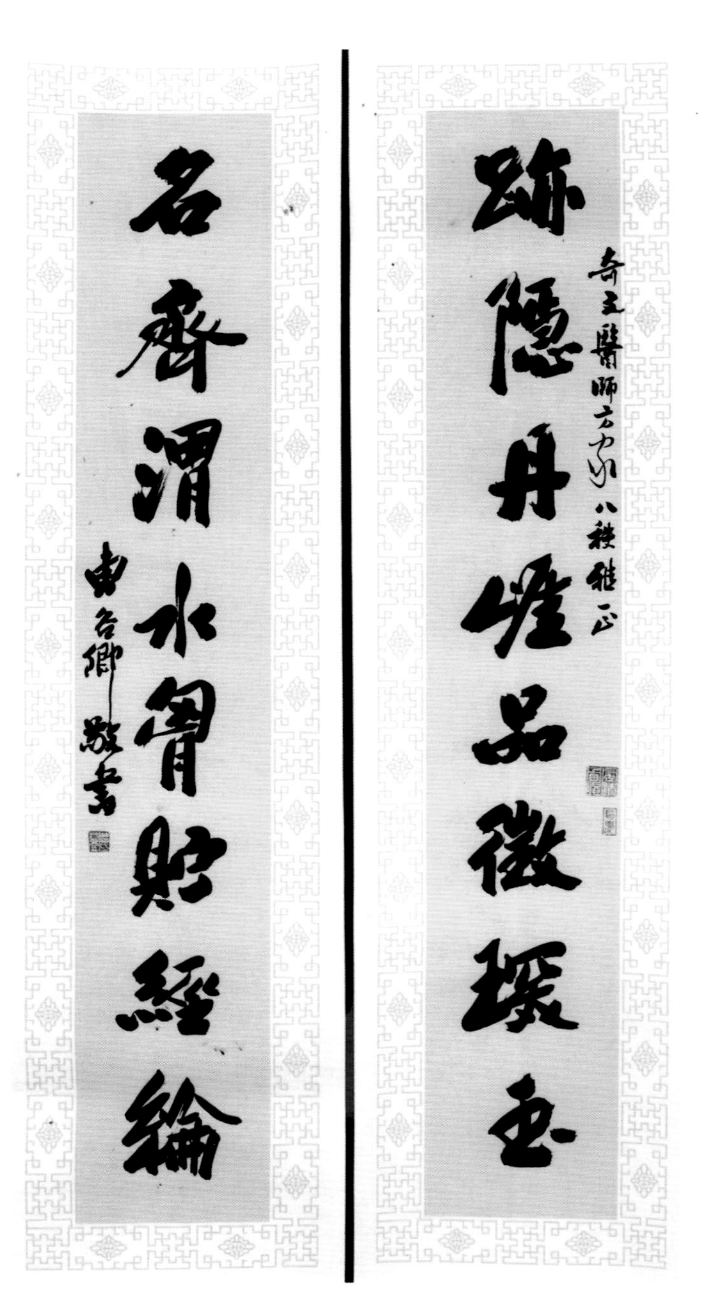

中华中医药学会儿科分会副会长、浙江省宁波市中医院副院长、浙江省名中医、浙江中医药大学兼职教授、沪上已故百岁名中医、中医儿科泰斗董廷瑶教授之孙董幼祺教授为张奇文教授80寿辰贺联

一、散风止痛汤

川芎45g 藁本10g 荆芥10g 僵蚕10g 生石膏30g

水煎日二次空腹服

功能：疏风、清热、止痛。

主治：头痛、牙痛、三叉神经痛见舌红脉数者。

二、舒肝和胃饮

柴胡10g 白芍15g 香附10g 白术15g 陈皮10g

枳壳10g 鸡内金10g 甘草10g

功能：舒肝和胃

主治：胃脘胀满、或胀痛，见脉弦舌润者。

三、利胆饮

柴胡20g 黄芩10g 郁金15g 蒲公英30g 金钱草30g

茵陈15g 赤芍10g 牡丹皮10g 甘草10g

水煎日二次服

功能：舒肝利胆、清热解毒

主治：急性胆囊炎、胆区痛（右季肋）发热，脉弦数、舌红苔白

来源：以上三方皆张琪验方

张奇文教授

您好！接来函遵嘱奉献验方三首，此方系本人多年来应用行之有效之方剂，以供临床参考，不揣冒昧奉上，仅供参考。

专此 致复

祝

夏祺

张琪谨上

六月六日

首届国医大师张琪教授给张奇文教授寄来的墨宝及临床经验方三则

河南中医学院

尊敬的奇文教授：

您好！

来信收到，谢谢！对我的赞誉，作为您对我的鼓励和鞭策。关于第二届国医大师已经评审结束，南阳邓州市唐祖宣同志获胜，对此，我很高兴，不管那位评上，都是中医的光荣，我要好好找找差距，我写了一首诗以鸣心声：候选八中我忝名，幾番公示亦

河南中医学院

光荣。雖然落入孙山外，依旧耕耘不止行。請斧正。

我的几首自拟方，深蒙垂青，已遵命奉上，僅作参考，诚希教正。

得知您老今年八十寿辰，我非常高兴，特奉俚詩一首以表祝福，福寿綿綿，万寿无疆，福如東海長流水，寿比南山不老松！敬祝

夏安！

杏林孺子 張磊

河南中医学院

平痤湯

方药组成：黄芩10g 黄连6g 牛蒡子10g 元参30g 桔梗10g 板藍根30g 馬勃10g 连翘10g 陈皮10g 炒白僵蚕10g 薄荷6g 生薏仁30g 白芷10g 赤芍15g 生甘草10g

服法：每日一剂，早晚各水煎服一次

适应证：火热炽盛的面部痤疮、痱疮。症见面部入痱，色红，或有分泌物，散布于面。

加减：大便溏者去元参，火毒过甚者加野菊花30g，或蜀羊泉15g，消化欠

河南中医学院

佳，加炒神曲10g 炒麦芽10g 炒山查10g

眠安湯

方药组成：生地黄10g 生百合30g 炒枣仁30g 茯苓10g 茯神10g 竹叶10g 灯心草3g 麦门冬15g 小麦30g 生甘草10g

服法：每日一剂，早晚各水煎服一次

适应証：脏躁，不寐。症见心烦寐少或不寐，口干舌躁，舌红脉细。或妇女绝经期，烘热汗出，心烦不寐，欲哭等。

加减：胃滞纳差加清半夏10g 小米30g（包煎） 梦多加生龙牡各30g（先煎）

或生龙齿30g，早醒后难入睡加夏枯草10g，有血气上冲之象者加怀牛膝10g

全国著名中医药学家、河南中医学院第三附属医院张磊教授给张奇文教授寄来的墨宝及验方

编者的话

已故名老中医岳美中在《谈专方》一文中讲到："现在的人，动辄讲辨证论治，漫无边际，让人抓不住重心，这是没有真正读懂读遍中医典籍，还限于一知半解之中。无怪治起病来，心无定见，越旋越远，处方用药，朝更夕改，寒热杂投，以致影响疗效。目前中医学界存在两种倾向：一是不辨证论治，只强调专方、单药；一是只强调辨证论治，随证下药。两者均有所偏，未能称是。余谓中医治病，必须辨证论治与专方专药相结合，对于有确实疗效的专方专药必须引起高度的重视。……专方专药的好处是：一，收效快；二，药味少，价廉；三，一般用法都比较简便。即具有效、廉、便的优点，有很高的价值。"

唐·孙思邈尝云："读方三年，便谓天下无病可治，及治病三年，乃知天下无方可用。"中医方书可谓卷帙浩繁，汗牛充栋，良方难觅。《庄子·列御寇》云："夫千金之珠，必在九重之渊而骊龙颔下。"历代医家，毕其一生精力，在探求疾病的治疗中，勤求古训，博采众方，创造了千首效验良方，惠及万家，为人类的健康事业留下了弥足珍贵的财富，亦给中医的发展创新注入了勃勃生机。

徐灵胎云："一病必有一主方，一方必有一主药。"古今医方浩如烟海，医者选方艰难，病者无所适从。"千方易得，一效难求。"随着社会的发展，生活环境及生活习惯的变化，人类疾病谱也在发生着不断的变化。如在当代社会，妇科疾病中感染性疾病占临床诊疗一大部分，更由于流产手术及避孕药物的使用使得不孕不育患者数量猛增，这些已大大突破古代妇科主要包括经、带、胎、产后、杂的范畴。为了更好地使用中医中药治疗现代疾病，当代医家不断尝试，反复验证，总结临床经验，逐渐创制了临床用之有效的当代验方治疗现代各类妇科疾病，更加显示了中医学“辨证论治”伟大理论的实用价值。

本书方剂来源既有我们征集的各地名老中医的临床效方，也有我们搜寻的来自著名医家论著、论文之中临床疗效确切的验方，其宗旨在于收集、整理、发掘当代名老中医临床使用确有实效之专方专药，望能如仲景先师所云：“虽未能尽愈诸病，庶可以见病知源，若能寻余所集，思过半矣。”此乃献方者之功，编者之愿，亦患者之幸是也。

由于编写时间仓促，囿于文献资料、个人见解、学识水平有限，书中缺点和错误在所难免，谨请广大读者提出宝贵意见，以待再版时完善提高。本丛书在编写过程中参阅了大量的文献资料，在此谨向有关文献作者及出版社表示诚挚的谢意！向每一个处方的原创者表示崇高的敬意！

张光文

2014年9月

前　言

中医学是中华民族在长期的生产、生活和医疗实践中逐渐积累总结而形成的具有独特理论体系和丰富治疗手段的医学，具有浓郁的中国传统文化特色。在浩瀚的历史长河中，它为中华民族的繁衍昌盛作出了卓越贡献。它孕育于人民，又服务于人民。

经历数千年的发展，中医学已形成了较为完整的学术体系，并且具有良好的群众基础。20 世纪 90 年代后，中医迎来了一个前所未有的良好的发展时期。党中央、国务院对中医药事业高度重视，将其置之于国家战略的高度来支持和发展。更为重要的是，在全国范围内，推动中医进乡村、进社区、进家庭。中医药工作者也在新的历史时期，大力推进中医药的学术传承创新。中医药在基本医疗保险制度和预防保健、疾病防治、重大公共卫生事件等方面发挥了突出作用。中医药益发深入人心，形成了一种“全民热爱中医，应用中医药”的良好态势。

基于“全民中医”的这种构想，我们对当代医家的临床验方进行征集和整理，为继承创新提供思路，也为普通民众和各级医师树立典范，由此产生了编著《中国当代名医验方新编》的想法，并得到了全国各省、市、自治区中医学会和中医名家及门人的大力支持和响应。他们纷纷按照体例要求，把自己亲手用过的验方加以整理。这些经验效方，有的是今人应用古方和古方化裁的经验心得，有的是来自师承和家传，而更多的是自己通过临床实践，在前人的基础上，顺应时代的变迁和疾病谱的变化，因时制宜的研制和应用，证明确实有效的新方，均凝聚了各名家的重要学术思想。每方按统一体例，分方剂来源、药物组成、适应证、功效作用、使用方法、注意事项、临床疗效、临床验案、按语和整理人等内容，拟分儿科、妇科、内科、外科等四个分册，分期出版，以便培养更多的“全科医生”，服务于农村、社区基层大众。这一工作得到了国医大师朱良春、邓铁涛、路志正、颜德馨、李振华、张琪、郭子光等名老中医的大力支持。这些老前辈除积极献方外，还出谋划策、运筹帷幄，给予了各方面的鞭策和鼓励。中国中医药出版社为本书的出版作了大量的卓有成效的工作，社长王国辰总编辑、李占永主任亲历亲为、组织谋划，在此一并表示深深的感谢！

在本丛书的编写过程中，验方的征集，主要是在《名老中医之路续编》编委会提供名医线索的基础上，由诸名老中医推荐熟知的真正的临床家提供自己的临床经验，应征而来的。因此说，此系列名医验方的出版可以说是继《名老中医之路》及其续编出版之后，进一步发掘诸名老中医经验、更接近临床应用的姊妹篇，同样是诱掖一代名医成长，弘扬名家医技医术的传承篇。编委会的确立，选方的人员确定，首要的是临床家和贴近临床的医务人员。本着简、便、验、廉，以验为主的宗旨，并未摒弃少数用牛黄、麝香之类的验方，而另寻替代品，以确保历史的真实和药物的效验。

主编要求编委会及协助编辑这套丛书的所有志同道合的弟子和学生们，在编辑该套丛书的同时，首先要求带头仿照献方人的要求验证这些方剂，在献方人（整理人）后面原来有通讯地址、电话、电子信箱，后来由于体例不尽统一，一并删除。

“千方易得，一效难求”。编书、著书的目的，在于指导临床的应用。我国幅员辽阔，地处寒、温、热三带，56个民族，由于地理位置、气候环境、生活习惯、语言文字、药品产地、炮制加工等因素的不同，应用过程中需要大家共同总结经验，进一步根据辨证论治的原则，做到因人、因时、因地制宜，方可理法方药，丝丝入扣，取信于患者，推动“全民中医”的健康发展。

由于编写时间仓促，加之水平有限，所录之方剂与治疗方法难免良莠不齐，或有疏漏和错误之处，敬请各位读者提出宝贵意见，以便再版时修订提高。

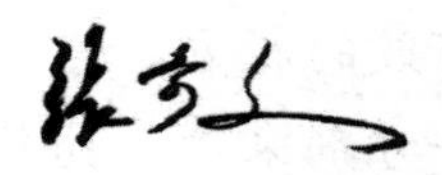

2014年8月18日于鸢都潍坊市百寿堂

Contents 目录

第一章　外感病证

第一节　感　冒

银翘桑菊汤

〔方剂来源〕《董德懋临床经验集》。

〔药物组成〕银花 10 克，连翘 10 克，桑叶 10 克，菊花 10 克，黑芥穗 5 克，薄荷 5 克，豆豉 10 克，芦根 12 克，竹叶 10 克。

〔功效〕轻宣解表，清热解毒。

〔适应证〕主治感冒初期，发热恶寒，头痛，舌苔薄白，或苔白微腻，脉浮数等风温表证。

〔使用方法〕感冒夹风邪而恶风者，重用荆芥；夹暑烦渴热甚者，去荆芥，加荷叶 1/4 张，大豆卷 10 克，扁豆衣 10 克，六一散布包 15 克；夹湿者，增藿香、佩兰、苏叶、杏仁、苡仁、白蔻仁各 10 克；夹燥者，加沙参 10 克，花粉 10 克，麦冬 10 克，枇杷叶 10 克；夹寒邪，轻证用防风 6 克，重证合入麻、桂。鼻塞加入葱须 5 个，咽痛加入牛蒡子 10 克、蒲公英 10 克，紫花地丁 10 克，桔梗 5 克，甘草 6 克。咳嗽甚者加前胡 10 克，杏仁 10 克，苏子 10 克；喘促气急者，合用三拗汤。风寒化热者，可加用麻杏石甘汤，常用量麻黄 3～6 克，杏仁 10 克，生石膏（先煎）15～30 克，甘草 6 克。头痛，加入蔓荆子 6 克，白蒺藜 10 克；恶心，舌苔白腻者，加藿香 10 克，佩兰 10 克。

〔注意事项〕避风寒。

〔临床验案〕魏某，58 岁，卫生界干部。发热 2 周。赴杭州参加医学学术会议，因感冒发热，在当地医院住院 10 天，发热不退，乘飞机回京住某医院，5 日后热仍不减，邀诊之。

病人发热，体温达 38.8℃，恶寒无汗，咳嗽微喘，有稀白痰，舌苔白腻，脉浮而数。此属风热夹寒，外邪袭表，肺气失宣。病虽已2周，邪气仍在肺卫，治以辛凉解表，宣肺达邪，方用银翘桑菊汤，因其夹寒而合用三拗汤。

处方：银花10克，连翘10克，桑叶10克，菊花10克，黑芥穗5克，桔梗5克，薄荷5克，炙麻黄2克，杏仁10克，竹叶10克，甘草6克，芦根10克。3剂，水煎服，日1剂。

当服第1剂初煎后，即汗出热退，咳嗽亦减。病人以得汗热退，恐再服过汗，不敢尽剂，询问于我，令其尽服余药。

二诊：以其得汗，原方去荆芥、麻黄、薄荷，加前胡、紫菀、百部、橘红等，服数剂即愈。

〔按语〕中医治疗外感病毒性疾病，疗效肯定，每以辛凉解表、宣肺散邪、清热解毒为法，取得良好的效果。董老的老师施今墨先生治疗上呼吸道感染，喜解表清里，用银翘散合桑菊饮化裁。导师继承施老的经验，临床喜用银翘桑菊汤。

〔整理人〕徐凌云。

假三拗汤

〔方剂来源〕《刘少山医疗经验选集》。

〔药物组成〕藿香9克，防风5克，苦杏仁3克。

〔适应证〕外感风寒夹湿，症见恶寒风热，头痛身楚，鼻塞流涕，咳嗽痰稀，口不渴，苔白滑，脉浮紧。

〔使用方法〕每剂水煎2次，分服。

〔临床验案〕林某，女，40岁。昨起恶寒微热，头痛鼻塞，咳嗽痰稀，四肢疼痛，舌淡红，苔白滑，脉浮紧。处方：藿香梗9克，防风5克，杏仁6克，海桐皮9克，忍冬藤24克，狗脊9克，川厚朴6克。次日，寒热头痛大减，身痛亦瘥。唯咳稀痰，无汗，上方去海桐皮、忍冬藤，加蜜紫菀、法半夏，续服两剂，诸恙向愈。

〔按语〕刘少山立方之意是因治疗风寒感冒的三拗汤不太适应南方沿海地区外感风寒多湿的特点，故仿其意，以藿香易麻黄，防风易甘草，以去麻黄发汗太过之弊，并增强其藿香透邪化湿之力，而定名为“假三拗汤”。若湿邪重，加佩兰、白豆蔻；如湿困脾胃，运化失常，加苍术、川厚朴；风湿痹阻经络，四肢痹痛，加海桐皮、金狗脊、晚蚕砂、忍冬藤；咳嗽痰多或痰稠难咳者，加远志、蜜紫菀、姜半夏、瓜蒌等，经刘氏数十年应用有良效。

〔整理人〕肖诏玮。

葱豉合剂

〔方剂来源〕福建名医陈桐雨经验方。

〔药物组成〕葱白、黄芩各6克，豆豉、连翘、牛蒡子、淡竹叶各6克。加减：咳嗽加前胡、杏仁，纳呆加神曲、麦芽，呕吐加竹茹、枳壳、姜半夏，咽痛加板蓝根、白芷。

〔适应证〕风热型感冒，发热恶风，有汗或无汗，头痛鼻塞流浓涕，口渴，舌质红，苔薄白。

〔使用方法〕每剂水煎2次，分服。

〔按语〕小儿素体热盛，复感风寒；或气候乍暖还寒，先受温邪，继为寒郁，用药宜辛温辛凉并击，外寒非温不散，热邪非凉不平，故以葱白、豆豉疏风散寒，温而不燥，汗不伤阴；益以连翘、牛蒡子、淡竹叶轻扬散热；里热重可加黄芩，清热又透热于肌表。

〔整理人〕肖诏玮。

白牛宣肺汤

〔方剂来源〕《中医内科急症》。

〔药物组成〕僵蚕10克，牛蒡子10克，杏仁9克，前胡10克，荆芥6克，薄荷6克，紫菀10克，甘草6克。

〔功效〕宣肺散邪，止咳利咽。

〔适应证〕感冒，发热，恶寒，鼻塞，流涕，咽痒，咽痛，咳嗽声重，喑哑等。

〔使用方法〕煎药之法：先泡20分钟，大火滚开后，以小火煮12分钟即可，只煎1次，分2次服。要求病人服药热饮，药后温覆，或啜热稀粥，令遍身微似有汗者益佳。

〔注意事项〕避风寒。

〔临床验案〕曹某，女，18岁，学生，1998年12月14日诊治。发热5天。病人发热3天不退，体温达39.2℃，经外院诊治，嘱高烧时服复方阿司匹林。药后热退，旋又攀升，病人反复用药。几经大汗，又增心悸气短，来我院门诊。

病人发热恶寒，体温达38.6℃，自汗出，头身疼痛，心悸，气短，动则喘促，咽痛，咳嗽，疲乏无力，舌胖淡有齿痕，舌尖稍红，苔薄白，脉浮细数。

中医诊断：冬温坏病，证属外邪未解，过汗伤心。西医诊断：流行性感冒。治法：宣肺透表，益气养心。处方：白牛宣肺汤合生脉散化裁。白僵蚕10克，牛蒡子10克，桃仁9克，杏仁9克，前胡10克，薄荷10克，荆芥10克，党参10克，麦冬10克，五味子6克，黄芩10克，甘草6克。5剂，水煎服。药后热退汗止心静，诸症亦失。

〔按语〕白牛宣肺汤，僵蚕、牛蒡子宣肺散邪为君；杏仁、前胡宣肺化痰止咳为臣；荆芥、薄荷、紫菀，祛风散邪利咽止咳为佐；甘草调和诸药为使。全方共奏宣肺散邪、止咳利咽之功。

〔整理人〕高荣林。

通解三焦方

〔方剂来源〕福建名医陈登铠经验方。

〔药物组成〕郁金2.4克，通草4.5克，白豆蔻1.5克，桔梗4.5克，苦杏仁4.5克，川贝母6克，瓜蒌仁9克。

〔适应证〕风邪外袭，湿邪内蕴，三焦气机不利，症见发热，汗出不解，头重如裹，胸膈满闷，纳少，呕恶，大便干硬，小便欠利，舌质红，苔厚浊等。

〔使用方法〕每剂水煎2次，分服。

〔按语〕本方系福州时方，各家用方不同，但郁金、白豆蔻、通草均必用，以冀宣上、畅中、渗下。民国时福州时方泰斗陈登铠结合临床实践组成是方，因势利导，开运气机，功力更佳。呕恶者，加姜半夏，寒热往来者，加柴胡、青蒿，暑天发热者加鲜荷叶、竹叶。

〔整理人〕肖诏玮。

五 叶 饮

〔方剂来源〕福建名医陈登铠经验方。

〔药物组成〕淡竹叶、枇杷叶各9克，鲜菊叶、冬桑叶各4.5克，干荷叶6克。

〔适应证〕外感初期，症见恶风，发热，头痛咳嗽，咽痛口渴，舌质红，苔薄白。

〔使用方法〕每剂水煎2次，分服。

〔按语〕陈登铠治疗外感，常用叶药，叶药并非固定，而是随证加减使用，散寒化湿选用苏叶、藿香叶、薄荷叶等，清暑化湿选用苏叶、藿香叶、荷叶等，疏风散热选香薷叶、苏叶、薄荷叶等，轻扬之五叶，正合“轻可去实”之义。

〔整理人〕肖诏玮。

第二节　湿　阻

加减不换金正气汤

〔方剂来源〕浙江省名中医、全国第四批老中医药专家学术经验继承工作指导老师陈意临床经验方。

〔药物组成〕炒苍术12克，厚朴10克，制半夏12克，陈皮10克，藿香10克，黄连6克，生姜3片。

〔适应证〕慢性胃炎、胃溃疡、结肠炎、失眠等湿热阻滞中焦之证，症见脘痞腹胀，纳少泛恶，神疲乏力，四肢酸懒沉重，大便溏泻不爽，舌质红苔白腻或黄腻，脉濡细等。

〔使用方法〕水煎服，每次服200毫升，每日两次，早晚服。煎煮方法：加水没过药2厘米，浸泡半小时，用文火煎煮20分钟，每剂煎两次。

〔注意事项〕孕妇慎服；阴亏内热者禁服。

〔随症加减〕热重而见口苦、舌苔黄腻者，加蒲公英15～30克、绵茵陈12克清热祛湿；湿重而见大便溏泄、舌苔白腻者，加车前子15克、泽泻12克利小便以实大便；大便秘结者，加制大黄10～15克、花槟榔10～15克清热导滞通便；食积不化者，加焦山楂12克、六神曲12克、炒麦芽12克消食化积；夜寐欠安者，加石菖蒲12克、炙远志12克、白茯苓12克、青龙齿30克化痰宁心安神。

〔临床验案〕

病案1　朱某，男，50岁。湿为氤氲之邪，热乃亢盛之气，两邪相合，其势缠绵，气机被阻，中运无权，是以中脘胀满，胸闷痞塞，纳谷不馨，口苦而腻，疲乏神倦，更衣稀溏，日行数次，舌质红苔黄厚而腻，脉缓。治拟清热化湿和胃运中，用加减不换金正气汤加味。药用：炒苍术12克，茯苓12克，煨木香12克，厚朴12克，广陈皮12克，炒枳壳12克，川连6克，广藿香12克，生姜3片，蒲公英30克，7剂，水煎服。二诊诸症均见好转，大便成形，日一次，舌质红苔黄腻，脉缓，效不更方，守原方再进7剂而愈。

病案2　夜不安寐由来日久，口苦而腻，更衣干结，心烦躁扰，疲乏神倦，舌质红苔黄厚腻，脉细缓。治拟清热化湿，宁心安神，湿化则热无所依，势必孤也，则神明自宁也。拟用加减不换金正气汤加味。药用：炒苍术12克，陈皮12克，青龙齿30克（先煎），厚朴12克，白茯苓15克，丹参15克，姜半夏12克，藿香12克，制大黄12克，焦山栀12克，小川连6克，炙远志12克，炒枣仁15克，生姜3片，7剂，水煎服。二诊夜寐渐安，更衣调畅，舌质红苔黄腻，脉细缓，原方去制大黄12克，加石菖蒲12克，胆南星6克，继服21剂，诸症痊愈。

〔按语〕湿邪为病，或为寒湿，或为湿热。寒湿之证，治当苦温，因苦能燥湿，温能散寒也。湿热之证，以药物性味论之，治当苦寒立法，谓苦能燥湿，寒能清热也。然于临证所见，每不能效，何以故耶？乃苦寒之药有凉遏冰伏之弊，湿为阴邪，其性黏腻，非苦温之剂无以化其浊。热为阳邪，其性炎上，非苦寒之品无以泻其盛。故湿热内盛者，治当以苦温参以苦寒，方可化其湿，泻其热也。况湿热之病，以湿为主，以热次之，故选方立法，当重于苦温，兼以苦寒，谓之“热易清而湿难祛也”。

或云湿热之因，原始于脾，而以甘温之剂益气健脾，冀杜本源者，屡见不鲜。师谓之虽脾虚为本，湿热为标，然湿胜之时，若以甘温之剂益气健脾，则与病相悖，因甘能助湿，温能助火故也。当先去湿而后健脾，此急标缓本之治也。俟湿热殆尽，方可易手培本。

不换金正气散原出于《太平惠民和剂局方》，师以平胃之苦温，藿香之芳化，生姜之辛散，去枣草之壅滞，加黄连之苦寒，将散剂改为汤剂，谓“加减金不换正气汤”，治疗湿热中阻，颇有效验，故书之以飨同道。

〔整理人〕夏永良。

第三节　痢　疾

热毒痢合剂

〔方剂来源〕徐凌云《继承发挥经验集》。

〔药物组成〕白头翁 15 克，黄连 6 克，黄柏 10 克，秦皮 10 克，赤芍 12 克，陈皮 10 克。

〔功效〕清热解毒，凉血止痢。

〔适应证〕热毒痢。腹痛泻痢，大便不爽，便次频频，里急后重，肛门灼热，下痢赤白，恶寒高热，恶心呕吐，口渴欲饮，小便黄赤，舌质红绛苔黄厚，脉滑数。

〔使用方法〕水煎 2 次，浓缩至 100 毫升，每次服 50 毫升，日 2 次。

〔注意事项〕忌辛辣油腻。

〔按语〕热毒痢治宜清热解毒，凉血止痢，故以白头翁为君，苦寒入血分，清热解毒，凉血止痢。黄连苦寒，泻火解毒，燥湿厚肠，为治痢要药，黄柏清下焦湿热，助君药清热解毒，燥湿止痢，与黄连共为臣药。秦皮苦寒，清热解毒，收涩止痢，赤芍凉血解毒，陈皮理气和中，共为佐使。诸药合用，共奏清热解毒、凉血止痢之功。

〔整理人〕徐凌云。

第四节　外感发热

加味丹栀逍遥汤

〔方剂来源〕全国名老中医药专家张奇文经验方。

〔药物组成〕丹皮 9 克，栀子 10 克，柴胡 9 克，薄荷 9 克，当归 10 克，白芍 10 克，白术 9 克，茯苓 9 克，郁金 10 克，香附 10 克，青皮 9 克，甘草 3 克。

〔适应证〕低热或潮热，热势常随情绪波动而起伏，精神抑郁，胸胁胀满，烦躁易怒，口苦口干，纳食减少，舌红，苔黄，脉象弦数。

〔使用方法〕水煎服，日1剂。

〔临床验案〕王某，女，46岁，2012年3月26日就诊。近半年来，患者月经明显延后，两个月来一次。症见低热如潮，热势常随情绪波动而起伏，精神抑郁，胸胁胀满，烦躁易怒，口苦口干，便秘，纳食减少，舌红苔黄，脉象弦数。辨证为气郁发热。治宜疏肝理气，解郁泻热。方用加味丹栀逍遥汤：丹皮9克，栀子10克，柴胡9克，薄荷9克，当归10克，白芍10克，茯苓9克，郁金10克，香附10克，青皮9克，甘草3克，龙胆草4克，黄芩9克，泽兰10克，益母草15克。5剂热退，再服6剂月经来，恢复正常月经，诸症消失。

〔整理人〕朱士高。

加味血府逐瘀汤

〔方剂来源〕全国名老中医药专家张奇文经验方。

〔药物组成〕当归9克，川芎6克，赤芍7克，生地黄9克，桃仁12克，红花9克，牛膝9克，柴胡3克，枳壳6克，桔梗5克，甘草3克，秦艽10克，白薇10克。

〔适应证〕午后或夜间发热，或自觉身体某部位发热，口燥咽干，但不多饮，肢体或躯干有固定痛处或肿块，面色萎黄或晦暗，舌质青紫或有瘀点、瘀斑，脉象弦或涩

〔使用方法〕水煎服，日1剂。

〔临床验案〕秦某，女，46岁，2012年6月28日就诊。因车祸全身多处软组织损伤，抗生素及血塞通治疗1周，治疗三天患者热退，治疗第七天患者复热，体温38℃左右，午后或夜间发热，或自觉身体某部位发热，口燥咽干，但不多饮，肢体或躯干有固定痛处或肿块，面色萎黄或晦暗，舌质青紫或有瘀点、瘀斑，脉象弦或涩。治法：活血化瘀，清泻郁热。方用加味血府逐瘀汤：当归9克，川芎6克，赤芍7克，生地黄9克，桃仁12克，红花9克，牛膝9克，柴胡3克，枳壳6克，桔梗5克，甘草3克，秦艽10克，白薇10克，丹皮9克，丹参15克，郁金10克，延胡索10克。用6剂，热退诸症消失。

〔整理人〕朱士高。

加味三仁汤

〔方剂来源〕全国名老中医药专家张奇文经验方。

〔药物组成〕炒杏仁12克，滑石15克，通草6克，白蔻仁6克，竹叶6克，厚朴6克，生薏苡仁15克，半夏9克，竹茹9克，藿香9克，陈皮9克，郁金9克，佩兰9克。

〔适应证〕低热，午后热甚，头痛恶寒，胸闷脘痞，全身重着，不思饮食，渴不欲饮，恶心呕吐，口苦，大便黏滞不爽，舌苔白腻，脉象弦细而濡数。

〔使用方法〕水煎服，日1剂。

〔临床验案〕李某，女，43岁，2012年7月28日就诊。时正盛夏，患者为纺织女工，工作环境湿热熏蒸，几天前冒雨受寒风湿，始发热，用头孢曲松钠静滴5天，病情略有缓解，来门诊寻求中医治疗。症见低热，午后热甚，头痛恶寒，胸闷脘痞，全身重着，不思饮食，渴不欲饮，恶心呕吐，口苦，大便黏滞不爽，舌苔白腻，脉象弦细而濡数。治法：清利湿热，宣畅气机。方用加味三仁汤：炒杏仁12克，滑石15克，通草6克，白蔻仁6克，竹叶6克，厚朴6克，生薏苡仁15克，半夏9克，竹茹9克，藿香9克，陈皮9克，郁金9克，佩兰9克，青蒿30克，黄芩12克。服用6剂，患者热退，神清气爽。因素体脾虚，大便黏滞不爽，服香砂养胃丸善后。

〔整理人〕朱士高。

加味补中益气汤

〔方剂来源〕全国名老中医药专家张奇文经验方。

〔药物组成〕黄芪20克，人参9克，白术10克，当归10克，陈皮6克，升麻3克，柴胡3克，炙甘草5克，葛根30克。

〔适应证〕发热，热势或低或高，常在劳累后发作或加剧，倦怠乏力，气短懒言，自汗，易于感冒，食少便溏，舌质淡，苔薄白，脉象细弱。

〔使用方法〕水煎服，日1剂。

〔临床验案〕李某，男，43岁，2012年9月28日就诊。患者形瘦，思虑过度，经常忍饥劳作，易于感冒，今次来诊因外感风寒，发热恶寒，自汗热不减，经抗感染治疗，热退1周，今又发热，热势或低或高，在劳累后发作或加剧，时冷时热，汗出恶风，胸闷脘痞，倦怠乏力，气短懒言，自汗，食少便溏，舌质淡，苔薄白，脉象细弱。治法：益气健脾，甘温除热。方用加味补中益气汤：黄芪20克，人参9克，白术10克，当归10克，陈皮6克，升麻3克，柴胡3克，炙甘草5克，葛根30克，桂枝9克，白芍9克，牡蛎20克，浮小麦30克，糯稻根30克，苍术12克，茯苓10克，厚朴10克。服用6剂，患者热退，神清气爽。因素体脾虚，大便黏滞不爽，服香砂养胃丸善后。

〔整理人〕朱士高。

加味归脾汤

〔方剂来源〕全国名老中医药专家张奇文经验方。

〔药物组成〕黄芪20克，党参15克，茯苓9克，当归10克，龙眼肉12克，酸枣仁15克，远志肉9克，木香10克，甘草6克，熟地黄15克，枸杞12克，制首乌12克。

〔适应证〕发热，热势多为低热，头晕眼花，身倦乏力，心悸不宁，面色少华，唇甲色淡，舌质淡，脉象细弱。

〔使用方法〕水煎服，日1剂。

〔临床验案〕苏某，女，43岁，2012年9月28日就诊。患者形瘦，思虑过度，食少纳呆，月经量多，或淋沥不断，脾不生血，气不摄血，肾不藏精，致贫血。症见反复发热，热势多为低热，头晕眼花，身倦乏力，心悸不宁，面色少华，唇甲色淡，舌质淡，脉象细弱。治法：益气养血，清退虚热。方用加味归脾汤：黄芪20克，党参15克，茯苓9克，当归10克，龙眼肉12克，酸枣仁15克，远志肉9克，木香10克，甘草6克，熟地黄15克，枸杞12克，制首乌12克，银柴胡10克，白薇10克。服用6剂，患者热退，神清气爽。因素体脾虚，大便黏滞不爽，服香砂养胃丸善后。

〔整理人〕朱士高。

加味清骨散

〔方剂来源〕全国名老中医药专家张奇文经验方。

〔药物组成〕银柴胡 10 克，胡黄连 6 克，秦艽 6 克，鳖甲 9 克，地骨皮 10 克，青蒿 15 克，知母 6 克，甘草 3 克，丹皮 20 克，生地黄 10 克，元参 10 克。

〔适应证〕午后潮热，或夜间发热，不欲近衣，手足心热，烦躁，少寐多梦，盗汗，口干咽燥，或舌有裂纹，苔少甚至无苔，脉象细数。

〔使用方法〕水煎服，日 1 剂。

〔临床验案〕张某，女，53 岁，2012 年 12 月 28 日就诊。患者天癸竭，闭经 1 年，因潮热来诊。症见午后潮热，或夜间发热，不欲近衣，手足心热，体温 38℃左右，烦躁，少寐多梦，盗汗，口干咽燥，头晕气短，体倦乏力，舌有裂纹，舌红无苔，脉象细数。治法：滋阴清热。方用加味清骨散：银柴胡 10 克，胡黄连 6 克，秦艽 6 克，鳖甲 9 克，地骨皮 10 克，青蒿 10 克，知母 6 克，甘草 3 克，丹皮 20 克，生地黄 10 克，元参 10 克，牡蛎 20 克，浮小麦 30 克，糯稻根 30 克，炒枣仁 24 克，柏子仁 12 克，夜交藤 30 克，北沙参 12 克，麦冬 10 克，五味子 6 克。服用 6 剂，患者热退，神清气爽。因素体阴虚，服六味地黄丸善后。

〔整理人〕朱士高。

加味四逆汤

〔方剂来源〕全国名老中医药专家张奇文经验方。

〔药物组成〕制黄附片 60 克，干姜 25 克，肉桂 10 克，生甘草 6 克，葱白 4 茎。

〔适应证〕发热而欲加衣被，形寒怯冷，四肢不温，口淡不渴，或渴喜热饮，少气懒言，头晕嗜卧，腰膝酸软，纳少便溏，面色无华，舌质淡胖，或有齿痕，舌苔白润，或舌青满口津液，脉象沉细无力。

〔使用方法〕先将制黄附片加入生姜 50 克先煎 1 小时，放入其他药物煎 1 小时，取汁作两次服用

〔临床验案〕张某，女，23 岁，2012 年 12 月 28 日就诊。伤寒发热月余不退，抗感染治疗无效，病情渐加重来诊。症见发热 39℃，而欲加

衣被，晨轻夜重，面色青暗，两颧微发红，口唇焦燥，形寒怯冷，四肢不温，口淡不渴，或渴喜热饮，少气懒言，头晕嗜卧，腰膝酸软，纳少，面色无华，舌质淡胖，舌苔白润，舌青满口津液，脉象浮空无力。本证因阳虚内寒，阴寒太盛，阴盛格阳，以致火不归原，虚阳外浮而引起内真寒外假热。治法：温补阳气，扶阳抑阴，引火归原。方用加味四逆汤：附子 60 克，干姜 25 克，肉桂 10 克，生甘草 6 克，葱白 4 茎，淫羊藿 15 克。服用 6 剂，患者热退，神清气爽。因素体阴阳两虚，服金匮肾气丸善后。

〔整理人〕朱士高。

外感发热方

〔方剂来源〕山东中医药大学博士生导师曹志群教授经验方。

〔药物组成〕蝉蜕 12 克，僵蚕 9 克，片姜黄 9 克，酒大黄 6 克，柴胡 18 克，黄芩 12 克，青蒿 30 克，半夏 12 克，桂枝 12 克，白芍 24 克，连翘 30 克，白薇 24 克，党参 12 克，焦三仙 18 克，丹皮 15 克，炙甘草 6 克。

〔使用方法〕水煎服，日 1 剂

〔适应证〕各种病原体引起的外感发热。

〔临床疗效〕临床观察 16 例，15 例（93.75%）有效。最长服药 1 个月，最短服药 2 天。一般需要服 1 周左右。

〔整理人〕曹志群。

第二章　肺系病证

第一节　咳　嗽

旋覆黛蛤汤

〔方剂来源〕首届国医大师路志正经验方。

〔药物组成〕桑叶 9 克，薄荷 6 克（后下），桔梗 10 克，旋覆花 10 克（包），杏仁（炒）10 克，川贝母 9 克，炙枇杷叶 12 克，黄芩 10 克，黛蛤散 8～12 克（包），白芍 10 克，天冬 10 克，陈皮 9 克，生甘草 3 克。

〔功效〕轻宣润肺，清肺泄肝，止咳化痰。

〔适应证〕风热燥邪外袭，内蕴肝经郁热，木火刑金，肺失宣肃引起的咳嗽。症见干咳或阵咳，痰少而黏，成条块状，不易咯出，色黄或白，或咯痰带血，咽痒而干，或咽喉疼痛，口鼻干燥，或鼻塞流涕，胸闷，或咳引胸胁作痛，心烦急躁，头晕头痛，舌边尖红，苔薄黄而干，脉弦细浮数。

〔使用方法〕水煎服，日 1 剂，分 2～3 次服。咳嗽较甚、大便干，加牛蒡子、前胡；肺热痰黄，加桑白皮、瓜蒌皮，川贝母换用浙贝母；黄白块痰，酌加海浮石。

〔注意事项〕避风寒，调情志。

〔临床验案〕杨某，女，25 岁，1988 年 10 月 22 日初诊。近因工作、学业紧张，感冒后咳嗽、咯痰月余，采用青霉素肌注 10 天，病情无改善。目前咳嗽阵作，咯痰黄黏成块，咽痒而干，胸闷心烦，纳食欠佳，大便偏干，小便黄，舌边尖红、苔薄黄而干，脉弦细数。证属外感风燥，内有郁热，木火刑金，肺失宣肃。治宜清宣润肺，泄肝化痰，方用旋覆黛蛤汤加减。

处方：桑叶 6 克，桑白皮 9 克，牛蒡子 10 克，桔梗 10 克，浙贝母 6 克，旋覆花 10 克（包），前胡 10 克，黛蛤散 10 克（包），海浮石 15 克（先煎），天冬 10 克，陈皮 6 克，神曲 10 克（炒），甘草 6 克。5 剂，水煎服。

服药 3 剂，咳嗽明显减轻，黄痰消失，服至 5 剂咳嗽缓解，痰转少量白痰，继服橘红止咳丸 2 盒痊愈。

〔按语〕风热、风燥咳嗽，多发于春秋季，盖春季多风，秋时燥胜，风木入肝，燥金合肺，金不制木，肝旺气逆，则肺失宣肃气逆为咳。特别是平素精神紧张，肝肺郁热，尤易内外合邪。故疏表宣肺、润燥止咳同时，宜配合疏肝、抑肝、清肝诸法。路志正先生在吸收桑杏汤、黛蛤散、旋覆花汤等方意基础上，创制旋覆黛蛤汤。方中桑叶、薄荷、桔梗、杏仁、炙枇杷叶辛苦凉润，疏风清热、宣降肺气，桑叶、薄荷并能疏肝清热；旋覆花辛温，善降气化痰、疏肝通络，黄芩、黛蛤散苦寒而咸，清肺泄肝、软化燥痰，川贝母、天冬甘寒润肺化痰，白芍酸寒柔抑肝气，陈皮苦温和胃化痰，生甘草清肺止咳、调和诸药，全方轻宣润燥，清肺泄肝，止咳化痰，清润咸寒而不寒凝，宣化疏通而不温燥，内外同治，肺肝同调，共达安内攘外，以愈风热燥咳之功。

〔整理人〕杨凤珍。

止 咳 宁

〔方剂来源〕第二届国医大师徐经世经验方。

〔药物组成〕南沙参 12 克，炙桔梗 10 克，杏仁 10 克，炙麻黄 3 克，蝉蜕衣 6 克，炒黄芩 10 克，佛耳草 12 克，炙五味 10 克，首乌藤 25 克，车前草 5 克，粉甘草 5 克。

〔适应证〕顽固性咳嗽。

〔使用方法〕水煎服，日 1 剂。每剂煎煮半小时，少量频服。

〔注意事项〕忌食辛辣刺激性食物，要起居有常。

〔临床验案〕吕某，45 岁。门诊时间：2001 年 4 月 8 日。始因上感，鼻流清涕，咽痒咳嗽，身无寒热，眠食未见影响，二便正常。据介绍宿为过敏性体质。近上感旬日，见病势不重，只作常规处理，数日未解，续投口服和注射抗炎药，越咳越剧，干咳少痰，咽部痛痒，迁延月余，故改求中医治疗。视其舌红苔薄，脉浮微数。就其脉症，乃系外寒伏热，肺失清肃之象，拟予宣解清里，肃降止咳。方投止咳宁（自制方）：南沙参 12 克，炙桔梗 10 克，苦杏仁 10 克，炙麻黄 3 克，蝉蜕衣 6 克，炒黄芩 10 克，佛耳草 12 克，炙五味子 10 克，首乌藤 25 克，车前草 5 克，粉甘草 5 克。7 剂尽，症状缓解，咳嗽得减，其他如常，故嘱其再进 5 剂，余邪消除即可停药，后告痊愈。

〔按语〕本例虽说小恙，但月余多药未效，咳势越剧，故可称为“顽固性咳嗽”。所谓顽固是因为既有表象又有里证，寒热夹杂并伴过敏，使肺开合之机失权，无能为之常态，咳嗽长时不已。对于这类咳嗽的治疗，取方用药要巧于轻举，故拟用自制止咳宁之剂。纵观药组，配伍切体，功在协同，巧在“兼备”，故对久咳不已之顽固性咳嗽，更胜一筹，应手取效。

概言之，咳嗽是肺系的一种常见病，其致因不外六淫和内伤，以及不内外因所及。肺之生理特性善宣通，而恶壅塞。肺为主司呼吸的清虚之脏，位居最高，又为五脏之华盖，其生理平衡既依于本身功能之转化，又赖于脾肾的滋味。一旦产生病理变化，不仅要从病位考虑，而且要着眼脾肾及肝脏的生化及抑制的影响。因此在治法和用药上要注意开合，如过于散则有碍于合，过于敛又有碍于开，故要注重非轻不举，药重则易过病所而不中的。因咳不离肺，嗽不离痰，治咳在于清肃宣通，治嗽必先涤痰。而对于顽痰怪疾，又当另行筹谋。

〔整理人〕张国梁，李艳。

清咽祛风止咳方

〔方剂来源〕全国名老中医王庆其经验方。

〔药物组成〕桔梗 6 克，蝉衣 6 克，薄荷 5 克，牛蒡子 12 克，防风 12 克，桑叶皮（各）12 克，款冬花 9 克，麦冬 12 克，黄芩 12 克，甘草 6 克。

〔适应证〕慢性咽炎、秋燥咳嗽、慢性支气管炎、各种刺激性或者过敏性咳嗽等。

〔使用方法〕水煎服，一日 2 次。

〔临床疗效〕经过多年的临床实践证明，本方对慢性咽炎、秋燥咳嗽、慢性支气管炎、各种刺激性或者过敏性咳嗽等均有很好疗效。

〔按语〕临床上部分顽固性咳嗽，表现干咳无痰，咽痒咽干，遇寒风、油烟等呛咳者，大多属于咽喉部容易过敏者，属于“喉源性咳嗽”，用常规的方法常常不效，用上述清咽祛风法往往可以出奇制胜，数剂即效。

〔整理人〕王少墨。

加味麻药专家杏石甘汤

〔方剂来源〕全国名老中医药专家张奇文经验方。

〔药物组成〕柴胡 15 克，酒芩 10 克，姜半夏 10 克，小松贝 10 克，橘络 10 克，僵蚕 10 克，炙麻黄 10 克，生石膏 30 克（先煎），炒杏仁 10 克，焦三仙各 15 克，鸡内金 15 克，炙冬花 15 克，炙紫菀 15 克，炙百部 15 克。

〔功效〕清肝泻肺，化痰止咳。

〔适应证〕上气咳逆阵作，咳时面赤，咽干口苦，自感痰滞咽喉而咳之难出，量少质黏，或如絮条，胸胁胀满，咳时引痛，舌红或舌边红，苔薄黄少津，脉象弦数。以上症状可随情绪波动而增减。

〔注意事项〕畅情志，避免食用辛辣刺激食物。

〔注意事项〕若咽燥口干，咳嗽日久不减，为火郁伤津，可加乌梅 6 克，木蝴蝶 10 克，蝉蜕 10 克，玄参 10 克。夹杂水饮表现时加干姜 10 克，辽细辛 3 克，北五味子 10 克。

〔按语〕柴胡、酒芩清肝泻火，麻杏石甘汤清肺平喘，炙紫菀、炙冬花、小松贝、僵蚕、炙百部化痰通络，焦三仙、鸡内金健脾和胃以杜绝生痰之源。

〔整理人〕王默然。

麻芩止咳方

〔方剂来源〕全国名老中医马有度教授经验方。

〔药物组成〕麻黄 10 克，黄芩 15 克，苏叶 10 克，防风 10 克，鱼腥草 30 克，连翘 15 克，桔梗 10 克，法半夏 10 克，杏仁 10 克，紫菀 10 克，粟壳 5 克，甘草 10 克。

〔功效〕散寒宣肺，清热化痰，止咳平喘。

〔适应证〕主治“寒包火”咳，症见咳嗽，气喘，痰黏稠，色白或黄，恶寒发热，身痛，口渴，舌质红，苔薄白或薄黄，脉浮数或浮滑。适用于感冒咳嗽、急性支气管炎、慢性支气管炎急性发作而有“寒包火”咳见症者。

〔使用方法〕以上为成人剂量，水煎煮，每日温服3次。本方已制成中成药“麻芩止咳糖浆”，每次服10～20毫升，每日3次。

〔临床疗效〕多年来以汤剂治疗“寒包火”咳，屡用屡验，继而由重庆华立武陵山制药有限公司采用现代制药工艺制成“麻芩止咳糖浆”，药理实验证明，确有显著的抗炎、祛痰、镇咳、平喘、抑菌等多种功效。又经成都中医药大学附属医院、湖南中医药大学附属第一医院、湖北中医药大学附属医院进行临床观察。本糖浆治疗证属“寒包火”咳的急性支气管炎总有效率为93.3%；治疗证属“寒包火”咳的慢性支气管炎急性发作总有效率为95.05%。

〔临床验案〕李某，卫生局长，患咳甚剧，经静脉输入抗生素和口服多种止咳药仍剧咳不减，其临床表现属“寒包火”咳，后闻讯此药正在试验，便索去服用，咳出大量痰液，咳嗽顿减，喜出望外，在新药初审会上他还以典型病例到场现身说法。

〔按语〕麻芩止咳方的由来，一是仔细分析古今医家治咳名方的精华，一是经过多年治咳成败的亲身体验，反复筛选，创新而成。

全方分为四组药物。第一组药物，针对在表之风寒，以麻黄为首，辛温发散风寒，宣肺止咳平喘。辅以苏叶、防风之后，散寒宣肺之力更强，使寒邪不再束肺，肺气得宣，不致上逆，咳喘自缓。这是遵循中医药理论治疗“寒包火”咳的第一要着，着重一个“宣”字。第二组药物，以黄芩为首，辅以鱼腥草和连翘，清肺解毒之力更强，肺热得清，肺气亦清，咳嗽自减，这是治疗“寒包火”的第二要着，突出一个“清”字。第三组药物，选桔梗宣肺祛痰，配法半夏燥湿除痰，合而增强排痰之力，并能化解痰与火热相结，防止痰热阻肺，这是按照中医治咳先治痰的原则，体现一个“化”字。第四组药物，用杏仁、紫菀和少量粟壳肃肺止咳，体现一个“降”字。前三组药物，散寒宣肺，清热化痰，针对病因病机，重在治本。辅以第四组药物降逆止咳，兼治其标，疗效更佳。

〔整理人〕马有度。

顽咳饮

〔方剂来源〕安徽省名老中医张琼林、张善堂验方。

〔药物组成〕炙麻黄10～12克，杏仁泥15克，炙甘草8克，白前、射干、陈皮各12克，桔梗10克，苏子15克，紫菀15～20克，枇杷叶20克。舌质红而口干者加南沙参、麦门冬各20克；舌质淡而苔白畏寒者加款冬花15克，白芥子12克；苔白滑而背寒怕冷者加干姜、细辛、南五味子各5克（“要温肺、姜细味”，宣、散、温、敛，宁嗽如神）；便溏纳呆者加诃子肉12克，炒苡米30克；便燥难行者加火麻仁（去壳打）30克，睡前服芝麻油一小匙，生蜜水送下；咽喉烦痒导致阵咳者加牛蒡子、木蝴蝶各10克。

〔适应证〕顽咳（久咳不已、无器质性病变者）。

〔使用方法〕每剂用温水浸泡一夜（夏天3小时），大火煮开后再用小火慢煮20～30分钟，倒取头汁。药渣立即加冷水，煎法同上。头二汁混匀，计得药汁1200毫升，饭后1小时温热服250～300毫升，一日两次，两天1剂。选用传统优质饮片，不用颗粒冲剂。

〔注意事项〕忌烟酒，勿食椒、炸、辛辣之品。注意保暖，勿饮冷。

〔临床疗效〕一般6～12剂，其咳渐平。

〔按语〕凡咳嗽咽痒，干咳无痰或少痰，2～3月或更久不愈，经检查，均属正常，服任何止咳药无效者，谓之“顽咳”，临床并不少见。多因病初失治、误治，天天“吊水”，滥用各类抗生素，以致外邪郁闭肺窍，不得宣泄；再加愈病心切，擅投敛肺镇咳之剂（桔梗片、可待因……），失治在先，误治在后，越陷愈深，罹于痼疾。治之非宣肺开郁，温金宁嗽法不能救逆。据此拟用三拗汤、射干麻黄汤、局方华盖散、程氏止嗽散四方，化裁组合，创“顽咳饮”。此法、此方，治此病，可谓独具一格。服后能使肺窍得开、伏邪外泄、清肃复常，顽咳乃止。重证久病，可配合“身柱”拔火罐、芥流散浴足，疗效更佳。如按“久咳多虚，宜补宜敛”治之罔效。邪去咳缓后，可以斟酌。

附：

1. 芥流散：硫黄100克，白芥子40克，吴茱萸30克，研细粉。每用一匙，冲热水睡前浴足。不热加水，浴20～30分钟，浴至足红。每晚一次，连服5～6晚。

2. 身柱或“肺三穴”（身柱，双肺俞）拔火罐 3～4 天，再挨椎旁椎间下拔之。

〔整理人〕张琼林，张善堂。

十一味止咳汤

〔方剂来源〕山东省首批名中医药专家朱鸿铭临床经验方。

〔药物组成〕水炙麻黄 6 克，紫苏叶 10 克，蝉蜕 6 克，僵蚕 5 克，地龙 9 克，牛蒡子 10 克，苏子 10 克，前胡 10 克，枇杷叶 10 克，五味子 9 克，甘草 3 克。

〔适应证〕咳嗽，急性气管一支气管炎。干咳无痰或少痰，咽痒，痒即咳嗽，呛咳阵作，气急，遇外界寒热变化、异味等因素突发或加重，突出特点是夜卧晨起咳剧，呈反复性发作，苔薄白，脉弦。病机：风邪犯肺，邪客肺络，气道挛急，肺失宣降。据此病机，定名为气道挛急症，故其治法选用疏风宣肺、解痉止咳法。

〔使用方法〕水煎 2 遍，早晚 2 次分服。6～14 岁者用量酌减。

〔注意事项〕随证加减：若偏风寒者，可加荆芥 10 克，防风 10 克，生姜 6 克；若偏风热者，可加桑叶 10 克，薄荷 8 克；若偏痰热者，可加黄芩 9 克，鱼腥草 15～20 克，金荞麦 15～20 克；若就诊时间晚、病程较长者，可加川芎 9 克，红花 6 克以逐瘀通络。用水炙麻黄，可缓解其发散之性。

〔临床疗效〕共治疗 120 例，治疗组 60 例中，治愈 44 例，显效 16 例，总有效率 100%。对照组 60 例中治愈 25 例，显效 25 例，无效 10 例，总有效率 83.3%。治疗组治愈率及显效率明显高于对照组，总有效率治疗组显著高于对照组，具有统计学意义。

〔按语〕十一味止咳汤方中水炙麻黄、苏叶、蝉蜕、僵蚕、牛蒡子、前胡疏风宣肺，僵蚕、地龙、苏子、枇杷叶、五味子、甘草解痉止咳。故对急性支气管炎气道挛急症有较好疗效。现代药理研究表明，麻黄含有麻黄碱、伪麻黄碱等多种有效成分，可对支气管平滑肌有明显的松弛和解痉作用。紫苏叶能减少支气管分泌物，缓解支气管痉挛。蝉蜕疏风散风，开宣肺气，息风止痉。僵蚕祛风止痉。牛蒡子含牛蒡苷，水解生成牛蒡子素，有抗菌作用，100%牛蒡子煎剂在试管内对金黄色葡萄球菌、肺炎球菌、乙型链球菌和伤寒杆菌有不同程度的抑制作用。前胡宣肺散风降气。地龙有显著的舒张支气管作用，并能对抗组织胺及毛果芸香碱对支气管的收缩。地龙还可增强抗过敏和抗胆碱能的作用，使平喘的效果更加显著，搜剔络脉、止咳有奇效。苏子止咳平喘。枇杷叶所含苦杏仁苷在体内水解产生的氢氰酸有止咳作用；水煎剂有祛痰和平喘作用；所含挥发油有轻度祛痰作用。五味子能“收肺气”“宁嗽定喘”；其煎剂和五味子素有兴奋呼吸作用；其酸性成分能使小鼠气管腺中中性黏多糖和酸性黏多糖减少，具有祛痰和镇咳作用。甘草有类似肾上腺皮质激素作用，能减轻气道炎症，降低气道高反应性，止咳缓挛急。临床观察表明，十一味止咳汤治疗急性支气管炎气道挛急症，具有改善症状快、缩短病程、预防合并症等作用，有较显著的临床疗效。

〔整理人〕朱传伟、朱正阳。

红杏止咳汤

〔方剂来源〕全国名老中医郑启仲经验方。

〔药物组成〕红景天 15 克，苦杏仁 10 克，北沙参 15 克，麦冬 10 克，乌梅 10 克，南天竹子 10 克。加减：燥咳初起者，加桑叶 15 克；盗汗者，加地骨皮 10 克；便秘者，加当归 10 克。

〔适应证〕气阴两虚，久咳不止。燥邪伤肺，肺失宣降，或久咳肺虚，动则咳甚。

〔使用方法〕水煎服，日 1 剂，分 2 次服。

〔临床验案〕王某，男，35 岁。反复咳嗽 2 月余。患者 2 月来反复咳嗽，观其以前治疗，多用消炎止咳之类药物，咳嗽时有减轻，但一直未能痊愈，遂来就诊。诊见：咳嗽，夜咳甚，痰少而黏，动则咳甚，伴两颧潮红，盗汗，纳差，大便偏干，舌红，苔淡黄偏滑，脉浮数。两肺呼吸音粗，未闻及干湿性啰音。诊断：支气管炎。证属久咳伤肺，肺失宣降。治宜益气养阴，敛肺止咳。方用红杏止咳汤加减。方药：红景天 15 克，苦杏仁、南天竹子各 12 克，北沙参、麦冬、乌梅、地骨皮各 10 克，当归、陈皮、炙甘草各 10 克，4 剂，日 1 剂，水煎服，分 2 次服。服上方后咳嗽已基本痊愈，入夜偶有咳嗽，痰少，盗汗减轻。守上方去南天竹子，加黄芪 15 克，炒白术 10 克，3 剂以善其后，咳嗽消失，诸症皆除。

〔整理人〕郑攀。

咳嗽方

〔方剂来源〕半夏厚朴汤加减。

〔药物组成〕山楂 20 克，苡仁 20 克，神曲 15 克，麦芽 15 克，茯苓 15 克，莱菔子 15 克，半夏 12 克，杏仁 12 克，苍术 12 克，川厚朴 12 克，陈皮 9 克，甘草 6 克。

〔适应证〕咳嗽伴有痰多、脘腹胀满、苔白厚腻等中焦食积，痰浊不化之型。

〔使用方法〕水煎服，日 2 剂。

〔注意事项〕食饮有度，以清淡饮食为主。

〔临床验案〕刘某，男，27 岁。患者胸脘满闷，咳嗽多痰日久，逐渐加重。胸透示：心肺膈无异常；胃镜示：慢性胃炎。细询知初因暴饮暴食，胃脘胀满，嗳腐吞酸，继则胸脘满闷，咳嗽多痰。舌苔白厚腻，脉濡滑。患者因饮食不节，阻于中焦，食积不化则肺气不利，发为咳嗽；复因食伤脾胃，运化失调，痰浊内生，使咳嗽痰多。证属中焦食积，痰浊不化，治以消积导滞，化痰止咳。服上方 3 剂，咳减痰少，胸脘满闷减轻，食增，苔薄微腻，药已中病，上方继进 7 剂，诸症皆除。为巩固疗效，上方易汤为丸，久服缓图，随访 1 年病无复发。

〔按语〕本例系饮食不节伤胃，致胃气不降，上逆犯肺。痰浊从胃滋生，湿浊不化，积聚成痰，上渍于肺，肺气失宣，故咳嗽痰多。痰白而黏，胸脘满闷，食后加重等，均为痰湿内停而气失宣发所致。余细审求源，从治胃着手，方以咳嗽方加减，使脾胃健而清阳升，肺气宣发通降，诸症悉除。

〔整理人〕张华东，中国中医科学院广安门医院主任中医师。

第二节　哮　喘

阳和愈喘饮

〔方剂来源〕柳少逸家传方。

〔药物组成〕方由《景岳全书》右归饮合《外科全生集》阳和汤加味

组成。熟地黄18克，炙麻黄10克，制附子10克，怀山药15克，山萸肉15克，白芥子6克，人参10克，鹿茸3克（研冲），肉桂6克，赤茯苓15克，菟丝子15克，胡桃肉12克，川贝母10克，白果12克，芦根30克，葶苈子10克。水煎服。

〔适应证〕支气管哮喘而以肾元不足，脾失健运，肺失肃降，痰涎壅滞见证者。

〔临床验案〕

病案1　李某，女，36岁。

1974年11月2日初诊。自幼病喘，历时20余年，嗽而痰多，清稀有泡沫，呼吸急促，甚则张口抬肩，纳呆脘痞，腰膝酸软，动则心悸，脑转耳鸣，诸药鲜效。查：舌质淡，苔薄白，体浮胖略有齿痕，脉象沉细。X线诊断：慢性支气管炎并肺气肿。辨证：肺肾阳虚，痰浊壅滞。治则：益元健脾敛肺、豁痰平喘。处方：熟地黄30克，肉桂3克，鹿角胶10克（烊化），炙麻黄1.5克，白芥子6克，党参15克，茯苓12克，山萸肉15克，山药12克，胡桃仁30克，白果9克，海浮石10克，炙甘草9克。水煎服。

1974年11月9日：上方进5剂后，喘咳大减，痰喘渐息，仍宗原意服。

1974年11月15日：续进5剂，喘咳平，诸症瘥，嘱服肾气丸缓补，以资凡固。

按：《东医宝鉴》云："肾虚为病，不能纳气以归元，故气逆而上，咳嗽痰盛，或喘或胀，髓虚多唾，足冷骨痿，胸腹百骸俱为之牵制。"故本案以阳和愈喘饮，纳气归原，喘咳悉除，病臻愈可。

病案2　李某，女，31岁。

1978年8月17日初诊。患者胸闷短气，喘促日久，呼多吸少，每于半夜后加剧，形疲神惫，兼有痰嗽，肢冷面青，舌淡胖，略有齿痕，脉沉细。X线诊断：慢性支气管炎并肺气肿。辨证：肾虚气不归原，肺损气无依附，孤阳浮泛作喘。治则：补肾益肺柔肝，纳气定喘止咳。处方：熟地黄30克，肉桂6克，白芥子6克，炙麻黄6克，阿胶10克（烊化），山萸肉15克，山药15克，云苓12克，党参15克，菟丝子15克，五味子10克，女贞子15克，附子6克，核桃仁4个，水煎服。

1978年8月28日：进10剂，喘促渐平，脉神形色俱起，肾气摄纳有机，仍宗原意，上方加补骨脂12克。

1978年9月25日：续进10剂，喘促已定，咳痰见多，予以上方去阿胶腻滞之品，加入竹沥10克，化痰而生津。

1978年10月12日：继进5剂，诸症悉瘳，上方为末制成蜜丸，早晚各1丸，服用3个月。

按：肺乃气之主，肾乃气之根，肾虚气不归原，孤阳浮于上而致诸症，故法当纳气归原。“呼出心与肺，吸入肾与肝。”此案呼多吸少，为肝肾不足之象，加补骨脂伍核桃，乃时诊“木火相生之妙”矣。

病案3　唐某，女，31岁，教师。

1978年2月22日初诊。咳嗽喘促日久，每发于冬，曾服二陈、四君、定喘、三子诸剂，至今未愈。气喘不卧，吐痰清稀，咳喘频作，暮剧晨汗，小便短数，肢体浮肿，形寒肢冷，纳食呆滞，舌淡红苔白，脉弱。X线诊断：慢性支气管炎并肺气肿。辨证：下元不固，气失纳摄。治则：补肾纳气，温阳化饮。处方：熟地黄30克，肉桂6克，炙麻黄6克，鹿角胶6克（烊化），白芥子6克，五味子6克，乌梅12克，地龙12克，补骨脂12克，菟丝子、山萸肉各15克，山药、茯苓、葶苈子、车前子各10克，炙甘草6克，核桃4个，水煎服。

1978年3月25日：进10剂，喘咳递减，浮肿悉除，仍宗原意，上方加炙枇杷叶10克。

1978年3月31日：续进5剂，诸症悉除，惟感短气，上方加枸杞12克，姜、枣各10克，续服5剂。

按：《诸病源候论》云：“肾主水，肺主气，肾虚不能制水，故水妄行，浸溢皮肤而身体肿满，流散不已，上乘于肺，肺得水而浮，浮则气上咳嗽也。”此案喘而兼肿满咳嗽，为本虚标实之证，故主以阳和愈喘饮补肾纳气，温阳化饮，则喘、咳、肿、满悉除。三诊时，因气短加枸杞、姜、枣者，乃取《圣济总录》枸杞汤治气短之法也。

病案4　张某，女48岁。

1980年7月24日初诊。患哮证2年余，伴咳嗽，动则喘甚，张口抬肩，不能平卧，面赤烦躁，腰膝酸软，头晕耳鸣，自汗出，口苦，纳食呆滞，舌暗苔白，脉虚。X线诊断：支气管哮喘合并肺气肿。辨证：肾阳虚弱，孤阳浮越，火不归原。治则：补肾纳气，引火归原，豁痰定喘。

处方：熟地黄30克，肉桂、附子、白芥子各6克，鹿角胶10克（烊化），白果10克，沉香2克，菟丝子10克，补骨脂10克，五味子6克，山萸肉15克，葶苈子10克，桑白皮15克，地龙10克，炙杷叶10

克，竹沥 10 克，核桃 10 克，炙甘草 6 克，水煎服。

8 月 5 日：进 5 剂，喘咳平，夜入寐尚宁，微咳，吐痰不多。仍宗原意，守方继服。

8 月 26 日：继服上方 5 剂，诸症悉除，惟劳则短气，阳和愈喘饮易丸，续服两个月，以巩固疗效。

按：此案乃肾阳虚，孤阳浮动，肾火上升，表现为上热下寒之证。方中桂、附引火下行归于肾中，熟地黄、五味、山萸肉补阴而收敛，脾肾之火不再上行，则上热下寒诸症悉除。方中伍沉香者，乃从阴引阳，急需镇摄之义也。

〔按语〕哮喘，是一种发作性的痰鸣气喘疾病，其证与现代医学的支气管哮喘及哮喘性支气管炎相似，为常见杂病之一，且属难愈之疾。因患者时发时止，淹缠不已，医者临证处方，常感棘手，若治失其要，每易误人，故俗有“名医不治喘，谁治谁丢脸”之说。

哮喘一证，古今医籍论述颇多，处方甚多，治法各异，验诸临床，属肾阳虚弱、肾精不足、痰涎壅滞者，必赖真火以温煦，真水以濡养。同时佐以化痰逐饮、平喘止咳之品。前人有“久病及肾”，“标在肺，本在肾”之说。虽云“脾为生痰之源，肺为贮痰之器”，然肾司蒸化开合，固藏摄纳，实属于首位，阳和愈喘饮用于上证，每收卓功。

肾居下而属水，主藏精，又主纳气，肺为司气之官，肾为生气之源，故气出于肺而本于肾，若肾水不足，则虚火上扰，气逆上冲于肺而作喘，肾中真阳不足，则真火不能生土，土衰则无以生金，故肺、脾、肾三脏俱当益之。

阳和愈喘饮由阳和汤合右归饮加减组成，方中熟地黄益肾填精，大补阴血，使脾化气有源，摄纳有机，任为主药。“诸角皆凉，惟鹿独温”，鹿茸“禀纯阳之质，含生发之机”，乃血肉有情之品，生精补髓，养血助阳，有阴阳双补之能；附子峻补下焦元阳，具助阳化气之功；肉桂补火助阳，有引火归原之效，三药为辅则补肾益元之功倍。菟丝子禀气中和，平补足之三阴；山萸肉涩温质润，补益肝肾；核桃肉甘润温涩，补益肺肾，三药既可补阳又可滋阴，为阴阳双补、阴中求阳之品。人参补益脾肺，茯苓健脾和中，以杜生痰之源；麻黄宣肺平喘，白芥子豁痰化饮，则标症可疗，共为佐使药。于是，主、辅、佐、使朗然，俾饮中之阳得温，散失之真阳得收，肾充、肺肃、脾健、痰除，则哮喘得瘳。

〔献方人〕蔡锡英。

六子定喘汤

〔方剂来源〕全国名老中医郑启仲经验方。

〔药物组成〕炒莱菔子 15 克，紫苏子 10 克，葶苈子 10 克，车前子 10 克，五味子 10 克，金樱子 10 克，生姜 10 克，海浮石 15 克。加减：咳重者，加炙桑白皮 15 克；喘重者，加白果仁 10 克；大便稀溏者，去葶苈子加茯苓 15 克；大便干者，加瓜蒌仁 10 克；痰湿重者，加白术、茯苓各 15 克。

〔适应证〕痰多咳喘，反复咳喘，痰多不消，久咳不止。多见于慢性支气管炎、哮喘反复发作者。

〔使用方法〕水煎服，日 1 剂，分 2 次服。

〔临床验案〕刘某，女，45 岁，咳喘半月余。患者素有哮喘，每因感冒受凉而发。半月前因受凉后出现发热、流涕、咳嗽，被诊为"支气管炎"，经治疗后热退症减，但咳喘反复发作，后经西药解痉平喘、中药定喘汤等多方治疗未能控制，遂来就诊。诊见：咳嗽喘促，喉中痰鸣，纳可，大便偏干，小便清，舌淡苔白，脉弦滑。体温正常，两肺可闻及痰鸣音。诊断：支气管哮喘。证属痰涎壅肺，肺失宣降。治宜降气化痰，止咳平喘。方用六子定喘汤加减。方药：葶苈子、紫苏子、金樱子各 15 克，车前子、炒莱菔子、海浮石各 12 克，五味子、生姜、茯苓、姜半夏各 10 克，炙甘草 6 克。3 剂，日 1 剂，水煎服。服药后咳嗽减，痰少，二便正常，两肺可闻及少许痰鸣音。上方去海浮石，加乌梅、炒白术各 10 克，继服 3 剂，咳止、喘平而愈。

〔整理人〕郑攀。

第三节　肺　胀

肺胀方

〔方剂来源〕全国名老中医谢海洲经验方。

〔药物组成〕杏仁 10 克，冬瓜仁 12 克，桑白皮 12 克，地骨皮 12 克，炙百部 12 克，鱼腥草 15 克，生黄芪 30 克，葶苈子 10 克，五加皮 3

克，云茯苓 30 克，三七粉 3 克（包煎），赤芍药 15 克，薤白 9 克，丹参 15 克，川芎 9 克，枳壳 10 克，红茜草 10 克。

〔适应证〕咳喘之心肺气虚、痰瘀痹阻型。

〔使用方法〕水煎服，日 2 剂。

〔临床验案〕李某，女，43 岁。患者 6 年前始发咳喘，咯吐痰多，色白质稀，呈泡沫状，胸闷气促，易感外邪，感即病发，咳喘日甚，3 年后感心悸，动则尤甚，胸部膨满，胀满如塞，双下肢浮肿。经某院摄胸片，查心电图，诊为"肺源性心脏病"。半年前又发胸部闷痛，如任重物，疼痛彻背，呼吸不畅，上腹饱胀，经某院诊断为"肺心病""冠心病"。望之呼吸困难，张口抬肩，动则益甚，面部虚浮，色显晦暗，口唇紫绀，下肢浮肿，按之凹陷，吐痰量多稀白，胸部望之膨满，击之鼓音，自感胸闷如窒，痛牵背部，舌红暗，苔腻微黄，脉沉细弱。证属心肺气虚、痰瘀痹阻，治以益气化痰平喘、通阳化瘀止痛。服上方 3 个月，咳喘减轻，浮肿有退，胸闷痛有缓，咯痰量少，舌红苔腻干，脉沉弱。前方有效，标症不显，原方损益，加天冬、麦冬各 10 克，天花粉 15 克，生地黄、熟地黄各 10 克，以滋阴化痰；苍术、白术各 10 克，广藿香、佩兰各 10 克，厚朴 10 克，益气化痰湿，加强扶正。服药后诸症显减，脉复神强。

〔按语〕该病由肺气弱，痰浊壅肺，反复感邪诱发，致使肺脾同病，痰瘀互结，潴留于肺，肺气胀满不能敛降，而成肺胀。病久及心，痰瘀阻遏，心阳不宣，而为胸痹。本方采用"心胃同治、痰瘀同治之法"，并创以天冬、麦冬、生地黄、熟地黄、天花粉为滋阴化痰的新思路和方法，条分缕析，先以攻补兼施以攻为主，以治其标缓其急，后以扶正兼祛邪，意以缓图治其本，使数载顽疾获显效。

〔整理人〕张华东。

第四节 鼻渊

脱敏止嚏汤

〔方剂来源〕第二届国医大师王琦教授治疗变应性鼻炎的经验方。

〔药物组成〕辛夷 10 克（包煎），苍耳子 6 克，鹅不食草 6 克，细辛

3克，乌梅20克，蝉衣10克，黄芩10克，百合20克。

1. 辨症状加减

（1）病人鼻塞流涕重者，加白芷10克、薄荷10克增强宣通鼻窍、疏风散邪的功效。

（2）鼻痒、眼痒者，加路路通10克、百部10克以杀虫祛风止痒。

（3）对冷空气过敏者加玉屏风散（生黄芪20克、炒白术15克、防风10克）以益气固表。

2. 辨病加减

（1）兼有过敏性哮喘者，加炙麻黄8克，生石膏30克，杏仁10克，炙甘草6克。

（2）兼有咳嗽者，加杏仁10克，桔梗10克，青黛（布包）6克，百部10克。

（3）兼有荨麻疹者，加茜草15克，紫草10克，旱莲草15克，白鲜皮15克，地骨皮15克，冬瓜皮30克。

3. 辨体加减

（1）兼有气虚体质，平素气短、恶风、容易感冒者，加黄芪20～30克，白术15克，防风10克。

（2）属于严重过敏体质者，加无柄灵芝10克，徐长卿10克，制首乌20克。

〔适应证〕过敏体质，伏热蕴肺，外邪诱发，鼻窍不利所致的过敏性鼻炎。临床以患者遇到冷空气或尘螨花粉等过敏原而引发的连续打喷嚏、鼻痒、鼻塞、流清涕等不适症状为主要表现。

〔使用方法〕早晚饭后温服。21天为一个疗程。

〔注意事项〕变应性鼻炎属于肺寒者忌用。

〔临床疗效〕课题组采用病例系列研究的方法观察脱敏止嚏汤治疗变应性鼻炎的临床疗效。变应性鼻炎的诊断标准和疗效评价标准采用中华医学会耳鼻咽喉科分会2004年兰州会议上制定的标准。结果：共纳入52例成年人变应性鼻炎的病例，病人服用脱敏止嚏汤4周、6周、8周的显效率分别为57.69%、59.45%、63.33%，总有效率分别为88.46%、89.18%、90%。结论：脱敏止嚏汤治疗变应性鼻炎具有明显改善病人的症状、减少复发、不良反应少的优势。

〔整理人〕张惠敏，李玲孺，倪诚，杨玲玲，郑燕飞，杨寅等。

〔临床验案〕

病案1　变应性鼻炎伴痤疮案

赵某，男，15岁。2010年9月6日初诊。

主诉：变应性鼻炎反复发作近10年。

现病史：患者自小学开始，经常不定时因鼻部发痒突发喷嚏，一次连续打10余个，伴有鼻流清涕，严重时伴有眼痒、流泪，自觉与吸入冷空气有关。饮食、睡眠、二便正常，口干口渴，面部有痤疮。舌尖红有点刺，舌上有裂纹，苔薄黄有剥苔，脉细数。

中医诊断：鼻鼽。

西医诊断：变应性鼻炎。

治法：清肺泄热，脱敏散邪，宣通鼻窍。

处方：辛夷（包煎）10克，苍耳子6克，细辛3克，白芷6克，鹅不食草6克，乌梅15克，蝉蜕6克，黄芩10克，百合15克，薄荷（后下）6克，防风10克。21剂，水煎服，一日1剂，早晚各1次服用。

2010年11月15日二诊：变应性鼻炎已控制。刻诊额头部有痤疮。

处方：桑白皮15克，黄芩10克，地骨皮10克，丹皮10克，马齿苋20克，白芷10克，板蓝根10克，白花蛇舌草30克，枇杷叶20克，芦根20克，冬瓜子20克，生薏仁20克，桃仁10克。21剂，水煎服。

疗效：病人在此次诊疗后未曾复诊，2012年3月28日通过电话随访得知患者服完21剂汤药后所有症状消失，感觉非常好，因学业繁重，未来复诊。

分析：该患者15岁，尚未成年，患变应性鼻炎10余年，治疗前有典型的变应性鼻炎的表现，采用症状记分表测评喷嚏、流涕、鼻塞、鼻痒等症状的严重程度，都达到了最重级别，说明病情严重。从患者口干口渴，面部有痤疮，舌尖红有点刺，舌上有裂纹，苔薄黄花剥，脉细数等症状看，患者属于肺热阴虚证。故用黄芩、百合清热养阴润肺；病人为过敏体质，对冷空气过敏，用乌梅、蝉蜕抗过敏，且可敛肺散邪；薄荷、防风疏风止痒，清利头目；辛夷、苍耳子、细辛、白芷、鹅不食草引药上达鼻窍，宣通鼻窍。患者服用21剂药后，变应性鼻炎已经控制。二诊主要以痤疮就诊，痤疮也为肺热所致，因此用千金苇茎汤合枇杷清肺饮治疗。后来患者未来继续治疗，经电话随访，病人痤疮改善，变应性鼻炎的不适症状消失。患者仅服用了21剂药就将10余年的变应性鼻炎控制未再复发，显示出本方治疗变应性鼻炎的优势。

病案 2　变应性鼻炎伴哮喘

于某，男，39 岁。2011 年 7 月 27 日初诊。

主诉：变应性鼻炎 20 年。

现病史：患者诉遇到冷空气、大风时出现鼻中不适，喷嚏频作，流清涕，鼻腔中干伴严重热感，晨起喷嚏频作，连续 10 个以上，自觉肺中热，遇异味及气温变化病情加重。患者幼时患过湿疹，后缠绵难愈，长期反复发作，自觉湿疹无明显诱因。冬季哮喘甚，夜间呼吸憋闷，无法平躺，服氨茶碱后可缓解。平素纳少，食后腹胀，食凉水果后便溏，夜间休息可，不耐受空调，小便黄，大便每日 2 次，不成形。舌紫胖边有齿痕，苔薄黄，脉弦滑。

既往史：轻度脂肪肝、胆囊息肉、慢性胃炎。总胆固醇升高，甘油三酯升高。二、三尖瓣收缩期轻微返流。

个人史：抽烟、喝酒。

中医诊断：鼻鼽。

西医诊断：变应性鼻炎。

治法：清肺泄热，脱敏散邪，宣通鼻窍。

处方：炙麻黄 10 克，杏仁 10 克，生石膏 30 克（先煎），炙甘草 10 克，桃仁 10 克，辛夷 10 克（包煎），苍耳子 6 克，乌梅 20 克，蝉蜕 10 克，路路通 10 克，金荞麦 20 克。21 剂，水煎服。

2011 年 9 月 19 日二诊：哮喘明显减轻，变应性鼻炎症状改善。现有胃胀，进食冷食物后胃脘不适，大便易溏，皮肤有湿疹，下肢有冷感，脉弦滑。

处方：炙麻黄 10 克，杏仁 10 克（后下），生石膏 30 克（先煎），炙甘草 6 克，乌梅 20 克，蝉蜕 10 克，金荞麦 20 克，辛夷 10 克，厚朴 10 克，法半夏 10 克，生姜 10 克，党参 12 克。21 剂，水煎服。

2011 年 12 月 12 日三诊：变应性鼻炎、哮喘均已控制。但遇冷空气或进食凉物感到胸闷不适，胃胀，脉滑。继续巩固治疗。

处方：炙麻黄 10 克，杏仁 10 克（后下），生石膏 30 克（先煎），黄芩 10 克，乌梅 20 克，蝉蜕 10 克，金荞麦 20 克，桂枝 10 克，杭白芍 10 克，厚朴 10 克，百合 20 克。21 剂，水煎服。

2012 年 5 月 24 日，电话随访病人，变应性鼻炎及哮喘均未发作。

分析：该患者 39 岁，患有变应性鼻炎 20 余年。根据患者就诊时的状态，即常觉鼻腔燥热、肺中热，这些肺热的表现证实了变应性鼻炎伏热蕴肺的病机假说；患者兼有哮喘、湿疹等过敏性疾病，说明过敏体质严重；不喜寒凉食物、腹胀便溏等症状又提示脾胃虚寒之象。患者目前主要的痛苦是频繁的喷嚏流涕，夜间哮喘发作，严重影响了工作和生活，因此，应当治疗其变应性鼻炎和哮喘，用药时还要考虑其脾胃虚寒，适当顾护胃气。

治疗选用辛夷、苍耳子散邪通鼻窍；乌梅、蝉蜕抗过敏兼散邪敛肺；麻杏石甘汤清肺泄热，止咳平喘；又加路路通祛风止痒，金荞麦清肺化痰，抗过敏。病人服用21剂药后，变应性鼻炎及哮喘均大大改善，在原方继续巩固治疗的基础上，考虑患者胃胀便溏，又加法半夏、生姜、党参、厚朴健脾燥湿，行气除胀。第三诊时，患者的变应性鼻炎和哮喘均已控制。病情虽已控制，但此二病均易复发，因此坚守“治疗慢性病要有方有守”的治疗原则，继续巩固治疗，又增加桂枝、白芍调和营卫，加厚朴理气除胀。后电话随访，病人的变应性鼻炎及哮喘至今未发。

〔按语〕王琦教授认为，过敏性鼻炎的主要病机是患者平素为过敏体质，伏热蕴肺，复感外邪，外邪引发肺中伏热，热气灼肺，肺失通调水道，津液凝聚为痰饮清涕，火性炎上急迫，逼迫清涕未能化为黄涕即外流于鼻窍，鼻为肺之门户，外邪引动肺中伏热上干鼻窍，因此表现为鼻痒、喷嚏、鼻塞、流清涕等鼻窍不利之象。本方根据过敏性鼻炎的主要病机——过敏体质、伏热蕴肺、外邪诱发、鼻窍不利而进行组方用药。药物分为三组，第一组为宣通鼻窍的药物，第二组为改善过敏体质的药物，第三组为清肺养阴的药物。方中辛夷、苍耳子、鹅不食草、细辛宣通鼻窍，辛夷、苍耳子、鹅不食草、细辛是中医常用来宣通鼻窍的药物，这些药物可以直达鼻窍，兼有散邪祛风的功效，能够明显地改善鼻塞、鼻痒、流涕、喷嚏等症状。乌梅、蝉衣敛肺散邪、抗过敏：过敏体质是过敏性鼻炎发生的内因，因此在防治时一定要兼顾过敏体质。现代药理研究发现，乌梅、蝉蜕具有抗过敏的作用。另外乌梅还可以敛肺，生津止渴；蝉蜕祛风止痒，两药一收一散，调节肺的宣降功能，减轻或消除喷嚏、鼻痒、咽干等不适症状。黄芩、百合清泻肺中伏热，黄芩擅长清泻肺热，百合能够养阴润肺，两药配合使用可以清透肺中伏热，滋养肺阴，补充肺热灼伤之肺阴。

〔整理人〕张惠敏。

第三章　心系病证

第一节　心　悸

抗早搏方

〔方剂来源〕首届国医大师郭子光教授经验方。

〔药物组成〕黄芪 40～50 克，太子参（或红参）30 克，五味子 10 克，麦冬 20 克，生地黄 20 克，丹参 20 克，葛根 30 克，延胡索 20 克，苦参 15～30 克，酸枣仁 15 克，炙甘草 15～30 克。

〔功效〕益气活血，复脉止代。

〔适应证〕冠心病、高心病、风心病、充血性心力衰竭和心肌炎等所致早搏证属气阴亏虚，虚阳浮亢者。

〔使用方法〕一日 1 剂，水煎服。

〔注意事项〕早搏控制后仍需坚持服药，逐步减量，至完全停药，需 1 年左右。如患者素质较佳，早搏控制半年后可停药，以移山人参每日 6～10 克代之，切不可因早搏控制而贸然停药。

〔临床验案〕

病案　病毒性心肌炎后遗室性早搏

徐某，女，28 岁，西南交通大学教师。1998 年 3 月 12 日初诊。半年前患病毒性心肌炎住院治疗 2 月余，一切恢复正常，惟后遗室性早搏未出院，出院后每天服用心律平、复方丹参片、地奥心血康等控制早搏，若不服用则早搏频发，胸闷心悸，十分难受，为求根治，慕名而来就诊。

现症：近半月来，早搏频发，晚间尤甚，发时胸闷心悸，心空悬，烦躁，心前区隐痛，有时在情绪紧张或稍大的活动时发作，服用心律平疗效已不如当初，只能减轻程度，近日一直早搏频繁，乏力，头昏，口苦，心烦，咽干，失眠，纳差，尿黄，大便干燥。察其形体偏瘦，斯文柔弱，面色淡白，神差体倦，少气声低，舌瘦小而红，苔微黄少津，脉细数而结代频繁。

辨治：热病之后，气阴亏损，余热未尽，夹瘀滞而为患。治当益气滋阴、清热活血，用生脉散加味：太子参、黄芪、麦冬各 30 克，丹参、生地黄、酸枣仁、葛根、板蓝根各 20 克，五味子、黄连、炙甘草各 10 克，谷芽 25 克。浓煎，一日 1 剂。

4 月 10 日二诊：患者服上方共 15 剂，当服至 6 剂时已逐步停用西药，诸症缓解，睡眠改善，精神倍增，自觉体力增强，但每于晚间睡醒时发生胸闷心悸，自扪脉搏不规律，良久始能平静。察其舌正，脉细略数有力而规则。上方中去酸枣仁、板蓝根、黄连，加苦参 25 克，继续与服。嘱其一日 1 剂，早搏完全控制（晚间睡醒时也不发生）后，两日 1 剂，服半月以巩固疗效。

7 月 23 日：患者感冒咳嗽前来就诊，叙述已停药 2 月未见早搏复发，特致谢云。

按：病毒性心肌炎后遗室性早搏，临床所见，以气阴虚夹瘀滞或兼湿热者为多见，如病程不长者治疗较易，个别病例由于病程太久，络道干闭，很难治疗。在治疗中，如患者早已依靠某种西药控制早搏，要采取逐步戒除法，因为西药一般针对性很强，中药方剂主要起调节作用，起效较缓，若突然撤除，往往不能适应，而丧失对中药的信心，故欲速则不达，慢则能成。

〔按语〕早搏的脉象，有结代，有促，有屋漏、雀啄等，常无定体，总以气虚不相接续为基本病机。又因个体素质不同，常表现为气虚兼阳虚或阴虚或血虚，或夹气郁血瘀痰滞等，故应在辨证的基础上略事加减。不论房性、室性早搏，均以本方为基本方治疗。方中黄芪，生脉补气敛气，而以炙甘草益气缓急辅之；麦冬、生地黄滋阴；葛根通阳；丹参活血；气虚神不安，故加酸枣仁安之。若气阴虚而脉数急者，加苦参 15～30 克，脉律正常时逐渐减少苦参用量到不用，以免苦寒太过伤脾化燥也。若胸闷、苔白润，为痰气郁滞，去生地黄、麦冬，加薤白 20 克，法半夏 15 克，全瓜蒌 15 克。若脸唇淡白，舌质淡白，兼血虚者，加当归 15 克。若为糖尿病患者，则去炙甘草。

〔整理人〕江泳。

四参安心汤

〔方剂来源〕首届国医大师张学文经验方。

〔药物组成〕西洋参 10 克（也可用太子参代替），丹参 15 克，玄参 10 克，炙甘草 10 克，炒枣仁 10 克，生山楂 10 克，桂枝 6 克，苦参 10 克，麦冬 15 克。

〔功效〕补益心气，活血养阴。

〔适应证〕病毒性心肌炎所致心动悸不安，胸闷心慌，疲乏无力，头昏自汗，或有轻度浮肿，舌质红少苔，脉虚大而数，或有结代，检查有“心肌损害”“心肌缺血”等。

〔使用方法〕西洋参另炖，余药加水煎，二者兑匀，一日 1 剂，每剂服 2～3 次。

〔整理人〕张学文。

加减复脉汤

〔方剂来源〕河北医科大学中医学院吕志杰教授经验方。

〔药物组成〕炙甘草 10～20 克，党参 15～30 克，桂枝 15～30 克，生地黄 40～60 克，麦门冬 15～30 克，炒枣仁 10～20 克，桑寄生 20～30 克，甘松 5～10 克，生姜 15～30 克，大枣 10～20 枚，黄酒 100 毫升。

〔适应证〕病毒性心肌炎或冠心病，脉有间歇（结脉或代脉），心悸或/和阵发性胸闷，舌偏淡或偏红，苔薄白而润或微黄。病机为“邪少虚多”，气阴两虚为主者。

〔使用方法〕每日 1 剂，先以水浸泡 30～60 分钟，加入黄酒约 100 毫升，煮开后用文火煎煮约 30 分钟，煎取药液 200～300 毫升，再加水（可加开水）煎煮约 20 分钟，煎取药液约 200 毫升，与第 1 次煎取之药液合并，分 3 次温服，饭前或饭后半个小时以上服用均可。若用煎药机煎药，每剂煎取 3 袋为宜。

〔注意事项〕处方剂量之大小可根据病情酌情选定，如偏于气虚者，重用党参，或党参与人参并用，或加入黄芪；气虚之甚则为阳虚，阳气不足者，桂枝加大剂量以通阳，并可加入炮附子；偏于阴血不足者，重用生地黄、麦冬；重用生地黄时，适当加大生姜、大枣、黄酒之量以佐制其寒凉伤胃滑肠之弊（大量用生地黄可致大便多而溏泄）。一般服用几剂即可见效，十几剂可显效，显效后再巩固治疗十几天为宜。若服用十几剂仍不见效，多为方不对证，应认真辨证，更改方药，以求疗效。

〔临床验案〕李某，女，58 岁，河北省文安县人。2010 年 6 月初诊。心悸时发时止 3 年余，曾在本县医院及天津、北京多家医院就诊，诊断为冠心病、心律失常（室性早搏），多方治疗，效果不佳。近因加重，转求诊治。诊脉弦缓，舌淡偏胖略暗，苔薄白而润。以加减复脉汤治之，服药 22 剂，心悸缓解，室早消失。一年后随访，病无复发。患者及其家人感叹此方之神效！

〔按语〕吕志杰教授是我的硕士研究生导师。老师潜心仲景之学，勤于临证，主治内科杂病，对心脑血管病积多年之经验，尤有专长。老师善用经方，他总结用好经方的三个境界是：方证相对，即用原方；随证加减，活用经方；善师古法，创制新方。老师上述经验方，明眼人都能看出是《伤寒论》炙甘草汤（一名复脉汤）之加减。温病大家吴鞠通变通用之治疗温病，随证加减后名曰“加减复脉汤”。老师加减用之与吴氏不同，吴氏以之加减，用于温病后期阴津损伤者；老师以之加减，用于伤寒与杂病气阴不足者。方名虽同，随证加减用药各异。老师根据《伤寒论》第 177 条“伤寒，脉结代，心动悸，炙甘草汤主之”之意，辨证以该方加减治疗病毒性心肌炎，多年来治疗上百例，多能取得满意疗效。并根据《金匮要略·血痹虚劳病脉证治第六》附方“《千金翼》炙甘草汤治虚劳不足，汗出而闷，脉结悸，行动如常，不出百日，危急者，十一日死”之意，辨证以该方加减治疗冠心病心律失常，多能取效。老师以加减复脉汤治伤寒与杂病的许多验案及理论探究，详见他编著的《伤寒杂病论研究大成》。

〔整理人〕班光国。

回阳复脉汤

〔方剂来源〕第二届国医大师唐祖宣经验方。

〔药物组成〕茯苓、桂枝各 30 克，炮附片（另包，先煎）、党参各 15 克，干姜、炙甘草各 12 克。

〔适应证〕冠心病、肺心病、吐利后期阳虚欲脱之四肢厥冷，大汗淋漓，面白唇淡，呼吸微弱，声音低微，舌淡苔白，脉微欲绝之危证。

〔使用方法〕水煎，频服。

〔临床验案〕宁某，女，60岁。于1968年12月15日诊治。有哮喘、咳嗽病史20余年，冬重夏轻，遇寒即发。诊断为支气管扩张、肺气肿、肺结核，用抗结核、抗感染药物治疗，时轻时重，缠绵不愈。近2年来伴发心悸、气喘、浮肿等症，严重时四肢厥冷，伴发紫绀，小便不利，脉搏120次/分。西医诊断为肺源性心脏病，用强心、利尿和抗感染药物治疗无效。吾以心阴不足论治，投生脉散加滋阴等品，反致病情加重，乃请教于师。师谓："此非心阴不足，乃中阳不运、水湿不化也，今用滋阴，水气凌心，水寒射肺，则喘咳更甚，浮肿更剧。治宜宣上运中、导水下行、前后分消，兼以温阳。"遂处己椒苈黄丸方加附子，服后咳喘减轻，浮肿消退，余症均有好转。入冬后因咳喘又作，胸闷、气急、喘促加剧，吾处以己椒苈黄丸方治之，但服药后病情益甚。面色苍白，全身浮肿，喘咳倚息，胸闷心悸，四肢厥冷，冷汗出，烦躁不安，小便清长，大便溏薄，伴发紫绀，咳吐血痰，舌淡苔白，脉沉细数，脉搏124次/分。师告之："证不同则病机亦异，此证真阳不足，岂可滥用攻伐，治宜回阳救逆，必用四逆之辈方可挽命于垂危。"遂处：茯苓、炮附子、干姜各30克，炙甘草、桂枝各15克，高丽参12克。嘱其大剂浓煎频服。服药1剂，汗止阳回，四肢转温，咳喘减轻。继调治而获临床痊愈，能参加轻微劳动。

〔整理人〕许保华。

加减炙甘草汤

〔方剂来源〕福州市中医院郑婉如家传验方。

〔药物组成〕炙甘草6克，潞党参18克，桂枝5克，麦冬、麻仁各9克，生地黄、熟地黄各18克，生黄芪、生龙骨（先煎）、生牡蛎（先煎）各18克，红枣2枚（劈开），生姜1片。

〔适应证〕胸闷，乏力，心悸，心慌，气短，面无华，或见寐欠，口干，微汗出，舌质淡暗苔白，脉细弦结代。

〔使用方法〕将诸药加清水浸泡60分钟，文火煮沸20分钟，连煎2次，取汁混合，日分2次温服。

〔临床验案〕王某，男，58岁，劳累烦闷后出现心慌，心悸，心悬，胸闷，乏力，动则短气，寐欠，舌质暗红，苔白后浊。服药2剂后症减，1周后痊愈。

〔临床疗效〕本方治疗心气不足，阴血亏损，心失所养；或痰饮内停，瘀血阻滞，心脉不畅之“心动悸，脉结代”之证，临床收效良好。

〔整理人〕郑婉如。

补心丹

〔方剂来源〕山东省中医院邵念方教授临床经验方。

〔药物组成〕党参、丹参、玄参、茯苓、桔梗、远志各15克，五味子、当归、天冬、麦冬、柏子仁各30克，生地黄120克。

〔适应证〕心阴虚症见心中有灼烧感，口干而渴，饮而不多，舌尖干红，脉象细数者。

〔使用方法〕上药共为细末，炼蜜为丸，朱砂为衣，每丸重9克，每服1丸，日3次，温开水送下。

〔临床疗效〕秦某，女，20岁。1978年5月25日初诊。心悸，胸闷，烦躁失眠3天。原有上感，全身不适，加之连打3场球，出现心悸，气短，胸闷，心烦，失眠，头昏，乏力，走十几步就得停下来休息，口干渴，食欲不振，小便短赤，大便正常。舌质红绛，苔少脉细迟而涩。检查：血压130/90毫米汞柱，体温36.5℃，心率58次/分。胸透：双肺纹理增粗。心电图：窦性心动过缓、心律不齐；心肌劳损（T波普遍倒置）。血沉3毫米/小时。处方：生地黄、麦冬各18克，丹参30克，玄参15克，太子参12克，炙甘草、赤芍各9克，桂心、五味子各6克，琥珀粉1克（分2次冲服）。水煎服，日1剂。

5月29日二诊：服药3剂，证情不减，舌脉同上，继续服用上方。

6月8日三诊：又服9剂，前述症状好转，食量增加，仍感乏力。舌红苔薄白，脉细缓。复查心电图正常。血压120/80毫米汞柱。上方去玄参加沙参15克、砂仁2克继服，日1剂。

7月10日四诊：又服药29剂，诸症消失，舌脉正常，病愈。

〔按语〕此例患者本有小恙，加之劳力过度，出汗过多，因血汗同源，汗为心之液，故导致心阴大亏，心体损伤而生诸症。治以滋阴养心安神。只用天王补心丹中之生地黄、麦冬、玄参、丹参、五味子益阴养血安神，加太子参、炙甘草、桂心益气通阳，加赤芍活血化瘀，加琥珀安神，全方删繁就简，切合病机，故疗效明显。

〔整理人〕黄婧文。

第二节 胸痹心痛病

阴维心痛饮

〔方剂来源〕湖北名医朱祥麟临床经验方。

〔药物组成〕党参 15 克，生地黄 10 克，蒌皮 15 克，半夏 10 克，枳实 10 克，降香 10 克，三七 10 克，丹参 15 克，川芎 10 克，赤芍 10 克，茯苓 10 克，细辛 6 克。

〔功能〕益气阴，荣心肌，化痰瘀，通阴维。

〔适应证〕冠心病、心肌缺血、心绞痛，症见胸膺闭闷疼痛，痛及左侧胁背或左臑臂内臁，时时复发，痛时服消心痛片可以缓解，或口舌干，不甚饮，舌红暗或衬紫，舌下瘀筋，苔薄白微黄，脉缓小或细涩。

〔使用方法〕每日 1 剂，水煎分 3 次温服。

〔注意事项〕禁止吸烟，避免劳累及熬夜。

〔临床验案〕杨某，男，85 岁，胸膺闭闷反复十余年，经医院检查诊为冠心病，长期服药治疗，时缓时重，后又增加胸膺疼痛。再经心电图检查报告：心肌缺血、心绞痛。近一二年每日必发胸痛，痛及左侧胁背，必服消心痛片二三次，才渐渐缓解。从未服过中药，孙子搀扶来诊。刻诊：形体矮小，深度近视，听力尚可，背微驼。胸痛每日发如上述，饮食一般，大便间日一行，夜尿二三次，不昏不咳，舌红暗，舌下瘀筋，苔薄白微黄，脉缓小。此病真心痛，乃气阴不足，心肌失荣，痰瘀痹阻阴维脉络，气滞不通所致。治宜益气阴、荣心肌、化痰瘀、通阴维。方用阴维心痛饮：党参 15 克，生地黄 10 克，瓜蒌皮 15 克，半夏 10 克，枳实 10 克，降香 10 克，三七 10 克，丹参 15 克，川芎 10 克，赤芍 10 克，茯苓 10 克，细辛 6 克。6 剂，每日 1 剂，水煎 3 次，温服。

复诊：服药两天后，胸背已不发痛，消心痛片亦不用再服，喜形于色。上方去细辛加杏仁 6 克，6 剂善后。一年半后以他病来诊，询知其心痛一直未发，自叹中药神奇。

〔按语〕《难经》云："阴维为病苦心痛。"夫阴维脉颇似冠状动脉。

冠状动脉硬化性心脏病可致发心绞痛，《内经》称真心痛，多发于年高之人。乃气阴两虚，心肌失荣，痰瘀痹阻阴维脉络，气滞不通所致。故本方用党参、生地黄益气养阴，以荣心肌，以治其本。瓜蒌皮、半夏、茯苓、枳实祛痰散结，宽胸理气；合降香、丹参、川芎、赤芍活血消瘀，以通阴维脉络，改善冠状动脉循环而治其标。三七，《本草汇言》云其"味甘微苦，性平"，《本草纲目》云其"散血定痛"，余临床观察，有明显缓解心绞痛作用。细辛其气香窜，乃植物之灵，具有行滞散结止痛之功，经络脏腑无处不到，故胸腹诸痛亦用之。如孙思邈"治胸痹达背痛，短气细辛方"，即细辛与栝楼实、地黄、茯苓、枳实等同用（《备急千金方》），本方以其与三七相伍，祛瘀去痛之力增强。此方标本兼治，心肌得养，阴维脉通，虽日久真心痛，仍可顺利而痊，且远期疗效亦颇理想。

加减：阴维脉系诸阴经。李时珍说："盖阴维之脉，虽交三阴而行，实与任脉同归。故心痛多属少阴、厥阴、任脉之气上冲而然。暴痛无热，久痛无寒。按之少止者为虚，不可按近者为实。"（《奇经八脉考》）故若心痛症兼手足厥冷，吐逆下利，脉沉微细，乃病涉少阴，本方可合四逆汤；若心痛兼手足厥寒，脉细欲绝，乃病涉厥阴，本方可合当归四逆汤；若兼腹痛下利，不渴，是兼太阴，本方可合理中汤。阴维脉病心痛，有实热之邪引发者，如心痛兼腹热而肢末冷，乃病及少阴任脉，可加金铃子散；若痛兼胁肋少腹，病涉厥阴，则加失笑散；若兼腹胀满，大便不行，病涉太阴脾实，则加小承气汤。

〔整理人〕朱寒阳、柳莹芳。

加减血府逐瘀汤

〔方剂来源〕福建名医郑孙谋经验方。

〔药物组成〕桃仁、桂枝、川芎、当归尾、毛柴胡、枳壳各 5 克，红花 3 克，焦山楂 6 克，生地黄 12 克，丹参、赤芍、桔梗各 9 克。

〔适应证〕胸痛彻背痛如针刺而有定处，短气，喘息不得卧，舌质紫暗，脉沉或见结代之冠心病，动脉硬化性心脏病，心绞痛。

〔使用方法〕以清水泡药 60 分钟，文火煎沸 20 分钟，取汁；药渣再煎 20 分钟，取汁混合。日分 2 次温服。

〔临床验案〕阮某，男，68 岁。冠心病、高血压病史 7 年。近月余，劳累后感头晕、心悸、胸闷隐痛，连及后背及左手臂，动则气喘，脘腹胀闷，面浮，双下肢轻度浮肿，二便正常。舌质暗，舌系带紫暗，苔根黄，脉细弦偶结。血压160/95毫米汞柱。心电图示：Ⅰ度房室传导阻滞，室性早搏，心脏供血不足。服药3剂后诸症减轻。1周后胸闷痛消，续以宽胸通络善后。随访2年无复发。

〔临床疗效〕本方所治胸痹心痛证为“真心痛”。痰郁阻滞，瘀血内停，脉络不通，不通则痛，即发此证。先父用此方活血化瘀，通络止痛，收效良好。

〔整理人〕郑婉如。

益气活血通痹汤

〔方剂来源〕河北医科大学中医学院吕志杰教授经验方。

〔药物组成〕黄芪40～60克，桃仁10克，红花10克，川芎5～10克，赤芍10克，当归10克，生地黄10克，柴胡10克，枳壳10克，桔梗5～10枚，怀牛膝10～15克，甘草10克，瓜蒌15～30克，薤白10～15克。

〔适应证〕冠心病心绞痛表现为胸骨后或心前区阵发性憋闷而痛，或但闷不痛；高血压病表现为“口燥，但欲漱水不欲咽”，或“口干燥而渴”（《金匮要略》第十六篇之“瘀血病”证候特点），或胸腹满。舌淡暗（古人谓舌青紫，此瘀血病之特点），苔白润或微黄或薄腻，脉弦或弦缓少力。

〔使用方法〕每日1剂，先以水浸泡30～60分钟，煮开后用文火煎煮约30分钟，煎取药液200～300毫升，再加水（可加开水）煎煮约20分钟，煎取药液约200毫升，与第1次所煎药液合并，日3次温服，饭前或饭后半个小时以上服用均可。若用煎药机煎药，每剂煎取3袋为宜。

〔注意事项〕适合于冠心病心绞痛辨证为气虚血瘀，胸阳不振者。若高血压病具有气虚血瘀证候特点，验方去瓜蒌、薤白。

〔临床疗效〕凡符合上述“适应证”之证候特点的冠心病心绞痛、高血压病，本方具有肯定的疗效。一般数日可见效。但这两种病难以彻底治愈，需要巩固治疗，并需要配合科学合理的非药物疗法。典型验案详见吕师编著的《伤寒杂病论研究大成·下部》第十六篇。

〔按语〕《素问·调经论》云：“人之所有者，血与气耳。”凡病无非气分病、血分病、气血并病。一般新病在气，久病入血；新病多实而气滞，久病多虚而血瘀。心主一身之血脉，久病气虚，不能推动血液运行，则心脏自病，或发生周身某些脏器“瘀血病”证候。验方实乃王清任《医林改错》之血府逐瘀汤，加黄芪以益气，加瓜蒌、薤白以宣痹通阳，为经方与时方合用之方及加味之法也。血府逐瘀汤组方之法，为四逆散以行气，桃红四物汤以活血，桔梗与牛膝一升一降，以调气机。小剂量用之调气和血，中剂量用之行气活血，大剂量用之则逐瘀。气滞血瘀证是本方的对之证，气虚血瘀证则应加益气药为得当。益气之药，黄芪为最，以之乃甘温纯阳之品也，亦可酌情以“三分补阳七分补阴”的党参配合之。瓜蒌、薤白乃医圣张仲景治疗胸痹的主药。经方与时方合用，或适当加减，其目的以切中病情，提高疗效为要。

〔整理人〕班光国。

“时心灵”Ⅰ号

〔方剂来源〕烟台毓璜顶医院田文主任中医师经验方。

〔药物组成〕红参10克，炮附子10克，川芎10克，丹参30克，降香10克，麦冬10克。

〔适应证〕冠心病心功能不全、心绞痛阳虚寒凝证，症见胸闷，胸痛，气短，动则喘憋，舌质淡暗，苔白，脉弱者。

〔使用方法〕水煎2次，每剂煎取150毫升，早晨7时30分顿服。

〔按语〕冠心病为老年常见病，而且老年冠心病患者常伴心功能不全，目前中医治疗冠心病多从“心主血脉”的理论出发，以活血化瘀为主，出现心衰水肿则配伍利水之剂。其实，心主血脉的功能主要靠阳气的温煦和推动，心肺位居上焦，以阳为要，心阳虚、阴邪上犯则出现胸闷、胸痛、喘促肿满等症状，当温阳活血利水。

“时心灵”Ⅰ号方中红参、附子补气温阳，川芎、丹参、降香活血化瘀，麦冬养阴。若气喘、水肿明显者可配伍黄芪、车前子、益母草、葶苈子；胸闷胸痛重者配伍延胡索、鸡血藤、葛根等；心悸者可配伍五味子、炒枣仁、炒山楂、郁金等。现代药理研究证明，该方中多数药物可扩张冠状动脉，增加其血流量，改善心肌缺氧状况，改善心肌代谢，增强心肌收缩力。

研究发现，健康人24小时心功能最佳出现在6时，最差出现在18时，而冠心病患者最佳心功能出现在8时，最差出现在20时。冠心病患者服用“时心灵”最佳时间在7时30分，能最为有效地改善心肌缺血，改善心功能。而9时30分、13时30分、15时30分服药为疗效相反时间，有使心功能减弱趋势。

〔整理人〕邹勇，顾友谊。

冠心病方

〔方剂来源〕全国名老中医谢海洲经验方。

〔药物组成〕薤白9克，枳壳6克，桔梗12克，牛膝15克，茜草12克，红花9克，桃仁10克。

〔适应证〕冠心病见胸闷憋气，上下不通，兼有瘀血表现之气滞血瘀、胸阳不振型者。

〔使用方法〕水煎服，日2剂。

〔临床疗效〕谢老以上方加减治疗冠心病、心神经官能症、胸膜炎，收效甚佳。

〔按语〕临床此方多为加减使用：直旷胸阳，通达上下，再加鸡血藤24克，通络缓麻；加益母草15克，行血利湿消肿；加防己12克，茯苓30克，利湿消肿；加生首乌30克，润肠通便，补而能润；加丹参15克，砂仁6克，化瘀健脾疏肝。合之共奏通润和调之妙，使胸阳开拓，血循常规，瘀者化，憋者通。

〔整理人〕张华东。

冠心Ⅱ号

〔方剂来源〕山东省中医院邵念方教授临床经验方。

〔药物组成〕丹参30克，赤芍、川芎、红花、降香各15克。

〔适应证〕心血瘀阻之气滞血瘀，症见胸闷憋气，心痛如刺，舌下有瘀斑，以遇怒发病，轻度活动舒适为临床特点者。

〔使用方法〕上药加水至淹过药面，浸泡半小时，水煎两次。首次用冷水，武火烧开，文火煎煮30分钟，二煎用开水重复上述过程，合并两次煎液，分早晚两次服用。

〔临床疗效〕王某，男，49岁。1980年7月30日初诊。心前区疼痛2年余，加重3天。素有眩晕病，经服西药血压控制在160～190/90～

120 毫米汞柱。心电图示冠脉供血不足。现因生气诱发胸闷胸痛，日发10余次，痛时连及左臂左胁，每次发作约持续 5 分钟，伴有头痛、眩晕、乏力。舌淡红，苔薄白，脉弦细。处方：丹参 30 克，赤芍 18 克，川芎 15 克，红花 12 克，瓜蒌 24 克，薤白 21 克，桂枝 6 克，香附 9 克。水煎服，日 1 剂。共服药 38 剂，诸症消失，舌脉正常，心电图由慢性冠状动脉供血不足变为正常。

〔按语〕此例既有气滞血瘀又兼胸阳痹阻，故加瓜蒌、薤白、桂枝通阳宣痹，不用降香行气降逆，而加香附行气解郁止痛，使全方功效完善，切合病机。

〔整理人〕黄婧文。

补气化瘀汤

〔方剂来源〕山东省中医院邵念方教授经验方。

〔药物组成〕黄芪 30 克，党参 15 克，丹参 24 克，桃仁 12 克，丹皮 10 克，茵陈 16 克，菊花 8 克，茺蔚子 14 克，郁金 9 克，玫瑰花 6 克。

〔适应证〕心肺两虚，气血失调之气虚血瘀，症见面赤唇紫，短气乏力。现代医学中，红细胞增多症，气虚血瘀型冠状动脉硬化性心脏病等常出现此等证候。

〔使用方法〕上药加水至淹过药面，浸泡半小时，水煎两次。首次用冷水，武火烧开，文火煎煮 30 分钟，第二次用开水重复上述过程，合并两次煎液，分早晚两次服用。

〔临床疗效〕杨某，男，41 岁，1977 年 8 月 6 日初诊。咳嗽，咳痰 15 年，心慌气短 3 年，自 1963 年起咳嗽，咳痰，1974 年以来出现心慌，气短，睡眠欠佳，有时憋醒，白天头晕，头痛，头胀，眼花，胸闷气短，耳鸣，活动后加重。在部队医院诊断为心肌缺血（红细胞性心脏病）。现胸中闷痛加剧，胸痛每天发作 1～2 次，发作时静息 1～2 分钟缓解，伴有乏力，胃脘不适，腹胀。舌质紫暗，苔黄厚腻，口唇青紫，脉细数而涩。处方：生黄芪 45 克，丹参 30 克，桃仁 9 克，红花 10 克，前胡 14 克，白薇 12 克，菊花 8 克，山楂 15 克，地龙 7 克。9 月 6 日二诊：服药 24 剂，诸症减轻，服 10 剂心绞痛消失。现仍食欲不振，乏力。舌质红绛，苔薄黄，脉细数。上方加连翘 6 克继服。9 月 25 日三诊：又服药 18 剂，诸症基本消失，只是走路稍快则心慌气短。舌质红苔白，脉细有力。上方继服，隔日 1 剂。

〔按语〕此案久咳伤气，肺气久虚，血循不畅，瘀阻心络，治当补血行气，化瘀通络。

〔整理人〕黄婧文。

益心气汤

〔方剂来源〕江苏省名中医药专家曾学文临床经验方。

〔药物组成〕党参10克，黄芪20克，麦冬10克，玉竹10克，瓜蒌10克，薤白10克，桂枝5克，当归10克，炒酸枣仁10克，柏子仁10克，五味子5克。

〔适应证〕心脏病早期，病情轻，心气虚证，心功能Ⅱ级，心力衰竭Ⅰ度。主证：心悸气少，胸闷隐痛，倦怠乏力，神疲自汗，眩晕失眠，健忘多梦，过劳则重，舌淡脉弱。病机：心气虚弱，肺气不足，胸阳不振，阴液亏损。

〔使用方法〕每次煎药，加水适量，小火慢煎，头煎1小时，二煎、三煎各半小时，3次煎液混合。每日服药3次，每次食后半小时服药。

〔注意事项〕儿童药量酌减。7～10日为1疗程，可连续服用2～3个疗程。

〔临床疗效〕治疗以心气虚为主证的各种心脏病162例，其中肺心病28例，冠心病31例，高心病39例，风心病16例，其他类型心脏病48例。结果：显效102例，占62.96%，好转52例，占32.09%，总有效率95.05%。

〔按语〕本方参照生脉散合瓜蒌薤白桂枝汤加黄芪、玉竹、当归、炒酸枣仁、柏子仁组成。生脉散益气敛阴为主药；瓜蒌薤白桂枝汤温通心阳，行气化痰为辅药；黄芪、玉竹、当归分别益气、滋阴、和血为佐药；炒酸枣仁、柏子仁宁心安神为使药。诸药合用，有益气敛阴、通阳散结、宁心安神之功效。

〔整理人〕宋峻。

活心血汤

〔方剂来源〕江苏省名中医药专家曾学文临床经验方。

〔药物组成〕党参15克，黄芪30克，玉竹12克，桂枝10克，丹参

30克，川芎10克，香附10克，郁金10克，当归12克，山楂20克，益母草30克。

〔适应证〕心脏病中期，病情较重，心血瘀证，心功能Ⅲ级，心力衰竭Ⅱ度。症见心痛气短，憋闷咳喘，唇甲紫绀，颧红咯血，脘胁胀满，纳呆食少，不耐劳累，舌紫脉涩。病机：气虚血瘀，心脉痹阻，肺络损伤，肝脾瘀血。

〔使用方法〕加水适量，小火慢煎，头煎1小时，二煎、三煎各半小时，3次煎液混合。每日服药3次，每次食后半小时服。

〔注意事项〕儿童药量酌减。经期慎服，孕妇忌服。咯血甚者，去桂枝、丹参、川芎，加三七、仙鹤草、槐花炭、地榆炭、侧柏炭。7～10日为1疗程，可连续服用2～3个疗程。

〔临床疗效〕治疗以心血瘀阻为主证的各种心脏病89例，其中肺心病18例，冠心病33例，高心病7例，风心病14例，其他类型心脏病17例。结果：显效36例，占40.45％，好转44例，占49.43％，总有效率89.88％。

〔按语〕本方用丹参、川芎活血化瘀为主药；党参、黄芪益气通阳，使气充血行为辅药；香附、郁金行气，气行则血行，当归、山楂、益母草和血活血，共佐主药发挥作用；玉竹滋阴养心，桂枝通阳化气，共为使药。诸药合用，有益气通阳、行气活血、理气止痛之功。

〔整理人〕宋峻。

第三节　不　寐

百麦安神饮

〔方剂来源〕《路志正医林集腋》。

〔药物组成〕百合30克，淮小麦30克，莲肉15克，夜交藤15克，大枣10克，甘草6克。

〔功效〕益气养阴，清热安神。

〔适应证〕主治神经衰弱、神经官能症（包括焦虑、抑郁障碍），由心阴不足、虚热内扰或气阴两虚、心神失养所致的神志不宁、心烦易躁、悲伤欲哭、失眠多梦、善惊易恐、心悸气短、多汗、时欲太息、舌淡红或嫩红、脉细弱或细数无力等。

〔使用方法〕上药以冷水浸泡半小时，加水至500毫升，煮沸20分钟，滤汁，存入暖瓶内（或饮用时加热），不分次数，欲饮水时即取此药液饮之，1～2天1剂。兼气郁者，加合欢花30克；兼痰浊者，加竹茹9克，生姜6克；兼湿邪阻滞者，加藿香梗、荷叶梗各10克。

〔注意事项〕抒情怀、忌恚怒、节悲哀。

〔临床案〕陈某，女，44岁，某县粮食局门市部负责人。反复心情抑郁、失眠9年。9年前因工作甚为繁忙、过度操劳紧张诱发，失眠，心情烦躁，悲观忧愁，情绪低落，对环境漠不关心，甚至有自杀念头，面黄少华，精神不振，愁容满面，时喜太息，言语低微，经常感冒，周身疼痛，经前加重，月经提前1周，经血有紫暗瘀块，伴轻度腹痛，两胁乳房胀痛，纳食一般，偶有恶心反胃，大便干结，小便正常。曾在当地精神病院住院治疗，诊断为抑郁症，治疗后好转但易复发。近二月上述诸症悉具，全身疲乏，白天思睡，面色㿠白，舌淡红，苔薄黄，脉右虚大左弦细。证属心肝肺郁滞、心脾肺气阴两虚、心肾不交、虚热内扰、心神不宁。治以清润心肺、舒郁缓急、益气养心、安神定志，方用百麦安神饮化裁。处方：百合30克，合欢花30克，莲肉15克，玫瑰花12克，夜交藤15克，莲子心6克，淮小麦30克，大枣10克，甘草6克，水煎代茶饮。服3剂见效，自杀念头消失，上方加茯苓、枳壳、菊花等继服，函诊调治近2年。

1996年6月4日二诊：近二年发作减少，症状减轻，自今年2月又复发。神疲，日间思睡，面㿠无华，右脉虚大，左脉虚细，舌质淡，苔薄黄腻，证属血（气血）不养心、痰热气郁，治以益气养心、舒郁安神、清胆化痰。处方：太子参12克，莲肉12克，山药15克，丹参12克，柏子仁炒12克，茯苓15克，竹茹12克，半夏10克，胆南星9克，枳实10克，磁石（先煎）12克，甘草3克，7～14剂，水煎服。

茶饮方：太子参10克，麦冬10克，茵陈12克，合欢皮20克，夜交藤20克，小麦30克，绿萼梅30克，八月札12克，5～10剂，水煎代茶饮。

〔按语〕焦虑、抑郁症近年发病率增加，备受关注，1990年，路志正老依据《灵枢·口问》“忧思则心系急”，“悲哀忧愁则心动，心动则五脏六腑皆摇”，《素问·痿论》“悲哀太甚则包络绝，包络绝则阳气内动”，参照《金匮要略》百合病、脏躁等证治法，创百麦安神饮，旨在清心润肺、舒郁缓急、益气养阴、养心安神。方中以百合清心润肺、养心安神，甘麦大枣汤养心缓急、益气健脾，莲肉、夜交藤健脾养心、交通心肾。

〔整理人〕李连成、杨凤珍。

甘麦大枣汤加味方

〔方剂来源〕全国名老中医专家王立忠教授经验方。

〔药物组成〕甘草10克，生地黄12克，杞果12克，生白芍15克，竹茹10克，茯神20克，桑椹20克，黑芝麻20克，合欢皮20克，枣仁30克，百合30克，陈小麦30克，大枣8枚。

〔功效〕滋阴柔肝，养心安神。

〔适应证〕情志不遂，肝气郁结，肝郁化火，邪火扰动心神，神不安而不寐。或肝肾阴虚，肝阳偏亢，火盛神动，心神失交而神志不宁。亦有因心虚胆怯，暴受惊恐，神魂不安，以致夜不能寐或寐而不酣者。

〔按语〕甘麦大枣汤为仲景《金匮要略》中治妇人脏躁之方，甘润缓急，恰合本证之症状表现，加入生地黄、生白芍柔肝敛阴，桑椹、黑芝麻、杞果滋阴补肾，茯神、枣仁养心安神，百合、竹茹、合欢皮清心除烦，诸药合用，共奏奇效。

〔整理人〕王立忠。

调中安神汤

〔方剂来源〕第四批全国老中医药专家《高荣林教授经验方》

〔药物组成〕黄连6克，肉桂1克，竹茹10克，枳实10克，陈皮10克，半夏9克，茯苓15克，炒枣仁15克，远志10克，菖蒲10克，生龙骨30克，生牡蛎30克。

〔功效〕调中化痰，清热安神。

〔适应证〕脾胃失调而致的失眠。症见失眠，入睡困难，睡而易醒，心烦少寐，胸闷脘痞，头晕恶心，不欲饮食，舌红舌苔黄腻，脉滑小数等。

〔使用方法〕每日1剂，水煎服，日2次。

〔注意事项〕晚饭忌饱食。

〔临床验案〕患者刘某，男，82岁。失眠15年。患者失眠，入睡困难，每天必须服用安定后才能入睡，每天半夜会醒，醒后入睡难，每天睡4～5小时，胸闷，心烦急躁，腿软，周身乏力，耳鸣，大便干，小便频，舌胖暗苔中黄稍厚腻，脉左弦，胃脉滑。中医诊断：失眠。辨证：脾胃失和，痰热扰心。治法：清热化痰，和胃安神。处方：调中安神汤加减。黄连6克，肉桂1克，陈皮10克，半夏9克，竹茹10克，枳实10克，白芍15克，生地黄15克，熟大黄6克，炒枣仁15克，远志9克，菖蒲9克，生龙骨、生牡蛎各30克。7剂，水煎服，日1剂。

二诊：入睡仍然困难，服用安定，胸闷，恶心，乏力，头晕，大便干，耳鸣，心烦急躁，不欲饮食，小便夜2～3次，舌淡苔中黄厚腻，脉左沉细。病证同前，再循原法。黄连6克，肉桂1克，陈皮10克，半夏9克，竹茹10克，枳实10克，白芍15克，炒枣仁15克，远志9克，菖蒲9克，生龙骨、生牡蛎各30克，玫瑰花10克，火麻仁10克。7剂，水煎服，日1剂。运用上法加减治疗3个月，病人入睡困难消失，偶服用安定，每夜可以睡眠6～7小时。

〔按语〕本方酸枣仁养心、益肝、安神，主治虚烦不眠，为君药。半夏和胃降逆，助酸枣仁和胃安神，黄连清心，助酸枣仁安神，共为臣药。菖蒲和胃化痰、开窍宁神，远志安神益智，祛痰解郁，二药配伍交通心肾，化痰安神；肉桂引火归原，配合黄连交通心肾，以安神；竹茹清热化痰，除烦和胃；枳实下气化痰，消积导滞；陈皮健脾理气，燥湿化痰；茯苓健脾利水，化湿宁心，助半夏以健脾化痰，和胃安神；生龙骨、生牡蛎敛阴潜阳，化痰安神，共为佐使药。全方共奏调中化痰、清热安神之效。

〔整理人〕高荣林。

疏肝安眠汤

〔方剂来源〕《继承发挥经验集》。

〔药物组成〕炒枣仁20克，柴胡6克，当归10克，白芍10克，炒白术10克，茯苓10克，生姜3克，薄荷6克，牡丹皮6克，党参12克，甘草3克。

〔适应证〕肝郁脾虚失眠，入睡困难，容易早醒，心烦急躁，纳呆，大便溏，舌尖红，舌苔薄白，双脉弦缓。

〔使用方法〕每日1剂，水煎服，日服2次。

〔注意事项〕注重调情志以配合药物治疗。

〔临床验案〕蔡某，女，62岁，2007年10月5日初诊。主诉：入睡困难，容易早醒，近一年，服西药安眠药不效。入睡困难，容易早醒，每天最多睡2～3小时，心烦急躁，纳呆，大便溏，日2次，小便正常，舌尖红，舌苔薄白，双脉弦缓。辨为肝郁不舒，肝脾不和，治宜疏肝解郁、健脾益气法，方用加味逍遥散加减。药用：柴胡6克，当归10克，白芍10克，炒白术10克，茯苓10克，生姜3克，薄荷6克，牡丹皮6克，党参12克，炒枣仁20克，甘草3克。7剂，水煎服，日1剂。

二诊：2007年10月12日。患者每晚可睡6～7小时，中午还能睡1小时，精力增强，心情舒畅，纳馨，二便正常，舌质淡红，舌苔薄白，双脉弦缓。用加味逍遥丸巩固善后，每次6克，每日早晚饭后各服1次，连用2周。2个月后随访，睡眠安好。

〔按语〕加味逍遥散治疗肝郁脾虚失眠，加炒枣仁安神，增丹皮清肝，加党参即合四君子汤以健脾。

〔整理人〕徐凌云，中国中医科学院广安门医院主任中医师。

宁神合剂

〔方剂来源〕上海市名中医药专家叶景华临床经验方。

〔药物组成〕女贞子、桑椹、夜交藤、丹参、景天三七、香附、香橼七味药物制成500毫升/瓶合剂。

以上七味，香附加7倍量水浸泡30分钟，充分浸润后，煎煮15分钟，滤过，备用。其余六味药第一次加水8倍量浸泡45分钟，充分浸润后，与香附药渣合并，煎煮1.5小时滤过，备用。第二次加4倍量的水，煎煮0.5小时。滤液合并，放置12小时以上。分取上清液，浓缩至适量，加入香附提取液，苯甲酸2克，羟苯乙酯0.3克，单糖浆200毫升，加水制成1000毫升，搅匀，分装，灭菌，即得。

〔适应证〕阴虚内热、心肾不交的失眠症、心律不齐。适用于更年期综合征的失眠梦扰、心悸不宁、记忆下降等症状，也可用于男女老少之不寐患者。

〔使用方法〕30毫升/次，每日3次口服，饭后服用，如治疗不寐病，可在睡前1小时服用。

〔注意事项〕合剂中有少量糖浆成分，糖尿病人及糖耐量异常者慎用，对方剂中药物过敏者禁用。4 周为 1 个疗程，一般治疗 1～2 个疗程。

〔献方人〕叶景华。

二仁安寐汤

〔方剂来源〕全国名老中医张炳厚经验方。

〔药物组成〕炒枣仁、柏子仁、珍珠母、紫贝齿。

〔适应证〕加减治疗各种类型的失眠。二仁安寐汤加黄芪、党参、白术、茯神、木香，治疗思虑过度，劳伤心脾，气血不足之失眠健忘，惊悸怔忡；二仁安寐汤合四物汤，治疗冲任虚损导致的心悸心烦，失眠易醒；二仁安寐汤加竹茹、枳实、陈皮、半夏、茯神，治疗胆胃不和，痰热内扰之呕吐呃逆，胸闷痰多，虚烦不眠；二仁安寐汤加白芍、当归、柴胡治疗肝郁气滞导致的急躁易怒，两胁胀痛，失眠多梦；二仁安寐汤合黄连阿胶汤、加减复脉汤，治疗心肾不交出现入睡困难，睡后易醒，腰酸心烦。

〔使用方法〕水煎服，日 1 剂，午后及睡前温服。

〔临床验案〕钱某，男，36 岁，失眠 2 年余。主诉：失眠易醒，心烦多梦，头重目眩，晨起痰多，痰黄黏稠，口苦尿黄，大便不爽，舌苔黄腻，脉滑数。详询病人，身为老板，酗酒吸烟，膏粱厚味。予二仁安寐汤加竹茹、枳实、半夏、陈皮、茯苓等，加减共服 35 剂，痰量减少，浓度变稀，睡眠转佳，每日约 5～6 小时。

〔按语〕失眠的证型虽多，张老在辨证的基础上，均加用二仁安寐汤治其标，解决失眠的共性；其加减使用解决各证型病机的不同，即失眠的个性。二仁安寐汤中炒枣仁养心阴、益肝血而宁心安神，为治疗诸般失眠的要药；柏子仁治血不养心引起的虚烦不得眠，与炒枣仁合用助其养心安神；珍珠母、紫贝齿平肝潜阳、镇静安神。四药合用，共奏养心血、安魂魄、宁神定志之功。

〔整理人〕段昱方。

黄连阿胶鸡子黄汤

〔方剂来源〕全国名老中医张炳厚经验方。

〔药物组成〕川黄连 9 克，阿胶珠 20 克，生地黄 30 克，熟地黄 30

克，寸麦冬 20 克，杭白芍 15 克，盐知母 10 克，炒枣仁 40 克，柏子仁 40 克，珍珠母 30 克，紫贝齿 30 克，炙甘草 15 克。

心肾不交甚者加肉桂；入睡困难明显者加朱砂面 0.5 克；兼有气虚者加党参、白术；兼有血瘀者加丹参。

〔适应证〕心肾不交型不寐，症见入睡困难，睡后易醒，醒后难寐，腰酸腿软，夜半咽干，五心烦热，心烦多梦等。

〔使用方法〕水煎服，日 1 剂，午后及睡前温服，睡前以汤药冲服生鸡子黄 1 枚。

〔临床验案〕陈某，男，62 岁，退休干部，2009 年 6 月 12 日初诊。2 年前退休后无所事事，百忧汇集，万绪纷来，致心烦失眠。起初翻转时许尚可入梦，渐至通宵达旦难以成寐，服安定等镇静药，量小无济于事，量大亦仅寐两三小时，白天困倦难眠，心烦益甚，神态萎靡，腰酸肢懒，五心烦热，头重耳鸣，口干思冷，夜半尤甚，舌红有裂纹，中前少苔根薄黄，脉沉细数。服上方加减共 20 剂，睡眠已恢复如前，耳鸣口干诸症亦失大半。3 个月后，睡眠如常，诸症皆消，遂停药。随访一年，病情无反复。

〔按语〕方中以黄连泻心火厚脾，清而兼润，阿胶、熟地黄益肾水；生地黄、知母、麦冬养阴清热；芍药佐阿胶则益水力增；妙在鸡子黄，血肉有情，不特宁心，涵濡心液，且补育肾阴而潜阳。全方共奏滋阴清火、养血宁心、镇静安神之功。本方为仲景之黄连阿胶汤去黄芩合加减复脉汤，滋阴养血、生津润燥，全方旨在使肾阴上奉于心，使君火下交于肾，水火济济，阴平阳秘，失眠自愈。加用炒枣仁、柏子仁养心安神，珍珠母、紫贝齿平肝镇惊，起到标本同治之功效。

〔整理人〕段昱方。

顽固性失眠方

〔方剂来源〕百合地黄汤加减。

〔药物组成〕百合 30 克，生地黄 30 克，知母 10 克，酸枣仁 15 克，夜交藤 10 克，合欢花 10 克，茯苓 10 克，白芍 15 克，生甘草 10 克，生龙骨 15 克，生牡蛎 15 克。

〔适应证〕失眠之心阴亏虚、虚火偏盛型。

〔使用方法〕水煎服，日 1 剂。

〔注意事项〕每日进行适当的体育锻炼。

〔临床验案〕刘某，男，48岁。患者两年前因工作紧张，连续加班，每夜只能间断休息数小时，持续1个月，自此以后一直失眠，每夜服用安眠药仅能入睡3～5小时。其精神疲惫，倦怠无力，语音低微，不思饮食，口干口苦，小便短赤，大便干，日1次，舌红少苔，脉细无力。证属心阴亏虚、虚火偏盛，治以养阴清虚热、安神潜阳。上方服用2周后，停用安眠药已能入睡，遂前方加龟甲10克，继续服用，并以上方加减治疗2个月，每晚可正常入睡。

〔按语〕患者过度疲劳，暗耗心阴，导致其阴虚内热而“欲卧不能卧”，遂予百合地黄汤加减，以百合、生地黄、知母养阴清虚热，酸枣仁、夜交藤、合欢花、茯苓养心安神，白芍、甘草酸甘化阴，生龙骨、生牡蛎镇摄潜阳。

〔整理人〕张华东，中国中医科学院广安门医院主任中医师。

补肾安眠汤

〔方剂来源〕《继承发挥经验集》。

〔药物组成〕炒枣仁20克，夜交藤15克，枸杞子10克，菊花10克，生地黄、熟地黄各15克，山萸肉10克，生山药10克，泽泻10～15克，牡丹皮10克，茯苓10克。

〔适应证〕肝肾阴虚失眠，症见失眠，头晕耳鸣，腰膝酸软，遗精盗汗，五心烦热，口干舌燥，舌红少苔，脉象细数。

〔使用方法〕每日1剂，中午和晚上饭后服用。一般疗程为半个月至2个月，每以杞菊地黄丸成药调理善后。

心肾不交者，加远志；气短乏力者，加太子参、黄芪；便秘者，加莱菔子、火麻仁、酒大黄；心烦急躁者，加龙胆草、黄芩；潮热盗汗者，加黄柏、知母；高血压者，加川芎、赤芍、天麻；冠心病或妇女月经不调者，牡丹皮改丹参；血脂高者重用泽泻，不高者去泽泻。

〔注意事项〕脾胃不和者，先调脾胃。

〔临床验案〕梁某，女，56岁，北京市某商店退休职工，2007年3月24日初诊。失眠少眠7年多。失眠少寐，每天睡眠最多3个小时，经常口干舌燥，心烦急躁，大便干燥，小便黄，舌尖红苔白，双脉弦细。证属肝肾阴虚失眠，治以滋补肝肾为法，杞菊地黄丸加减。药用：炒枣仁 20 克，夜交藤 15 克，枸杞子 10 克，菊花 10 克，生地黄、熟地黄各 15 克，山萸肉 10 克，生山药 10 克，茯苓 10 克，莱菔子 10 克，火麻仁 10 克，厚朴 10 克，龙胆草 3 克，甘草 3 克。6 剂，水煎服，日 1 剂。

二诊：2007 年 4 月 2 日。药后睡眠好转，晚间可睡 5～6 小时，诸症减轻，二便正常，舌淡红苔白，双脉弦细。治以前法，上方加赤芍 10 克，6 剂，水煎服，日 1 剂。嘱后以杞菊地黄丸成药巩固疗效，随访未见复发。

〔按语〕失眠的病人，发病原因复杂，性别年龄不同，体质多样，表现不一，临床应因人而异，治病求本，辨证论治。杞菊地黄丸主治没有失眠，我用来治疗肝肾阴虚失眠，取得了较好的疗效。

〔整理人〕徐凌云，中国中医科学院广安门医院主任中医师。

高枕无忧汤

〔方剂来源〕第二届国医大师王琦教授治疗失眠的临床经验方。

〔药物组成〕夏枯草 20 克，法半夏 10 克，百合 20 克，苏叶 10 克，苦参 10 克，甘松 10 克。

〔适应证〕难以入睡，睡眠轻浅，多梦易醒，脉弦为主要特征的失眠。

〔使用方法〕

煎煮方法：先将药物放入砂锅或搪瓷锅中，倒入凉水浸泡药物约 1 小时，将药锅放置炉子上煎煮，先用大火烧开，再转至小火煎煮 25 分钟，滤过。再续水煎煮 20 分钟，将药汁倒出并与第一次煎得的药汁混合均匀。

服用方法：下午四点和晚上九点服用，1 日 1 剂，每次服用约 230 毫升。14 天为 1 个疗程。

加减变化：①辨证属于肝郁血虚者，合用逍遥散疏肝养血安神；②肝郁化火，合用丹栀逍遥散疏肝清热；③肝胆气郁者，合用柴胡加龙骨牡蛎汤清肝宁胆；④气滞血瘀者，合用王清任的血府逐瘀汤疏达气血；⑤胆郁痰扰者，合温胆汤清胆和胃。

〔临床疗效〕采用随机单盲对照的前瞻性临床研究方法观察高枕无忧汤治疗失眠的临床疗效。共观察失眠患者 120 例，其中治疗组 60 例，予王琦教授自拟的高枕无忧汤，结合患者体质、证型加味，每日服 2 次，每次200毫升；对照组60例，予磁朱丸，每日口服2次，每次3克。21天为1个疗程，记录治疗前后症状积分量表、匹兹堡睡眠指数量表（PSQI）和安全性观察表。两组治疗前在性别、年龄、病程、中医体质分类及中医症状积分、PSQI积分等方面的基线基本一致，提示两组分布均衡，具有较好的可比性。结果：两组均可改善慢性失眠患者的临床症状总积分（P＜0.05），治疗组的疗效较对照组磁朱丸显著（P＜0.05），尤其对入睡困难、多梦、睡眠时间短、易醒四症的改善较显著（P＜0.05），而对困倦乏力的改善二者无显著性差异（P＞0.05）。治疗组中医症状疗效的临床痊愈率36.67％，显效率48.33％，有效率10％，总有效率95％，经秩和检验，治疗组较对照组有显著疗效（P＜0.05）。PSQI积分的统计分析表明，两组均可改善慢性失眠患者的睡眠质量，入眠时间、睡眠时间、睡眠效率、睡眠障碍、日间功能及减少催眠药物（P＜0.05），治疗组较对照组显著（P＜0.05）。PSQI疗效：临床痊愈率28.33％，显效率51.66％，好转率13.34％，总有效率93.33％，经秩和检验，治疗组较对照组的PSQI疗效显著（P＜0.05）。在本项研究中，治疗组与对照组均未发现不良反应，未出现不良事件。

〔临床验案〕

病案1　人流术后致顽固性失眠

许某，女，28岁，河南人。2008年11月12日初诊。

主诉：失眠4年余。

现病史：2004年曾做人流刮宫术后出现入睡困难且易醒。一般每天只睡4～5小时，大便难下，3～4日1次，小腹坠疼。武警医院神内科拟诊为“抑郁症”，服用安眠药亦难以入睡。舌质紫红，苔薄，脉弦滑。

诊断：中医诊断：不寐（肝血瘀滞，魂不守舍）。西医：失眠。

治法：疏肝理气，活血化瘀。

处方：夏枯草20克，百合30克，苏叶10克，法半夏10克，当归30克，川芎10克，白芍15克，生地黄15克，桃仁10克，红花6克，桔梗6克，枳壳10克，柴胡10克，延胡索10克，合欢皮15克。14剂，水煎服。

二诊：2008年11月26日。3剂后渐能入睡，现每天可睡5小时以上，大便易解，再予巩固。处方：川楝子10克，延胡索15克，灵磁石20克，合欢皮20克，茯神20克，当归30克，川芎10克，白芍15克，生地黄15克，桃仁10克，红花10克，柴胡10克，桔梗6克，枳壳10

克，夏枯草 20 克，苏叶 10 克，百合 30 克。14 剂，水煎服。

分析：诊治失眠首先要探究病因，从人流刮宫术后导致失眠，考虑为肝血瘀滞，魂不守舍。盖肝经抵少腹，绕阴器，人流刮宫术后，残瘀败血阻滞肝脉，以致气血不畅，进而引起肝魂不藏则不寐。肝藏血，血舍魂，对于气血不和之不寐，每用王清任的血府逐瘀汤获效，诚如《医林改错·血府逐瘀汤所治之症目》所云："夜不安者，将卧则起，坐未稳又欲睡，一夜无宁刻。"

本案用高枕无忧汤合血府逐瘀汤加减治疗，其中夏枯草清肝火，百合清心安神，苏叶悦脾安神。方中桃红四物汤养血化瘀，其中桃仁、当归又可润肠通便，养血祛瘀安神的同时兼治便秘；柴胡、桔梗、枳壳、合欢皮疏肝解郁，条畅气机；延胡索行气活血，病人服用 3 剂即可容易入睡，大便易解。

病案 2　失眠伴抑郁焦虑

张某，女，34 岁。2010 年 9 日 20 日初诊。

主诉：失眠 8 年，加重 1 年。

现病史：患者近 8 年来失眠，入睡困难，多梦，睡眠质量差，易醒，甚则彻夜不眠。中药治疗效差。焦虑，近 3～4 年服抗抑郁药，于去年停服，全身起湿疹，咳嗽，咳黄稠痰，心慌，气短，中药治疗湿疹减轻，近 1 年失眠加重，需服安眠药。现症见：活动后自觉胸闷，堵塞感，咳嗽，失眠急躁，自觉有重物压身，怕冷恶风，不喜空调。纳可，大便难不干，量少，2 日 1 次，小腹胀。舌质红苔黄。血常规：白细胞 $3.35\times10^9/L$。

既往史：子宫肌瘤 3～4 年。

个人史：性情急躁易怒，胆怯。

家族史：母亲失眠，父亲过敏体质，儿子过敏体质。

月经史：12 岁初潮，27 日为一周期，经期 7 天。婚前痛经，有血块，色暗，异味，量正常。

诊断：中医：不寐。西医：失眠。

治法：清热化痰，调肝安魂。

处方：竹茹 20 克，枳实 10 克，茯苓 15 克，法半夏 10 克，制胆南星 6 克，紫石英 20 克，黄连 10 克，五味子 10 克，丹参 15 克，夏枯草 15 克，百合 20 克，苏叶 10 克，甘松 10 克。21 剂，水煎服。

二诊：2010 年 10 月 18 日。药后有睡意则基本入睡，近日睡眠欠安。上方加生枣仁、熟枣仁各15克，桃仁10克，川芎10克，郁金15克，佛手10克，合欢皮15克，萱草15克（自备）。21剂，水煎服。

三诊：2010年11月8日。睡眠障碍，原服安定，亦不入寐，加服中药可以入睡。梦多，目暗，经血有血块，有子宫肌瘤。

处方：柴胡12克，枳壳10克，桔梗10克，川牛膝10克，桃仁10克，红花10克，赤芍10克，当归10克，川芎10克，干地黄15克，甘松15克，徐长卿30克，仙鹤草30克。21剂，水煎服。

四诊：2010年11月29日。睡眠状态：熟睡2天，浅睡眠5天。

处方：柴胡12克，枳壳10克，桔梗10克，川牛膝10克，桃仁10克，红花6克，赤芍10克，当归10克，川芎10克，干地黄15克，甘松12克，酸枣仁30克，鸡内金10克，草河车20克，三七粉（分冲）3克。30剂，水煎服。睡前1小时服用。

第五诊：2010年12月27日。晚上11点至次日清晨5～7点可以入睡。月经正常。

处方：柴胡12克，枳壳10克，川牛膝15克，桃仁10克，红花6克，赤芍10克，当归10克，川芎10克，酸枣仁20克，鸡内金10克，草河车30克，石见穿30克，白花蛇舌草30克，麦芽60克，莪术30克，苦参10克。30剂，水煎服。

分析：本案患者失眠时间较长，有9年的病史。患者第一次就诊时还伴有咳嗽、咯痰黄稠、苔黄，因此选用温胆汤和高枕无忧汤加减治疗。温胆汤也是治疗痰热扰神所致失眠的名方，配合高枕无忧汤增强安神的功效，同时温胆汤也能清热化痰止咳，治疗患者的咳嗽。病人服用21剂后，睡眠虽有改善，但仍欠佳，考虑病人经血有血块，患子宫肌瘤，多梦，胸闷气短，乃血瘀之象，因此又增加生枣仁、熟枣仁、桃仁、川芎、郁金、佛手、合欢皮、萱草等药，理气活血化瘀，增强安神的功效。第三诊改用血府逐瘀汤合高枕无忧汤治疗，在病人的失眠逐渐改善的同时，月经也随之正常，体现了中医异病同治的优势。

〔按语〕阴阳失交是失眠的主要病机，或阴虚不能纳阳，或阳盛不得入阴。正如《灵枢·大惑论》所云："卫气不得入于阴，常留于阳。留于阳则阳气满，阳气满则阳跻盛；不得入于阴则阴气虚，故目不瞑矣。"《灵枢·邪客》指出："今厥气客于五藏六府，则卫气独行于外，行于阳，不得入于阴。行于阳则阳气盛，阳气盛则阳跻陷，不得入于阴，阴虚，故不瞑。"此外，肝不藏魂也是失眠的重要原因。因为肝藏魂，人寤则魂游于外，寐则魂归于肝。若肝血亏虚，不能藏魂，魂浮游于外，魂不入肝则不寐。

王琦教授针对失眠阴阳失交的病机特点，以燮理阴阳、调肝安魂立法，创制高枕无忧汤。方中半夏配夏枯草、百合伍苏叶意在调和阴阳。半夏治失眠，首见于《黄帝内经》半夏秫米汤，云其“饮以半夏一剂，阳明以通，其卧立至”。明·徐樹丕《识小录》又载：“半夏一名守田，一名水玉，能治夜不寐。姑苏张濂水，名康忠，尝治董尚书浔阳不眠，用百部一两，半夏一两，董即得美睡，酬之百金。”夏枯草治失眠王孟英很是推崇，谓：“夏枯草，微辛而甘，故散结之中，兼有和阳养阴之功，失血后不寐者，服之即寐，其性可见矣。陈久者其味尤甘，入药为胜。”（王孟英医学全书·重庆堂随笔下）对于半夏与夏枯草治疗失眠的用意，王孟英云：“从来不寐之证，前人皆以心肾不交治之，投剂无效，窃思阴阳违和二气亦不交。椿田每用制半夏、夏枯草各五钱，取阴阳相配之义，浓煎长流水，竟覆杯而卧。”半夏得至阴之气而生，夏枯草得至阳之气而长。二药配伍，和调肝胃，平衡阴阳而治失眠。加苏叶、百合相配，更相得益彰。盖苏叶辛温气薄，理气和营，引阳入阴；百合甘而微寒，叶橘泉《食物中药与便方》云“治失眠不宁，易惊醒”，故半夏、夏枯草、苏叶、百合合以调肝安魂，交合阴阳。甘松开郁镇静安神；苦参清热镇静。诸药合用，共奏燮理阴阳、调肝安魂之功。

〔整理人〕张惠敏。

顽固性失眠方

〔方剂来源〕山东中医药大学博士生导师曹志群教授经验方。

〔药物组成〕莲子肉 30 克，柏子仁 24 克，琥珀粉 3 克，清半夏 15 克，木香 9 克，夏枯草 30 克，黄连 9 克，肉桂 3 克，百合 45 克，炒枣仁 30 克，节菖蒲 15 克，炙远志 9 克，菟丝子 24 克，丹参 12 克，香橼 12 克。

〔使用方法〕水煎服，日 1 剂。

〔适应证〕顽固性失眠。

〔临床疗效〕临床观察 53 例，41 例（77.4%）有效。最长服药 3 月，最短服药 1 周。一般需要服用 3 周左右。

〔整理人〕曹志群。

第四节　健　忘

神 衰 散

〔方剂来源〕全国名老中医王立忠教授经验方。

〔药物组成〕西洋参 60 克（亦可用太子参代之），朱砂、琥珀各 15 克，薄荷、白蔻仁、蝉蜕各 10 克。

〔功效〕补肺健脾益肾，清肝益智，镇静安神和胃。

〔适应证〕本方主要适用于脑力劳动过度，或七情内伤以及大病之后，而引起的心肝脾肾脏腑功能暂时失调，症见精神疲惫，失眠，健忘，头痛眩晕，神经过敏，疑惑焦虑，忧郁心悸，记忆力减退，食欲不振等。

〔使用方法〕先将西洋参（或太子参）、薄荷、白蔻仁、蝉蜕烘干，粉碎过筛，然后与朱砂、琥珀混匀，再加工为极细末。将上药分成 20 等份，早晚各服 1 份，温开水送服。病重者中午饭后加服 1 包，用灯心草 10 克煎水送服，疗效更佳。亦可装胶囊备用，每次 5 粒，1 日 2 次，温开水送服。

〔按语〕西洋参大补元气，宁神益智，补肾益精，和胃健脾为主药。辅以薄荷、蝉蜕清肝醒脑；更佐朱砂、琥珀镇静清心安神。白蔻仁气味芳香引气暖脾，使补而不滞为佐药。全方具有补肺健脾益肾、清肝益智、镇静安神和胃之功。加减：偏肾虚者，可选配磁朱丸；心脾两虚者，加服归脾丸；肝郁月经不调者，配逍遥丸；食欲不振者，加香砂六君子丸调理。

〔整理人〕王立忠。

第五节　脏　躁

脏 躁 方

〔方剂来源〕首届国医大师李振华教授经验方。

〔药物组成〕土炒白术 10 克，茯苓 10 克，橘红 6 克，半夏 10 克，炒香附6克，炒枳壳6克，西茴5克，台乌药5克，醋郁金6克，节菖蒲10克，栀子6克，莲子心4克，煅龙齿12克，夜交藤9克，沉香3克，甘草2克。失眠重者加重夜交藤用量，另加淡竹叶10克，合欢皮18克，琥珀3克（分两次冲服）；汗出多者加麻黄根8克，浮小麦30克；舌苔厚腻者加砂仁8克，焦三仙各10克。

〔适应证〕脏躁（西医诊断：抑郁症、更年期综合征等），辨证属于肝脾失调，心肝火旺，痰热内扰者，以心神不宁，悲忧善哭，心烦易怒，失眠多梦为主要临床表现。

〔使用方法〕每日1剂，先浸泡30分钟，大火煮开后改小火煎25分钟，倒出药液，再加水煎20分钟，与第一煎药液混合，分两次服。晨起饭前，晚上睡觉前温服。

〔临床验案〕

病案1　杨某，女，45岁，郑州市人。

2009年4月7日初诊。西医诊断为更年期综合征、霉菌性阴道炎。自述失眠多梦，烦躁易怒，善悲易哭，带下量多色黄，阴部瘙痒，舌尖红，苔黄稍腻，脉弦滑。辨证属于肝脾失调，肝郁化火，湿热下注，治以疏肝健脾，清热利湿，药用脏躁方加泽泻15克，生薏仁30克，蛇床子18克，盐黄柏10克，芡实15克，丹皮10克，盐知母10克，白果12克，14剂，每日1剂，水煎分两次服。

2009年4月28日二诊：服上药14剂，睡眠及情绪均较前有明显改善，阴痒消失，白带正常，偶有头晕，舌质淡红，苔薄黄，脉弦滑。药用脏躁方加天麻10克，远志10克，郁金10克，14剂。

2009年5月9日三诊：服上药14剂，诸症消失，嘱其守方继服14剂，以巩固疗效。1个月后随访，病情未再复发。

病案2　张某，女，27岁。

2009年3月7日初诊。西医诊断为抑郁症，服抗抑郁药物治疗，疗效不显。自述失眠多梦，烦躁易怒，心悸气短，善叹息，记忆力下降，口干口苦，胃脘胀满疼痛，大便干结，舌尖红，苔黄厚腻，脉弦滑。证属心肝火旺，脾失健运，治以疏肝理气，健脾和胃，清心安神，药用脏躁方加知母、焦三仙、砂仁、草决明，21剂，每日1剂，水煎分两次服。

2009年3月28日二诊：服上药21剂，睡眠质量明显改善，烦躁减轻，胃痛消失，但视物不清有重影，舌质淡红，苔薄黄腻，脉弦细滑。

药用脏躁方加菊花、草决明、知母、炒黄芩，14剂。

2009年4月11日三诊：上药服后诸症均减轻，因受寒感冒出现咽痛，咳黄色黏痰，偶有胸部刺痛，胸闷气短，舌脉同前。药用脏躁方加生桑皮12克，青皮12克，桔梗10克，苏子10克，川贝母10克，知母12克，14剂。1个月后带他人来诊，自述用药后症状消失，心情舒畅。

病案3　刘某，女，47岁。

2009年2月10日初诊。曾在西医院诊断为更年期综合征。自述心烦失眠，急躁易怒，善悲易哭，烘热汗出，记忆力减退，大便干结，舌质淡红，舌体胖大有齿痕，脉沉弦细，证属肝脾失调，心肝火旺，治以健脾疏肝，清心除烦，佐以敛汗，药用脏躁方加麻黄根8克，浮小麦30克，牡蛎15克，白芍15克，乌梅肉10克，草决明15克，21剂，每日1剂，水煎分两次服。

〔按语〕方中白术、茯苓健脾祛湿，以绝生痰之源，是为君药；橘红、半夏化痰降逆，香附、枳壳、西茴、乌药疏肝理气，栀子、莲子心清心除烦共为臣药；郁金配节菖蒲行气解郁、化痰通窍，煅龙齿、夜交藤安神宁志，共为佐药；沉香行气和中，甘草调和诸药共为使。诸药合用，使肝气条达，脾运得健，痰热得散，心神安宁，则脏躁自平。

〔献方人〕周军丽。

第四章　脾胃肠病证

第一节　胃　痛

胃脘痛方

〔方剂来源〕首届国医大师裘沛然经验方。

〔药物组成〕牡蛎30克，高良姜9～15克，制香附12～15克，党参15～30克，甘草12～30克，川连9～12克，制半夏10～15克，海螵蛸15～30克，延胡索15～30克。

〔适应证〕胃及十二指肠溃疡病、慢性胃炎及萎缩性胃炎、胃食管反流病等。

〔使用方法〕水煎服，一日2次。

〔临床疗效〕经过长期临床使用证明，疗效满意。

〔按语〕本方用药特点：①寒温并用：川连与高良姜。胃炎（各种类型）或胃溃疡，纯寒纯热者少，每多寒热兼挟，黄连、高良姜并用，既可和胃，又可调阴阳。②通补兼施：通：香附。补：党参。胃以降为顺，但久病必有颓象，通补兼施，既可健脾又能运脾，为治胃病大法。③加减法：泛酸甚加瓦楞子、牡蛎、海螵蛸。虚寒甚加桂枝或肉桂、干姜、附块。脾虚加白术、黄芪等。胃热加马勃、黄芩等，脘胀加陈皮、枳壳、木茴香或重用党参、甘草等。肝郁选用郁金、小茴香、枳壳。有湿：平胃散。和胃：焦楂曲、佛手。

〔整理人〕王庆其。

滋胃饮

〔方剂来源〕首届国医大师周仲瑛教授临床经验方。

〔药物组成〕乌梅肉6克，炒白芍10克，炙甘草3克，北沙参10

克，大麦冬10克，金钗石斛10克，丹参10克，炙鸡内金5克，生麦芽10克，玫瑰花3克。

〔适应证〕本方具有滋养胃阴、疏肝柔肝之功，适用于慢性萎缩性胃炎，或溃疡病并发慢性胃炎久而不愈、胃酸缺乏者。临床以胃脘隐隐作痛，烦渴思饮，口燥咽干，食少，便秘，舌红少苔，脉细数为主症。

〔使用方法〕将上药放入容器内，加冷水浸过药面，15分钟后即行煎煮，煮沸后改用微火，再煎20分钟。滤取药液约300毫升，每日1剂，每日服2次。

〔注意事项〕本方为阴虚胃痛所设，凡辨证属虚寒胃痛及实邪所致胃痛者，均非本方所宜。

〔疗效观察〕运用本方加减治疗慢性萎缩性胃炎患者32例，结果：治愈12例，好转16例，无效4例。

〔按语〕阴虚胃痛多见于现代医学的慢性萎缩性胃炎或溃疡病并发慢性胃炎久延不愈、胃酸缺乏的病例，具有反复发作的特点。

临床表现为胃脘部痞胀隐痛或灼热而痛，食少乏味或嘈杂如饥而不欲食，甚至厌食不饥，或以进食酸味、甜味为舒，干呕泛恶，口干渴，大便干燥，舌干质红，苔薄欠润或苔少无津，脉细无力。

胃之阴液虚少，不能濡润胃腑是阴虚胃痛的关键。滋胃饮酸甘配伍，酸得甘助而生阴，加强了养阴生津的功能。

方中乌梅肉、白芍味酸，敛津生液，养肝柔肝；北沙参、麦冬、石斛甘寒益胃滋阴，一敛一滋，两济其阴，促进胃液的分泌，增加胃酸。胃阴不足，失其濡润，胃气失于和降，故少佐理气而不伤阴的玫瑰花、生麦芽以和胃调肝，助胃运药，且能防单纯阴柔呆滞之弊。炙鸡内金健脾消食。久病入络，营虚血滞，故配合养营和血之丹参。甘草调和诸药。诸药合用，共奏酸甘化阴、养胃生津之功。较之单纯用甘寒滋阴药有其独到之处，历经长期临床使用，颇多治验。

本方粗看并不出奇，实则寓理颇多，值得玩味。该方为胃阴亏虚而设，但组方用药并不是只用甘寒养阴之品，而是酸甘配伍，冀酸得甘助而化阴，正如吴瑭所云："复胃阴者莫若甘寒，复酸味者，酸甘化阴也。"此乃本方妙处之一。其二，肝胃同治。肝为风木，胃喜润恶燥，胃阴亏虚，肝易乘虚而入，克伐胃土，胃阴愈伤。乌梅、白芍柔肝敛肝，玫瑰花、生麦芽疏肝理气，安抚风木，不致犯土。其三，阴虚者络易滞，故于大队滋阴药中伍入玫瑰花、丹参和血畅血，有瘀能化，无瘀防生，寓

"治未病"之说。

〔献方人〕周仲瑛。

舒 胃 饮

〔方剂来源〕首届国医大师何任经验方。

〔药物组成〕炒白芍 15 克，炙甘草 9 克，姜半夏 9 克，黄芩 9 克，厚朴 9 克，干姜 6 克，黄连 3 克，蒲公英 30 克。脾胃气虚者，酌加太子参或党参；大便干结者减黄连，加火麻仁。

〔适应证〕慢性胃炎、消化不良所致的脘腹胀满作痛，属于中焦湿热，胃失和降，气机阻滞之痞证。症见胃脘饱胀，时作疼痛，大便偏溏，胃脘嘈杂，嗳气，呕泛吐酸。

〔使用方法〕水煎温服，一日 2 次。

〔按语〕胃脘痛既有属肝胃阴虚的，又有属瘀血内阻的。本方则用于中焦湿热，胃失和降，气机阻滞，胃脘胀痛以胀为主的痞证。舒胃饮以半夏泻心汤合芍药甘草汤化裁而成。方中半夏泻心汤燥湿清热散满以运脾，行气导滞而除胀；芍药、甘草酸甘化阴，缓急止痛；加蒲公英者清胃热而益胃阴也。本方对慢性胃炎、返流性胃炎、胃痉挛、十二指肠球部溃疡以及慢性胆囊炎所致的心下痞、胃脘胀痛，均有较好的疗效。

〔临床验案〕陈某，女，47 岁，职员。1992 年 4 月 27 日初诊。胃脘胀痛已有 2 年余。近日以气恼及饮食不当，胃脘闷滞不舒尤甚。不思饮食，噫嗳不爽，时时肠鸣，曾有泛酸呕吐，大便稀溏，舌质淡苔微黄。某医院诊为萎缩性胃炎、十二指肠球部溃疡。此为胃中寒热不调，阴阳升降失常，治宜调寒热，正升降，和阴阳。处方：白芍 12 克，炙甘草、姜半夏、黄芩、川朴各 9 克，干姜 6 克，黄连 3 克，蒲公英 15 克，4 剂。1992 年 5 月 2 日复诊：上药服后，胃脘胀痛大减，呕泛亦愈，饮食亦增。续用原方而愈。

〔整理人〕何若苹。

加味保和丸

〔方剂来源〕全国名老中医药专家张奇文临床经验方。

〔药物组成〕山楂 15 克，神曲 10 克，半夏 9 克，茯苓 9 克，陈皮 9

克，连翘 10 克，炒莱菔子 9 克，枳壳 10 克，厚朴 10 克，槟榔 10 克。

〔适应证〕饮食停滞胃痛。

〔使用方法〕水煎服。

〔按语〕本方治因饮食不节，暴饮暴食，损伤脾胃，内生食滞，致胃中气机阻滞，胃气失和而疼痛。方中山楂长于消肉食油腻之积为君药。神曲长于化酒食陈腐之积，莱菔子长于消谷面之积，共为臣药。连翘清热散结，半夏、陈皮、茯苓健脾理气，止呕止泻；枳壳、厚朴、槟榔行气理气，共为佐药。本方标本兼顾，消食化积治本为主，行气、化湿、清热兼治其标。若大便秘结，可去枳壳，加枳实 12 克，大黄 9 克。若胃痛急剧而拒按，大便秘结，舌苔黄燥者，为食积化热成燥，治益通腑泄热，荡积导滞，方用大承气汤：大黄 12 克，厚朴 15 克，枳实 12 克，芒硝 9 克。

〔整理人〕张晓斐。

宁胃止痛胶囊

〔方剂来源〕《董德懋临床经验集》。

〔药物组成〕枳实 30 克，槟榔 30 克，砂仁 15 克，白蔻仁 15 克，厚朴 15 克，香附 20 克，高良姜 10 克，党参 15 克，麦芽 30 克。

〔功效〕理气和胃，温中止痛。

〔适应证〕各种胃炎，见胃脘胀满，脘腹作痛，呃逆嗳气等症。

〔使用方法〕共研细末，装 0.3 克胶囊，每服 2 粒，温开水送服，日服 2 次。

〔注意事项〕调摄饮食，忌生冷、油腻、饱食。

〔临床验案〕游某，男，北京市人，1996 年 5 月 14 日初诊。胃脘胀痛伴嗳气反复发作 3 年，加重 1 个月。胃脘胀痛，嗳气频频，反复发作，纳少，夜寐不安，心烦急躁，大便不畅，小便调，舌淡红苔薄白，脉弦细。胃镜示：浅表性胃炎伴糜烂。中医诊断：胃脘痛，证属肝胃不和。治以疏肝和胃法，用宁胃止痛胶囊，每次 2 粒，日服 2 次，并嘱配合做站桩功。

1996 年 5 月 22 日复诊：胃痛缓解，嗳气消失，纳可，寐安，大便畅，舌淡红苔薄白，脉弦细。病证好转，继用宁胃止痛胶囊，每日服 2 次，每次 1 粒，并继续做站桩功，以善其后。半年后随访，未见复发。

〔按语〕本方原为广安门医院院内制剂，系董老以香砂枳术丸合良附丸化裁而成。方以枳实消痞行气，槟榔消积下气，共为君药；砂仁行气和胃，醒脾调中，香附理气疏肝，开郁散滞，共为臣药；白蔻仁行气化湿，高良姜温中理气，厚朴温中下气，党参健脾益气，共为佐药；麦芽消积升清，为佐使药。全方共奏理气和胃、温中止痛之功。

〔献方人〕徐凌云。

黑白补虚汤

〔方剂来源〕郭淑云师承李统华家传经验方。

〔药物组成〕熟地黄 20 克，白术 20 克，生山药 50 克。加减：兼有胃寒者可加桂枝、白芷；兼有胃热者可加连翘、蒲公英；兼胃阴亏虚者可加沙参、花粉等药；胃气亏虚者可加黄芪、党参等药；兼气滞血瘀者可加延胡索、川楝子等药；兼肝气犯胃者可加郁金、香附等药。

〔适应证〕主要适用于饥饿时胃痛。

〔使用方法〕水煎服。

〔注意事项〕忌饮食过饱及生冷、辛辣、油腻之品，戒郁怒。

〔临床验案〕李某，男，58 岁。自述 5 个月前出现胃痛，原因不详。曾在某医院治疗，口服奥美拉唑、复方胃友等药效不佳。来诊时症见胃痛时伴有乏力、汗出，上楼都感十分艰难，其他无明显症状。诊为胃虚疼痛。证属胃腑气血两虚。治以补气养血止痛。药用熟地黄 20 克，白术 20 克，生山药 50 克，黄芪 15 克，党参 12 克，茯苓 15 克。3 剂，水煎服。药后患者来诊自述，饥饿时胃脘疼痛消失。上方加炒麦芽 30 克，神曲 10 克，鸡内金 10 克，增强食欲，巩固疗效。10 剂，水煎服。

〔整理人〕李墨航。

解痉止痛汤

〔方剂来源〕河南省中医院郭淑云主任医师经验方。

〔药物组成〕炒白芍 30 克，甘草 6 克，延胡索 15 克，川楝子 10 克，丹参 30 克，木香 15 克，甘松 15 克。加减：胃寒疼痛可加高良姜、桂枝等药；胃热疼痛可加连翘、败酱草等药；胃阴亏虚疼痛可加沙参、麦门冬、花粉等药；胃气亏虚疼痛可加党参、白术等药；胃气郁滞疼痛可加厚朴、陈皮等药；肝气犯胃疼痛可加郁金、香附等药。

〔适应证〕各种证型引起的胃痉挛疼痛。

〔使用方法〕水煎服。

〔注意事项〕忌饮食过饱及生冷、辛辣、油腻之品，戒郁怒。

〔临床验案〕张某，男，26岁。胃脘疼痛已15天。自述15天前因与朋友相聚酒食后引起胃痛，在某医院服药及肌注止痛针均不能缓解而来诊。来诊时症见患者弯腰曲背，不能直腰，走路艰难，胃脘部疼痛难忍。此前无胃痛病史，无其他明显症状。诊为胃痉挛。证属胃腑挛急兼气滞血瘀。治以行气活瘀，解痉止痛。药用炒白芍30克，甘草6克，延胡索15克，川楝子10克，丹参30克，木香15克，甘松15克，生山药30克。3剂，水煎服。药后患者来诊自述，服1剂后胃脘疼痛即止。考虑其胃痛半月，未能正常饮食，胃气亦虚，药当加入补益胃气之品，以上方加太子参15克，茯苓15克，白术15克，炒麦芽30克，5剂，水煎服，以巩固疗效。

〔整理人〕李墨航。

温中健胃汤

〔方剂来源〕烟台毓璜顶医院田文主任中医师经验方。

〔药物组成〕黄芪30克，桂枝10克，白芍30克，炮姜10克，川连10克，吴茱萸10克，炒蒲黄10克，蒲公英30克，草豆蔻10克，海螵蛸30克。

〔适应证〕慢性胃炎属脾胃虚寒证，症见胃脘痛，恶心，纳差，呃逆，泛酸，舌质淡，苔薄白，脉沉弱。

〔使用方法〕水煎2次，合为1剂，每剂250毫升，早晚分服。

〔临床验案〕杨某，女，50岁，教师，2009年8月6日初诊。患者2年前生气后胃脘疼痛，作胃镜检查示慢性萎缩性胃炎，服多种西药治疗无效。近来胃脘时痛，进食后不舒，不耐生冷油腻等食物，频频呃气，体倦乏力。舌质淡苔薄白，脉缓。中医诊断：胃脘痛。西医诊断：慢性萎缩性胃炎。中医辨证：脾胃虚寒。治法：健脾温中。处方：黄芪25克，桂枝10克，白芍30克，黄连6克，吴茱萸8克，海螵蛸30克，蒲公英30克，蒲黄（包煎）10克，草豆蔻10克，炮姜8克，甘草6克，大枣5枚。7剂，水煎服。

二诊：服药后胃痛症状减轻，仍进食后胃脘不适。上方改黄芪30克，以加强益气建中之功，再服7剂。

三诊：诸症悉减，上方去海螵蛸、蒲公英、草豆蔻，加白术12克。

再服10剂，患者感脘腹舒适，能进凉、甜、油腻。

〔按语〕慢性胃炎多属中医“胃脘痛”范畴，中医认为与寒邪客胃、饮食所伤、脾胃虚弱、肝气犯胃等有关，临床辨证分型很多，但脾胃虚寒是病机根本。方中黄芪益气建中为君，常用量25～30克；桂枝、白芍温阳益阴，共为臣药；佐以炮姜、吴茱萸、川连。其中桂枝有通阳行血之功；倍白芍（用至30克）能破阴结，通脾络。白芍含有白芍总苷，药理研究有良好的解痉、止痛、抗炎、抗菌、免疫调节作用。日本学者分析《伤寒论》中含白芍的方剂多以止痛为主；炮姜入脾胃经，温而不燥，有温中燥湿之功；川连、吴茱萸调寒温，治疗呕吐吞酸效果很好，根据寒热轻重调整用量，一般均为6～8克；炒蒲黄（包煎）有活血消瘀止痛止血、修复黏膜的作用（久病入络，用之相宜）；海螵蛸含碳酸钙，为制酸剂，有除湿、止血、敛疮作用，对有黏膜糜烂、出血者适宜；草豆蔻理气、止痛、醒脾；蒲公英有清热解毒、燥湿散结作用，现代药理证实有较好的杀菌作用。

〔整理人〕邹勇。

温 胃 方

〔方剂来源〕山东省名中医药专家尹常健临床经验方。

〔药物组成〕川连6克，吴茱萸6克，海螵蛸30克，半夏9克，干姜6克，凤凰衣9克，象贝9克，荜澄茄12克，儿茶6克，苏梗9克，甘松9克，台党参15克。

〔适应证〕本方功专辛开苦降，温胃散寒，行气止痛，适用于泛酸、烧心、腹胀、嗳气、胃脘疼痛、嘈杂吞酸，舌红苔黄，脉弦数，临床常用于治疗胃炎、食管炎、胃溃疡、十二指肠溃疡等。

〔使用方法〕水煎2次，分早晚2次或早中晚3次空腹温服。

〔注意事项〕

1. 饮食宜清淡，忌烟、酒、浓茶及辛辣、腥膻、油腻、生冷食物。

2. 忌愤怒、抑郁，保持心情舒畅。

3. 忌劳累，多休息。

4. 疼痛剧烈者，应及时去医院就诊。

5. 如疼痛较甚者，可加白芷、延胡索以加强理气止痛；嗳气较频者，可加旋覆花、沉香以顺气降逆；兼有胸胁撑胀者，可加柴胡、郁金、佛手等以疏肝理气。

〔临床疗效〕张某，女，35岁，近年来常感胃脘灼痛，泛酸，烧心，嘈杂吐酸，嗳气频，饭后腹胀，每因生气、饱餐、进食生冷油腻而症状加重。胃镜检查示：浅表性胃炎。自服雷尼替丁胶囊、铝碳酸镁片等药物治疗，病情反复。予上方加减服用，3剂后诸症减轻，继以上方加减共服18剂，诸症基本消失，嘱平素注意饮食及生活方式。

〔按语〕本方以《丹溪心法》之左金丸为基础化裁，川连配吴茱萸、半夏、干姜，辛开苦降以调理气机，清肝和胃降逆；海螵蛸、凤凰衣、儿茶收敛制酸，促进胃黏膜的修复愈合；荜澄茄温中止痛；苏梗、甘松行气止痛；党参益气健脾。诸药合用，共奏辛开苦降、温胃散寒、行气止痛之功。

〔整理人〕吴韶飞。

胃脘痛方

〔方剂来源〕山东中医药大学博士生导师曹志群教授经验方。

〔药物组成〕百合30克，乌药15克，丹参12克，檀香6克，砂仁9克，高良姜6克，醋香附12克，黄芪30克，白芍24克，桂枝15克，荜澄茄6克，醋元胡24克，炒白术30克，炒枳壳15克，蒲公英30克，炙甘草6克，加姜、枣。

〔使用方法〕水煎服，日1剂。

〔适应证〕胃脘痛。

〔注意事项〕本方对于各种原因引起的胃脘痛均有良好的效果，但是应强调胃镜检查，排除恶性病变，以免延误病情。

〔临床疗效〕治疗胃脘痛177例，146例有效。最长服药3个月，最短服药1周，一般需要1月左右。

〔整理人〕曹志群。

第二节　腹　痛

橘　核　丸

〔方剂来源〕山东省中医院邵念方教授经验方。

〔药物组成〕橘核15克，海藻、昆布、海带各30克，川楝子12克，木通、枳实、延胡索、木香各9克，桂心、厚朴各6克。

〔适应证〕小肠气痛，症见小腹拘急疼痛连及腰背，下控睾丸，以小腹急痛走窜不定为临床特点。

〔使用方法〕上药加水至淹过药面，浸泡半小时，水煎两次。首次用冷水，武火烧开，文火煎煮30分钟，第二次用开水重复上述过程，合并两次煎液，分早晚两次服用。

〔临床验案〕陈某，男，22岁。1978年11月1日初诊：右侧睾丸肿痛发硬半年，痛扯小腹，局部发凉，伴有坠胀感。诸症遇冷加重，舌质淡红，苔薄白，脉沉弦。西医诊断为附睾结核，经用链霉素、异烟肼等药治疗半年，效果不显。处方：小茴香、橘核、川楝子、乌药、炒元胡、高良姜、赤芍、桃仁、莪术各9克，当归12克。11月10日复诊：服药6剂，诸症减轻，平时已不疼痛，劳累时仍有坠痛，局部开始变软变暖，舌质淡红，苔薄白，脉沉缓。上方加昆布、海藻各9克继服。1979年1月2日三诊：又服药18剂，诸症基本消失，只有右侧睾丸仍有枣核大小的硬结，余无所苦，舌脉正常。以上方5倍量，共为细末，炼蜜为丸，每丸重9克，每服1丸，日3次，以巩固疗效。

〔按语〕此案属阴寒凝滞下焦，导致气滞血阻而疼痛，治当行气散寒，软坚止痛。此方是治寒湿之邪结于下焦小肠的方剂。若下焦或睾丸无肿块结聚，为寒邪凝滞作痛，当去昆布、海藻，加乌药；阴囊和睾丸隐痛而硬，局部发凉者，当去木通；睾丸红肿者，为湿热结聚，加黄柏、知母、苍术，以奏清热祛湿、软坚散结之功。

〔整理人〕黄婧文。

温阳疏肝汤

〔方剂来源〕山东省中医院邵念方教授经验方。

〔药物组成〕黄芪21克，山药15克，天麻、炒苍术、茯苓各12克，熟附子、乌药、香附各9克。

〔适应证〕肝阳虚之症见少腹冷痛拘急，小腹隐痛而畏寒，囊冷，临床以少腹冷痛、拘急畏寒为其特点。

〔使用方法〕上药加水至淹过药面，浸泡半小时，水煎两次。首次用冷水，武火烧开，文火煎煮30分钟，第二次用开水重复上述过程，合并两次煎液，分早晚两次服用。

〔临床验案〕王某，男，37 岁。1980 年 3 月 2 日初诊：小腹发凉，拘急滑精 2 年，阳痿 5 个月，素体畏寒，加之郁怒不解，遂致小腹发凉，拘急不适，滑精阳痿，伴有易惊恐，多恶梦，胸闷心悸，四肢厥冷，嗜睡乏力，经服壮阳药，效果不佳。舌质淡，苔白滑，脉沉弱。处方：黄芪 30 克，枸杞子 18 克，当归、杭芍、淫羊藿、香附、巴戟天各 12 克，天麻 9 克，山药 15 克，炙甘草、乌药各 6 克。服药 20 剂，诸症基本消失。嘱其服金匮肾气丸，日 2 丸，早晚分服，以巩固疗效。

〔按语〕此例患者苦于阳痿，故未用附子壮阳，而加淫羊藿、巴戟天、枸杞子温肾兴阳，加当归养血柔肝舒筋，使全方功效更合病情。阳虚水泛者，加生姜、清半夏、吴茱萸、党参；阳虚寒盛者，加巴戟天、当归、小茴香；阳损及阴者，加枸杞、胡桃、冬虫夏草；颠顶头痛者，加吴茱萸、细辛、藁本。

〔整理人〕黄婧文。

健脾疏肝汤

〔方剂来源〕山东省中医院邵念方教授经验方。

〔药物组成〕党参、白术、茯苓各 12 克，香附、柴胡各 9 克，炙甘草 6 克，生麦芽 30 克。

〔适应证〕土壅木郁之证见腹胀连胁，纳呆便溏，两胁窜痛，精神抑郁，脉弦。现代医学的急性胃肠炎、慢性胃炎、慢性肠炎、慢性痢疾及胃、十二指肠溃疡等病常出现上述证候者。

〔使用方法〕上药加水至淹过药面，浸泡半小时，水煎两次。首次用冷水，武火烧开，文火煎煮 30 分钟，第二次用开水重复上述过程，合并两次煎液，分早晚两次服用。

〔临床验案〕才旦某，女，39 岁。1978 年 12 月 6 日初诊：脘腹疼痛连胁年余，加重半月。一年前因吃发臭牛肉而致腹痛吐泻、发热，在急诊室诊断为急性胃肠炎，经治疗缓解。但一年来胃脘经常隐痛，饱食或遇怒明显。半月前因饮食失节而致脘腹胀痛，连及两胁，恶心纳呆，精神抑郁，少寐多梦，大便不实，小便正常。舌体胖，苔白厚腻，脉象左弦右缓。处方：党参 15 克，白术、茯苓各 12 克，柴胡、香附、合欢花各 9 克，炒莱菔子、连翘各 6 克，生麦芽 30 克。12 月 13 日二诊：服药 6 剂，食欲好转，脘腹胀痛不减，食后胃部嘈杂不适，心烦易怒，夜寐多梦。舌红苔白厚腻，脉弦滑。上方党参改为9克，生麦芽改为15克，去白术加黄连3克，吴茱萸9克。12月28日三诊：又服药14剂，诸症消失，舌质淡红，苔薄白稍腻，脉象左关稍弦。处方：逍遥丸，半包，日3次，以巩固疗效。一年后随访，病未复发。

〔按语〕此属饮食不洁，损伤脾胃，日久由脾及肝，形成土壅木郁。治当健脾疏肝。临床若吐泻较剧，去白术加姜半夏、杭芍、黄连、干姜；腹痛腹泻明显，加杭芍、泽泻、木香、元胡；腹胀明显，加枳实、炒莱菔子；精神抑郁，纳呆少寐明显，加郁金、合欢花。

〔整理人〕黄婧文

急性胰腺炎方

〔方剂来源〕山东中医药大学博士生导师曹志群教授经验方。

〔药物组成〕炒苍术30克，红藤24克，砂仁9克，丹参15克，炒桃仁9克，橘络12克，蒲公英30克，白芷9克，醋元胡24克，厚朴12克，僵蚕9克，连翘15克，茵陈15克，郁金15克，炒川楝子9克，薏米30克，香橼12克，炙内金15克，败酱草15克。

〔使用方法〕水煎服，日1剂。

〔适应证〕急性胰腺炎。

〔临床疗效〕临床观察23例，21例（91.3%）有效。最长服药1个月，最短服药1周，一般需要服3周左右。

〔整理人〕曹志群。

第三节　呕　吐

香砂六君子汤

〔方剂来源〕全国名老中医药专家张奇文经验方。

〔药物组成〕人参9克，白术12克，茯苓12克，砂仁9克，木香10克，半夏10克，陈皮10克，炙甘草5克。

〔适应证〕脾胃虚弱呕吐。

〔使用方法〕水煎服。

〔按语〕本方功效为益气健脾、和胃降逆。因脾胃素虚，病后体弱，劳倦过度，耗伤中气，胃虚不能盛受水谷，脾虚不能运化以生精微，停积胃中，上逆致呕。症见饮食稍有不慎即易呕吐，时作时止，纳食呆滞，食入难化，脘腹痞闷，口淡不渴，面白少华，倦怠乏力，大便溏薄，舌质淡，苔薄白，脉象细弱。方中人参甘温益气，健脾养胃为君，白术健脾燥湿为臣，佐以茯苓健脾渗湿助运，炙甘草调和诸药，加强人参、白术益气补中之力。因脾胃气虚，痰阻气滞，加半夏、陈皮、木香、砂仁益气健脾，行气化痰。全方温而不燥，补中助运。若畏寒肢冷，为脾阳不振，可加干姜 6 克，炮附子 9 克。

〔整理人〕张晓斐。

阴阳水治呕方

〔方剂来源〕全国名老中医古越涛经验用方。

〔药物组成〕新汲井凉水 100 毫升。

〔适应证〕酒食呕吐不止，闻异味则呕甚，汤、水、药难下者。

〔使用方法〕将新汲井水与滚开水倒入杯中混合，左摇 10 次，右摇 10 次，先饮少量，后分 3～5 次喝下，呕即止。

〔注意事项〕如无新汲井凉水，自来水亦可试用。

〔临床验案〕20 世纪 70 年代初，在基层医院工作时，遇一 8 岁男童，随其父友饮酒过多，呕吐频频，闻异味则呕甚，汤水难下。恰其院中有井，即以此法，饮后呕吐止。

〔整理人〕谷万里。

针刺治疗呕吐方

〔方剂来源〕全国名老中医孙学全经验方。

〔穴位配方〕主穴：中脘、内关。配穴：应根据呕吐的病因对症选穴。

〔操作方法〕中脘针 1.5～2.5 寸，用刮针手法；内关用捻转手法。均持续行针至呕吐停止后起针。

〔注意事项〕针刺治疗呕吐，配穴宜多，手法宜重，针刺时间宜长，一般需针刺治疗60分钟左右。

〔临床疗效〕一般针1～2次即愈。

〔临床验案〕患者朱某，男，28岁，工人。1964年11月4日就诊。反复发作性呕吐近2年，伴有腹胀、嗳气、泛酸等症状。某医院诊断为胃神经官能症。治疗3次而愈。随访3年未复发。

〔按语〕针灸治疗功能性疾病引起的呕吐，疗效良好；对器质性疾病引起的呕吐，疗效较差或无效。曾治1例52岁女性病人，呕吐频繁，朝食暮吐，用上方治疗5次无效，后经西医检查为幽门狭窄。对某些急性传染病（如脑膜炎）引起的呕吐，应配合其他方法治疗。

〔整理人〕孙红兵，马良志。

胃食管反流病方（Ⅰ）

〔方剂来源〕全国名老中医王庆其教授经验方。

〔药物组成〕旋覆梗15克，代赭石30克，制半夏12克，苏梗12克，姜竹茹4.5克，枳壳12克，川连4.5克，蒲公英30克，煅瓦楞30克，黄芩12克，炒白术12克。

〔适应证〕胃食管反流病，胆汁反流性胃炎。

〔使用方法〕水煎服，一日2次。两餐之间服用。

〔临床疗效〕临床对食管中段隐痛，有烧灼感，嗳气泛酸频作，伴有疼痛者疗效满意。

〔按语〕胃食管反流病总由肝胆脾胃不和，气机升降失常所致。《灵枢·四时气》说："邪在胆，逆在胃，胆液泄则口苦，胃气逆则呕苦，故曰呕胆。"胆属木，木能疏土，胆汁之疏泄，有助于脾胃的消化、运输。邪侵胆则逆在胃，令胃气上逆，胆热则液泄，使人口苦呕逆。吴鞠通有"治中焦如衡，非平不安"之说。平则协调无恙，不平则病。本方综合了半夏泻心汤、旋覆代赭汤、橘皮竹茹汤等方剂，加减变化，药证合拍，故疗效满意。

〔整理人〕王少墨。

胃食管反流病方（Ⅱ）

〔方剂来源〕山东中医药大学博士生导师曹志群教授经验方。

〔药物组成〕瓜蒌 18 克，薤白 9 克，清半夏 12 克，黄连 9 克，吴茱萸 3 克，乌贼骨 24 克，木蝴蝶 12 克，白及 15 克，黄芪 30 克，生白术 24 克，炒枳壳 15 克，苏叶 9 克，枇杷叶 9 克，红花 9 克，丹参 12 克，郁金 15 克。

〔使用方法〕水煎服，日 1 剂。

〔适应证〕胃食管反流病。

〔注意事项〕由于该病发病缓，病程长，故临床上病性多表现为虚实夹杂，寒热交错，根据临床表现的兼症和突出症状进行临证加减，有利于提高临床疗效，减少复发。

〔临床疗效〕治疗胃食管反流病 230 例，218 例（94.8%）有效。最长服药 7 月，最短服药 1 月，一般需要服 3 个月左右。

〔献方人〕曹志群。

理气清热方

〔方剂来源〕河南中医学院第一附属医院魏明教授经验方。

〔药物组成〕枳实 10 克，冬凌草 20 克，甘草 12 克。加减：肝郁气滞者，加柴胡、郁金；嗳气明显者，加炒枳壳、广木香；胃阴不足者，加沙参、石斛、麦冬；脾胃湿热舌苔黄厚者，加藿香、佩兰、栀子；瘀血内阻者，加当归、川芎；烧心明显者，加黄连、吴茱萸、煅瓦楞；合并溃疡者加白及、乌贼骨。

〔适应证〕反流性食管疾病属肝胃郁热证者。

〔使用方法〕上药水煎，早晚分服，日 1 剂，4 周为 1 疗程。

〔注意事项〕忌食辛辣、酸甜、生冷、油腻之品。

〔临床验案〕刘某，女，42 岁，以时常胸骨后烧灼疼痛伴反酸、嗳气 3 年余，加重 3 天为主诉就诊。患者平素多因情志不遂，思虑过度而出现胃脘部胀闷，剑突下烧灼痛，伴反酸、嗳气、呃逆、口干。胃镜检查可见：食管中下段黏膜充血，水肿，有条状糜烂。胃镜报告：反流性食管炎伴糜烂。刻下症见：胃脘部胀闷，胸骨后烧灼痛，反酸，嗳气，口干，大便稍干，小便正常，舌边红，苔薄黄稍腻，脉弦数。证属肝胃不和，郁热内阻，胃气上逆，治以理气清热、和胃降逆，药用枳实 10 克，冬凌草 20 克，甘草 12 克，柴胡 10 克，郁金 12 克，黄连 5 克，吴茱萸 6 克，广木香 10 克。每日 1 剂，水煎服，早晚分 2 次温服。6 天后剑突下烧灼痛明显减轻，已无嗳气，大便正常，仍有胃脘部胀闷，口干，夜眠差，苔薄白，脉弦。再以上方加制远志

10克，沙参15克，去广木香。又服药1周后胃脘胀闷减轻，夜眠改善，已无嗳气及反酸，胸骨后烧灼痛明显减轻，纳可，连续服药4周后诸症基本消失。复查胃镜显示：食管黏膜光滑，未见异常。

〔整理人〕连学雷。

第四节　呃　逆

解痉止呃汤

〔方剂来源〕河南省中医院郭淑云主任医师经验方。

〔药物组成〕炒白芍30克，甘草10克，丁香10克，柿蒂15克，刀豆子25～30克，白僵蚕15克。加减：呃逆重者可加旋覆花、代赭石等药；胃寒呃逆可加桂枝、白芷等药；胃热呃逆可加生石膏、知母等药；胃阴亏虚呃逆可加沙参、花粉等药；胃气亏虚呃逆可加党参、白术等药；气滞呃逆可加厚朴、沉香等药。

〔适应证〕可在基础方的基础上随症加味，适用于各种证型引起的膈肌痉挛。

〔使用方法〕水煎服。

〔注意事项〕忌饮食过饱及生冷、辛辣之品，戒郁怒。

〔临床验案〕刘某，男，58岁。呃逆频作已8天。自述8天前因焦急引起呃逆，在当地医院服药（药物不详）及针灸治疗效不佳而来诊。来诊时症见呃逆频作，白天加重，夜间稍轻，因呃逆致脘腹肌肉疼痛，其他无明显症状。西医诊为膈肌痉挛。证属胃气上逆动膈，引起呃逆。治以解痉平呃。药用炒白芍30克，甘草10克，丁香10克，柿蒂15克，刀豆子25～30克，白僵蚕15克。3剂，水煎服。3剂后患者来诊，自述服药1剂后呃逆即止，现3剂服完，已无不适。

〔整理人〕李墨航。

呃逆方

〔方剂来源〕山东中医药大学博士生导师曹志群教授经验方。

〔药物组成〕射干12克，郁金15克，枇杷叶10克，淡豆豉6克，通草6克，炒栀子10克，薤白10克，姜半夏15克，怀牛膝10克，瓜蒌30克，红花10克。

〔使用方法〕水煎服，日1剂。

〔适应证〕呃逆。

〔临床疗效〕治疗呃逆35例，25例（71.4%）有效。最长服药1个月，最短2天，一般需要服药1周左右。

〔整理人〕曹志群。

第五节 噎膈

针刺治疗膈肌痉挛方

〔方剂来源〕全国名老中医孙学全方。

〔穴位〕内关。

〔操作方法〕左右两侧进针后同时捻转，持续行针至呃逆停止后，留针15～30分钟。

〔注意事项〕呃逆停止后，应积极查明并治疗引起呃逆的原发病。

〔临床疗效〕一般针1～2次即愈。

〔临床验案〕类某，男，43岁。1966年8月1日就诊。呃逆连声，屡治无效，影响吃饭、睡眠。就诊时已两夜未能入睡，余均正常。针内关，持续捻针约5分钟，呃逆即止。又留针15分钟以巩固疗效。1次即愈。

〔按语〕膈肌痉挛，《黄帝内经》称为“哕”，后世一般称为呃逆。本病为针灸疗法的适应证，一般针1～2次即愈。但少数病例反复发作，缠绵难愈。遇此类病例时，应慎重而周密地进行检查，是否有原发病症，有原发病症者应对其兼治，方能获得预期的疗效。在临床上，有些呃逆病人针后并不一定立即停止发作，一般须针3～5次始能见效，故在治疗时应向病人讲明，使其树立信心，坚持治疗，方能获效。若危重病人突发此症时，多属危候，宜慎重。

〔整理人〕孙红兵、马良志。

加减启膈散

〔方剂来源〕陈桐雨根据《医学心悟》启膈散加味。

〔药物组成〕沙参15克，丹参6克，茯苓9克，川贝母4.5克，郁金3克，砂仁壳1.5克（后入），荷蒂2个，米糠15克（布包）。

〔适应证〕先天性贲门失弛缓症。新生儿吮乳频繁，大量呕吐，面黄肌瘦，舌质红，或苔少者。

〔使用方法〕每日1剂，水煎，分数次服。

〔临床验案〕潘某，女，6个月。出生3个月后开始呕吐，初为间歇性，延至1个月后呕吐频繁，每乳必吐，因此面黄肌瘦，经食道及胃肠钡剂透视诊断为先天性贲门失弛缓症。予本方连服10剂后，呕吐消失。

〔整理人〕肖诏玮。

第六节　泄　泻

仙 桔 汤

〔方剂来源〕首届国医大师朱良春教授经验方。

〔药物组成〕仙鹤草30克，桔梗8克，乌梅炭、广木香、甘草各6克，白槿花、炒白术、白芍各12克，炒槟榔2克。

〔适应证〕久泻，包括慢性菌痢、阿米巴痢及慢性溃疡性结肠炎导致的泄泻，时轻时剧，时作时休，作则腹痛、腹胀，大便溏薄，夹有黏液，间见少许脓血，反复发作，久治不愈者。

〔使用方法〕加水1000毫升，武火煮沸，文火煎煮30分钟，倒出药液约150毫升。第二次加水800毫升，武火煮沸，文火煎煮30分钟，得到药液150毫升。两次药液混匀。早餐及晚餐后30分钟口服。

〔注意事项〕若舌干红苔少或花剥加石斛、山药、葛根；舌质紫或有瘀斑加赤芍、乌药；久泻虚寒加高良姜、淡吴茱萸；脾虚夹湿加苍术、蔻仁；肝郁脾虚加防风、陈皮；积食甚加保和丸；泻下滑脱不固加诃子肉、石榴皮收敛止泻。每日1剂，水煎分2次服。14日为1疗程。服药

1～2 个疗程。如病程超过 15 年以上，将原方研极细末，水调服，增加 2 个疗程。

〔临床疗效〕朱建平总结朱良春教授临床运用仙桔汤治疗 103 例患者，其中男 79 例，女 24 例；年龄 16～67 岁，平均 35.7 岁；病程 5 月～30 年不等，病程 1 年～10 年的约为 76.4%。诊断标准：按照《实用中医内科学》制订的慢性泄泻诊断标准，每日腹泻 3 次以上，均为反复发作性状相同的黏液血便，多次大便常规培养无病原体发现，纤维结肠镜检查及 X 线钡透检查，显示结肠炎性病变或伴有溃疡形成；排除菌痢、阿米巴痢、血吸虫、肠结核等肠道感染。痊愈：症状消失，纤维结肠镜检查恢复正常，检大便常规正常，停药 2～6 月以上无复发者 73 例；显效：症状消失，但稍有外因刺激则易复发，纤维结肠镜检查基本恢复正常，检大便常规正常者 19 例；好转：症状明显好转，脓血便、腹痛已基本消失，但纤维结肠镜检查未完全恢复正常者 9 例；无效：临床症状无好转，肠镜或大便常规均无改善者 2 例。总有效率 98.05%。[朱建平. 朱良春自拟仙桔汤治疗慢性泄泻 103 例观察. 中医函授通讯，2000，19（6）：11～12]

〔按语〕本方名仙桔汤，以仙鹤草、桔梗两味为主药，仙鹤草味辛而涩，有强壮、止血活血、止泻作用，别名脱力草，江浙民间用治脱力劳伤有效，具强壮作用，本方用之，取其强壮、止泻之功；桔梗一味，仲景以其与甘草相伍治肺痈，足证具有开提肺气和排脓之功，移治滞下后重，是此药之活用；白槿花擅治痢疾，《冷庐医话》赞其效著，此方取其能泄化肠间湿热；久痢脾虚，取白术补脾助运；湿热逗留则气滞，木香、槟榔调之；湿热伤营，白芍和之；久痢则下焦气化不固，少少用乌梅炭以固之；甘草调和诸药。合而观之，桔梗伍槟榔，升清降浊；槟榔伍乌梅炭，通塞互用；木香伍白芍，气营兼调。此方无参、芪之峻补，无芩、连之苦降，无硝、黄之猛攻。盖肠道屈曲盘旋，久痢正虚邪伏，湿热逗留，一时不易廓清，进补则碍邪，攻下则损正，正宜消补兼行，寓通于补。对病久厌服煎剂者，可将本方洗净烘干，焙研极细末，以水调服，每次 3 克，一日 2～3 次，其效尤增。

〔整理人〕朱建华。

五得汤加味

〔方剂来源〕山东省名中医药专家尹常健临床经验方。

〔药物组成〕广木香 9 克，当归 12 克，杭芍 15 克，生甘草 3 克，川连 6 克，白扁豆 30 克，焦山楂 30 克，防风 9 克，葛根 15 克，椿根白皮 15 克。

〔适应证〕本方功专清热燥湿，固涩止泻，适用于腹中肠鸣，腹胀腹痛腹泻，便次频繁，甚或下痢赤白，或大便如稀水样，里急后重，舌红苔黄或黄腻，脉虚数，证属湿热蕴结肠腑者。临床常用于治疗急慢性肠炎、溃疡性结肠炎、过敏性结肠炎、肠易激综合征、菌痢等。

〔使用方法〕水煎 2 次，煎取药汁 400～500 毫升，分早晚 2 次或早中晚 3 次，饭前温服。

〔注意事项〕①饮食宜清淡，忌烟、酒、浓茶及辛辣、腥膻、油腻、生冷食物。②多饮温水，或以热稀粥代饭。③忌劳累，多休息。④如腹中冷痛者，可加附子、炮姜以温中祛寒；兼有食积者，可加神曲、莱菔子消食化积；若下利日久者，可加补骨脂、肉豆蔻以温补肾阳；湿邪偏重者，可加茯苓、泽泻健脾祛湿。

〔临床疗效〕韩某，女，21 岁，半月前暴饮暴食后出现吐泻交作，腹痛肠鸣，里急后重，大便稀溏如水样，于当地社区医院静脉输注抗生素，补液及纠正电解质紊乱，口服黄连素治疗，症状缓解，但仍腹痛隐隐，大便稀溏，便次增多，食欲欠佳，乏力，面色黄，脉弱无力，予上方加减，3 剂后腹痛消失，大便成形，自觉气力渐增，纳食好转，继以上方加减共服 10 余剂，诸症消失。

〔按语〕本方以《罗氏会镜》之五得汤为基础方，方中川连、椿根白皮清热燥湿解毒；杭白芍养血和营、缓急止痛，配以当归养血活血，“行血则便脓自愈”；木香行气导滞，“调气则后重自除”；甘草清热解毒兼以健脾；白扁豆健脾清热燥湿；焦山楂收敛固涩并能消食化积；防风、葛根升提脾气，补气止泻。上药共奏清热燥湿、固涩止泻之功。

〔整理人〕吴韶飞。

泄泻方

〔方剂来源〕山东中医药大学博士生导师曹志群教授经验方。

〔药物组成〕葛根30克，车前子24克，党参24克，白术24克，茯苓30克，木香9克，黄连9克，乌梅9克，肉豆蔻9克，秦皮15克，薏米30克，焦山楂10克，大血藤24克，白花蛇舌草18克。

〔适应证〕泄泻。

〔使用方法〕水煎服，日1剂。

〔临床疗效〕临床观察40例，31例（77.5%）有效。最长服药2个月，最短服药1周，一般需要服2周左右。

〔献方人〕曹志群。

平正理肠汤

〔方剂来源〕《董德懋临床经验集》。

〔药物组成〕藿香10克，苏梗10克，干姜6克，制附片（先煎）6克，苍术、白术各10克，厚朴10克，陈皮10，补骨脂6克，炙甘草6克。

〔功效〕温补脾肾，理气燥湿。

〔适应证〕慢性溃疡性结肠炎，以腹痛腹泻、肠鸣腹胀、黏液便、脓血便为主症者。

〔使用方法〕每日1剂，水煎服，日服2次。肝气郁滞者，加理气之药，如柴胡、白芍、香附、郁金、防风；肝阳上亢者，加生龙骨、生牡蛎、天麻、白蒺藜。

〔注意事项〕忌生冷油腻。

〔临床验案〕周某，男性，51岁，1990年5月20日初诊。自1989年11月起腹痛，里急后重，下痢便血，日3～4次，甚则5～6次，某医院诊断为慢性溃疡性结肠炎，屡治不效。1990年5月20日来我处诊治，届时已便血半年有余。患者面黄肢冷，两胁胀痛，脘闷纳呆，心悸时烦，夜寐不宁，舌质淡润，脉象弦细而濡。此乃脾肾虚寒，肝郁气滞，横克脾土，脾不能统，肝不能藏，故便血不止。治以温补脾肾，疏肝理气为法。处方：藿香10克，苏叶10克，苍术10克，白术10克，陈皮10

克，白芍10克，香附10克，郁金10克，柴胡6克，干姜6克，补骨脂6克，制附片6克，甘草6克。6剂，水煎服，日2次。

二诊：1990年5月27日。便血止，下痢减轻，日1～2行，脘胁胀痛大减，纳食转佳，夜已能寐。原方去苏叶、藿香，加佩兰10克，苏梗10克，砂仁6克。继服6剂，诸症皆除，病告痊愈。

后嘱服香砂六君子丸和附子理中丸，以善其后。随访至今，未见复发。

〔按语〕平正理肠汤，熔正气散、平胃散、理中汤、四逆汤、四神丸于一炉。方中藿香醒脾化湿，苏梗理气和中，干姜温中回阳、暖脾止泻，制附片壮元回阳、温中除湿，苍术、白术健脾益气、燥湿化浊，厚朴、陈皮理气燥湿，补骨脂温肾壮阳止泻，甘草调和诸药。共奏温补脾肾、理气燥湿之效，治疗慢性溃疡性结肠炎，效果满意。

〔献方人〕徐凌云。

慢性溃疡性结肠炎方

〔方剂来源〕全国名老中医谢海洲根据参苓白术散合黄土汤化裁方。

〔药物组成〕太子参15克，白术9克，茯苓9克，炒扁豆12克，山药12克，薏苡仁15克，砂仁5克，乌梅15克，薤白9克，陈皮9克，灶心土30克（包，先煎，代水煎药），黄芩9克，阿胶9克，锡类散2瓶（冲服）。

〔适应证〕慢性溃疡性结肠炎之脾虚不运、湿浊内蕴型。

〔使用方法〕灶心土放入锅中加水先煎30分钟，去渣取汁，用药液煎余药。锡类散冲服。每日两次。

〔注意事项〕服药期间禁食辛辣、油腻、生冷之物。

〔临床验案〕欧阳某，男，39岁。多年间断腹痛，脓血便，大便溏，日7～8行，纳谷不香。西医诊断为慢性溃疡性结肠炎。脉细缓，舌淡胖。证属脾虚不运，湿浊内蕴，治以健脾利湿，涩肠止血为法，处以本方14剂。并告知患者，效果好可继服多剂。两月后二诊，患者腹痛除而泻止，大便已成形，日1～2行。嘱其饮食自调。半年后来告，已可进一般饮食，工作如常。

〔按语〕患者泄泻日久，正气极虚，其寒宜温，其虚宜补，以健脾化湿法为主，辅以固涩止血之法，以参苓白术散合黄土汤化裁治之，但仍有虚不受补之嫌，故兼施黄芩反佐之法；山药、白术刚柔相济；陈皮、砂仁一燥一化；乌梅止泻止血一药双功。诸药合用，极具分寸，腹痛除而泻止，痼疾向愈也。

〔整理人〕张华东。

和安散

〔方剂来源〕首届国医大师任继学临床经验方。

〔药物组成〕前胡5克，桔梗10克，川芎10克，木香3克，青皮15克，柴胡20克，当归4克，茯苓30克，莲肉50克，荜茇5克，甘草5克。

〔适应证〕泄泻之脾虚肝郁，肺失治节水道不利证。任老认为，气化是生理活动之源。气化生于肾，升降于脾，释放于肝，统布于肺，循环于心，宣泄于三焦，衔接于经络，主宰于脑。故气化正常则人体安和，气化太过、不及或反作则疾病遂生。诸如阴阳失调、脏腑经络功能障碍，气血营卫循行反常。气化为病，有盛有衰，气化亢盛可治之以泻，如汗、吐、下、消、清诸法；气化不及可治以补，如平补、温补、清补、峻补等。气化反作可治以双向调节法，如寒温并用，补泻兼施等。由于这种认识，任老在临床上治疗久治不愈之慢性泄泻，多从肝肺入手。

〔使用方法〕每日服1剂，每次100毫升，早、午、晚饭后温服。

〔注意事项〕服药期间饮食宜清淡易消化，不宜生冷，须忌油腻，莫滥进牛奶、胡桃、芝麻或一些极易滑肠之品。

〔临床验案〕李某，男，37岁，吉林省扶余县某乡政府职员。慢性腹泻已20年。症见胸闷，脘腹不舒，胸胁闷痛而胀，纳呆乏力，每日腹泻4～5次，大便溏薄，小便色白，颜面苍黄，毛发不荣，体瘦，言语前轻后重，舌质淡红体胖，有齿痕，苔白腻而厚，脉沉濡有力。用健胃利湿、和胃止泻之法不应。任老认为，本证由久泻伤脾，脾气呆滞，升降阻滞，使肺失治节宣发之职，肝无疏泄之性，则大肠传导无力而久泻不止。治以宣肺疏肝、理脾和胃之法，方用和安散加莲肉50克，共进10剂而愈。

按：该患者病程较长，屡用健胃利湿、和胃止泻不应，故见辨证不准确，失治误治是该病常年不愈的原因。四诊合参，本证由久泻伤脾，脾气呆滞，升降阻滞，使肺失治节宣发之职，肝无疏泄之性，则大肠传导无力而久泻不止。药用和安散，前胡、桔梗宣肺利气，以和表里；川芎、木香、青皮、柴胡疏肝理脾和胃；当归、甘草益气和血；茯苓淡渗利湿而止泻。余增莲肉一味，以助茯苓渗湿止泻之功。从肝、肺、脾论治，治之得法，病方痊愈。

〔按语〕

①前胡、桔梗——宣肺利气，和解表里。其中前胡其功长于下气，故能治痰热、喘嗽、痞膈、呕逆诸疾。气下则火降，痰亦降矣。所以有推陈致新之功，为痰气要药。

②川芎——行气开郁。其性善散，又走肝经，气中之血药也。《日华子本草》云：治一切风，一切气，一切劳损，一切血。

③木香——行气调中。其味辛，气能上升，如气郁不达者宜之。《本草纲目》云：木香，乃三焦气分之药，能升降诸气。诸气膹郁，皆属于肺，故上焦气滞用之者，乃金郁则泄之也；中气不运，皆属于脾，故中焦气滞宜之者，脾胃喜芳香也；大肠气滞则后重，膀胱气不化则癃淋，肝气郁则为痛，故下焦气滞者宜之，乃塞者通之也。

④青皮、柴胡——疏肝解郁行气。《药品化义》云：柴胡，性轻清，主升散，味微苦，主疏肝。

⑤当归、甘草——和血益气。当归，其味甘而重，故专能补血，其气轻而辛，故又能行血，补中有动，行中有补，诚血中之气药，亦血中之圣药也。

⑥茯苓——渗水益脾，振脾阳而止泻。《用药心法》云：茯苓，淡能利窍，甘以助阳，除湿之圣药也。味甘平补阳，益脾逐水，生津导气。

⑦莲肉——渗湿补脾止泻，以助茯苓之功。

⑧荜茇——温中止痛，为脾肾虚寒之主药，取其辛热能入阳明经散邪。

诸药合用，共奏宣肺行气、健脾渗湿、益中止泻之功效。

〔整理人〕南红梅、韩丹、南征。

乌梅败酱汤

〔方剂来源〕路志正经验用方。

〔药物组成〕乌梅 10～15 克，败酱草 10～18 克，黄连 4～6 克，木香 9 克（后下），当归 10 克，白芍（炒）10～15 克，枳实（炒）10 克，太子参 12 克，白术（炒）10 克，茯苓 15 克，葛根 12 克，炙甘草 6 克。

〔功效〕清化湿热，调气行血，抑肝健脾。

〔适应证〕慢性非特异性结肠炎，症见长期腹泻，大便黏滞或带脓血，腹痛坠胀，或里急后重，或脘腹痞闷，纳少倦怠，易急躁紧张或情志不畅，舌质淡红或偏暗，苔薄腻，脉弦缓滑。

〔使用方法〕湿热邪盛，乌梅减为 6～8 克，加白头翁、秦皮；大便黏滞、里急后重，加槟榔；湿阻困脾，舌苔白腻，加藿香、荷梗、苍术、厚朴等。

〔注意事项〕忌食生冷、黏滑、辛辣、肥甘之物，调摄情志。

〔临床验案〕王某，男性，59 岁，1989 年 8 月 20 日初诊。主诉大便黏滞不爽 6 年，大便成形，每日 1 次，夹有黏液，偶带脓血，伴腹胀，矢气频，时有里急后重，体态丰腴，面色潮红，性情急躁，舌质偏红，苔薄黄腻，脉沉弦稍滑。结肠镜检查诊断为慢性结肠炎。证属大肠湿热，木旺克土，气血失调，治宜清肠导滞、抑肝和血，方用乌梅败酱汤加减。处方：乌梅 10 克，败酱草 12 克，葛根 15 克，黄连 4 克，秦皮 10 克，白头翁 12 克，木香 9 克（后下），炒槟榔 6 克，当归 10 克，炒白芍 12 克，炒枳壳 10 克，甘草 6 克。6 剂，水煎服。

服药 12 剂复诊，诉大便通畅，黏液减少，腹胀好转。继服 30 剂，黏液便、腹胀、里急后重等症状消失，惟大便稀软，上方减白头翁，加炒白术 10 克、茯苓 15 克健脾运湿以止泻，继续调治月余痊愈。

〔按语〕慢性非特异性结肠炎，路师以清化湿热、调气行血、抑肝健脾为通治法，创制乌梅败酱汤。方中以败酱草、黄连苦寒清化湿热、解毒排脓；葛根升阳生津而止泻；乌梅味酸抑肝、收涩止泻；木香、枳实、白芍、当归理气柔肝、调气行血；四君子汤健脾运湿以培其本。全方肝脾大肠同调、寒热虚实兼顾，故为通治方。临床运用中，还需遵循辨证论治的原则，根据大肠热盛、湿阻气滞、肝脾不调、脾肾阳虚、阴虚血瘀等侧重不同，进行加减，灵活运用。

〔献方人〕杨凤珍。

湿热泻合剂

〔方剂来源〕《继承发挥经验集》。

〔药物组成〕葛根 12 克，黄芩 10 克，黄连 6 克，车前草 20 克，甘草 6 克。

〔功效〕清热化湿止泻。

〔适应证〕湿热泄泻，症见泄泻腹痛，便下急迫，便色黄褐，气味臭秽，肛门灼热，或便下不爽，或有发热，烦躁口渴，小便短赤，舌红苔黄腻，脉滑数。

〔使用方法〕水煎 2 次，浓缩至 100 毫升，每次服 50 毫升，日服 2 次。

〔注意事项〕忌辛辣油腻。

〔按语〕北京市每年 4～6 月，医院开肠道门诊，筛查肠道传染病。1986 年我在广安门医院肠道门诊工作，根据当时常见的多种腹泻的表现，结合我治疗急性腹泻的临床经验，形成了急性腹泻系列经验方，研制了湿热泻合剂、暑湿泻合剂、寒湿泻合剂、热毒痢合剂 4 种院内制剂，用于临床，效果较好。湿热泻合剂中，葛根甘辛凉，入足阳明胃经，解肌散热，升发脾胃清阳，清里热止泄泻，为君药。黄连、黄芩苦寒，清热燥湿，厚肠止利，为臣药。车前草甘寒，清热解毒，化湿止泻，为佐药。甘草甘缓和中，调和诸药，为佐使药。诸药合用，共奏清热化湿止泻之功。

〔整理人〕徐凌云，中国中医科学院广安门医院主任中医院。

暑湿泻合剂

〔方剂来源〕《继承发挥经验集》。

〔药物组成〕藿香 10 克，苏叶 6 克，苍术 12 克，厚朴 6 克，大腹皮 15 克，云苓 15 克，六一散 10 克。

〔功效〕清暑化湿止泻。

〔适应证〕主治暑湿泄泻。暑热季节，腹痛泄泻，泻下如水，暴急量多，便色黄褐，胸闷脘痞，呕恶纳呆，发热心烦，面垢汗出，舌质红苔黄厚腻，脉濡数。

〔使用方法〕水煎 2 次，浓缩至 100 毫升，每次服 50 毫升，日服 2 次。

〔注意事项〕忌辛辣油腻，饮食宜清淡。

〔按语〕本方主治暑湿泄泻，夏月伤暑，暑湿中阻，脾胃不和，升降失常，方中以藿香为君，解表化湿，辟秽和中，为治暑湿泄泻之要药。

苏叶解表醒脾，行气宽中，苍术健脾燥湿以止泻，共助藿香化湿浊而止吐泻，俱为臣药。暑湿中阻，气机不畅，故佐以厚朴、大腹皮行气化湿，畅中行滞，共为佐药；六一散清暑利湿，调和诸药，为佐使药。

〔整理人〕徐凌云，中国中医科学院广安门医院主任中医师。

寒湿泻合剂

〔方剂来源〕《继承发挥经验集》。

〔药物组成〕苍术 10 克，厚朴 6 克，云苓 15 克，陈皮 10 克，猪苓 15 克，桂枝 10 克。

〔功效〕健脾燥湿止泻。

〔适应证〕寒湿泄泻。泄泻腹痛，便质清稀，甚则如水，肠鸣辘辘，脘闷腹胀，不欲饮食，恶寒发热，头疼身痛，舌质淡红苔白厚，脉濡缓。

〔使用方法〕水煎 2 次，浓缩至 100 毫升，每次服 50 毫升，日服 2 次。

〔注意事项〕忌生冷，宜保温，应温食热饮。

〔按语〕本方以苍术为君，苍术苦温，燥湿运脾，行气和中。厚朴辛苦温，行气消满，温中化湿，茯苓甘淡性平，健脾利水，渗湿止泻，共为臣药。陈皮芳香醒脾，理气和中，猪苓甘淡，利水渗湿，桂枝解表散寒，温阳化气，共为佐药。诸药合用，健脾燥湿止泻，用于寒湿泄泻，其效甚捷。

〔整理人〕徐凌云，中国中医科学院广安门医院主任中医师。

针刺治疗腹泻方

〔方剂来源〕全国名老中医孙学全。

〔穴位配方〕主穴：天枢、足三里、神阙。配穴：腹胀配中脘、气海；腹痛配公孙；水样便配八髎或大肠俞。

〔操作方法〕一般用短促行针法。腹痛时，留针 15～30 分钟，5～10 分钟行针 1 次。针后可用艾条雀啄灸神阙 15～30 分钟，1 日灸 1 次。

〔注意事项〕针刺治疗腹泻，配穴宜多，手法宜重，针刺时间宜长，一般需针刺治疗 60 分钟左右。嘱患者清淡饮食，忌食生冷、辛辣、油腻之品，注意饮食卫生。

〔临床疗效〕一般针2～3次即愈。

〔临床验案〕患者李某，男，41岁，干部。1979年5月6日初诊：腹胀、腹泻3天，每日5～6次，大便稀且带黏液，无脓血，脐周微痛，食欲缺乏，大便培养（一），无腹泻史。针天枢、中脘、气海、足三里、公孙，留针30分钟，10分钟行针1次。针后艾条灸神阙20分钟。次日复诊：腹痛消失，大便次数减少。继续按上法治疗。5月8日三诊：腹已不胀，大便每日2次，微稀。又按上法治疗1次而愈。

〔按语〕中医学认为，腹泻一症与脾、大肠和小肠有关。脾主运化，运化不健可致湿胜，湿胜则泻；又小肠主受盛化物，分别清浊，大肠主传导变化，输送糟粕，故大、小肠功能失常亦能引起腹泻。本病治疗，一般以理气健脾、化湿消食为主。然而临床所见，多寒热虚实错杂相兼，因此治疗不可拘执一端。夹寒者宜温，有热者则清，虚者应补，积滞当消，滑脱者需固涩。所以针灸治疗必须根据不同情况灵活选穴运用手法。一般慢性腹泻多属虚属寒，治疗可针灸并用；急性腹泻多属实属热，治疗以针为主；若腹泻严重，有脱水现象时，是由实转虚，亦当灸之，以回阳固脱。取穴多用中脘、天枢、气海、大肠俞、八髎、足三里、长强等。中脘、天枢能升清降浊，分化水谷，且能温中化湿；大肠俞、八髎、气海能清肠胃之瘀热，调气机之不畅而止泻；足三里燥湿健脾，为调理肠胃功能之要穴；长强为督脉之络穴，又系足少阴肾经和足少阳胆经之会穴，可滋阴固脱，故对久泻之症有良效。

〔整理人〕孙红兵，马良志。

健脾止泻汤

〔方剂来源〕河南省中医院郭淑云主任医师经验方。

〔药物组成〕黄芪15克，党参15克，茯苓15克，白术15克，猪苓20克，炒山药30克，泽泻15克，炒薏苡仁30克，车前子30克。加减：兼气虚下陷者可加升麻、柴胡等药；兼阳虚者可加干姜、桂枝等药；兼肾虚者可加吴茱萸、肉豆蔻、补骨脂等药。

〔适应证〕主要适用于脾虚所引起的泄泻，症见大便溏薄，次数增多，面色萎黄，形体消瘦，神疲乏力等症。

〔使用方法〕水煎服。

〔注意事项〕勿劳累，戒郁怒，忌生冷、油腻食物。

〔临床验案〕李某，男，56岁。自述大便溏薄、次数增多已十余年，严重时大便清稀，日达5次以上。近两个月来因饮食稍凉致大便清稀，日达4次以上，伴有纳差、乏力、面色萎黄、动则气短等。舌质淡，舌体胖，脉虚弱。曾做肠镜示：慢性结肠炎。诊断为慢性结肠炎（泄泻，脾气亏虚型）。治以健脾益气，利湿止泻。药用：黄芪15克，党参15克，茯苓15克，白术15克，猪苓20克，炒山药30克，泽泻15克，炒薏苡仁30克，车前子30克，干姜10克，桂枝6克。7剂，水煎服。药后患者来诊，自述大便稍稠，日两次，纳食稍增，仍有乏力，面色萎黄，动则气短。仍以上方加黄芪至20克，继服7剂。再诊时大便正常，纳食增加，形体较前有力，动则气短消失。上方继服10剂巩固疗效。

〔整理人〕李墨航。

慢性腹泻方

〔方剂来源〕全国名老中医谢海洲经验方。

〔药物组成〕灶心土45克（先煎，去滓，煎液代水煎药），炙甘草10克，生苡米25克，黄芩10克，干姜10克，熟地黄20克，山药15克，白术15克，扁豆15克，炮附子10克，锡类散2小瓶（分冲）。

〔适应证〕慢性腹泻而证属中焦虚寒型。

〔使用方法〕灶心土45克加水，煎煮30分钟，过滤去渣取汁，再将余药物加入煎好的药汁中，代水煎药，煎取150毫升余，合锡类散2瓶冲服，每日两次。

〔注意事项〕服药期间禁食辛辣、油腻、生冷之物。

〔临床验案〕左某，女，52岁。因患“慢性肠炎”，20年来经常出现大便溏泻，每于进寒凉食物或水果即可加重。近半年来，每日大便溏泻约2～4次，甚则10余次，曾服痢特灵、四神丸及中药数十剂无显效。脘腹隐痛不适，喜得温按，肠鸣，时有腹胀恶心，纳呆食少，倦怠乏力，舌淡红，苔薄白，脉沉细。证属中焦虚寒，治以温中止泻之法。服上方7剂后，胃脘明显舒适，疼痛减轻，大便已成形为软便，惟两胁胀满，嗳气，饮食无味，肠鸣，舌稍暗红，苔薄微黄，脉沉细小弦。遂改易疏肝理气和胃为法，加减数味，继服7剂，诸症大减，后常服香砂六君子丸或理中丸调理善后。

〔按语〕泄泻在治疗上，一般以脾胃及湿邪为主要着眼点。本例患者因脾胃素虚，脾阳不足，运化失职，水谷清浊不分，混杂而下，故久泄不止。因此，治以温中止泻为法，方以黄土汤为主，温运脾阳，养胃和中。因患者后出现肋胀满闷，嗳气，肠鸣等肝木乘脾土之证，故继以逍遥散之意加减，以疏肝和胃调理肝脾，并嘱忌生冷寒凉食物，常服香砂六君子丸或理中丸，以巩固疗效。

〔整理人〕张华东。

参苓白术散

〔方剂来源〕张奇文、朱鸿铭编著的《农村中医临床顾问》（人民卫生出版社，2010 年版）。

〔药物组成〕人参 10 克，白术 12 克，茯苓 12 克，砂仁 9 克，陈皮 9 克，桔梗 9 克，扁豆 15 克，莲子肉 12 克，薏苡仁 15 克，山药 15 克，甘草 9 克。

〔适应证〕脾虚泄泻。

〔使用方法〕水煎服。

〔按语〕素体脾胃虚弱，不能受纳水谷，运化精微，聚水成湿，积谷为滞，湿浊内生，清浊不分，混杂而下，遂成泄泻。方中人参、白术、茯苓益气健脾渗湿共为君药，山药、莲子肉健脾止泻，白扁豆、薏苡仁、陈皮健脾渗湿，四药共为臣药，佐以砂仁行气化湿。桔梗载药上行，宣利肺气，甘草调和诸药，共为使药，全方体现培土生金之意，甘淡平和，补而不滞。若脾阳虚衰，阴寒内盛者，可用附子理中汤：人参 10 克，白术 12 克，干姜 6 克，炮附子 9 克，炙甘草 6 克，以温中散寒。久泻不愈，中气下陷，兼有脱肛者，可用补中益气汤：黄芪 30 克，党参 30 克，当归 10 克，陈皮 6 克，升麻 3 克，柴胡 3 克，白术 10 克，炙甘草 5 克。

〔整理人〕张晓斐。

溃疡性结肠炎方

〔方剂来源〕山东中医药大学博士生导师曹志群教授经验方。

〔药物组成〕黄芪 30 克，鹿角霜 30，仙鹤草 45 克，地榆 20 克，薏苡仁 30 克，败酱草 20 克，乌梅 10 克，红藤 20 克，补骨脂 10 克，白及 12 克，赤石脂 30 克，木香 10 克，白芍 30 克。

〔适应证〕溃疡性结肠炎。

〔使用方法〕水煎服，日 1 剂。

〔临床疗效〕治疗溃疡性结肠炎66例，54例（81.8%）有效。最长服药2年，最短服药1月，一般需服半年左右。

〔整理人〕曹志群。

十二指肠溃疡方

〔方剂来源〕山东省名中医药专家曹志群教授经验方。

〔药物组成〕黄芪30克，桂枝12克，白芍30克，白及15克，三七粉3克（冲服），煅瓦楞子30克，仙鹤草30克，制乳香6克，制没药6克，砂仁12克（后入），炙鸡内金15克，徐长卿30克，炒延胡索30克，紫花地丁15克，甘草6克，生姜3片，大枣3枚。

〔适应证〕十二指肠溃疡。

〔使用方法〕水煎服，日1剂。

〔临床疗效〕治疗十二指肠溃疡40例，33例（82.5%）有效。最长服药2月，最短服药20天，一般需要服1个月左右。

〔整理人〕曹志群。

第七节　便　秘

加味增液汤

〔方剂来源〕全国名老中医药专家张奇文经验方。

〔药物组成〕玄参20克，麦冬15克，生地黄15克，白芍12克，玉竹15克，石斛12克，麻仁15克，柏子仁12克，瓜蒌仁15克。

〔适应证〕阴虚便秘。

〔使用方法〕水煎服。

〔按语〕素体阴虚，津亏血少，或病后产后，阴血虚少，或失血夺汗，伤津亡血，或年老体弱，阴血亏虚，或久用辛香燥热，损耗阴血，血虚则大肠不容，阴亏则大肠干涩，致大便干结，便下困难而成虚秘。玄参、生地黄、麦冬增液润燥，麻子仁、柏子仁、瓜蒌仁，三仁质润多脂，润肠通便，玉竹、石斛补虚养阴，清中有补，补中有清，全方多偏补，单用无泻下作用，意在增水行舟。若阴亏燥结，热盛津伤，可用增液承气汤：玄参 15 克，麦冬 12 克，生地黄 12 克，大黄 6 克，芒硝 5 克。

〔整理人〕张晓斐，潍坊市中医院。

双地一叶汤

〔方剂来源〕福建名医张心根经验方。

〔药物组成〕生地黄 15 克，黑地榆 9 克，番泻叶 6 克。

〔适应证〕肠热便秘。

〔使用方法〕水煎服。

〔注意事项〕使用时应注意区别便秘与痢疾，大便不干者不宜使用。

〔临床验案〕蔡某，男，35 岁，干部。五六天来，大便每日六七次，每次排几粒粪块，外裹黏液及鲜血，伴里急后重。患者以为痢疾，曾服用土霉素、痢特灵等西药罔效，遂改服中药白头翁汤加野麻草、凤尾草等味，以上症状反而加剧，腹部阵痛，大便乏力，满头大汗，十分痛苦，遂来我院诊治。患者面赤口臭，舌质红，苔黄燥，脉象滑实。检查肛口有轻度水肿，截石位 6 点处有破裂出血，吸肛未见到内痔，指诊触及粪便，诊断为便秘。给开塞露二支导肠无效，改服双地一叶汤清水煎服，上午十时服药，下午四时大便通畅，量多，以上症状全部消失。

〔按语〕番泻叶苦甘寒，泻下通便，一般用量一至三钱，单味冲服，多有腹痛，入汤剂也不宜久煎；生地黄清热润燥生津，民间多用生地黄与猪大肠配伍以润肠；地榆善清胃肠之热邪。三味并用治疗便秘症可收到良好疗效。

〔整理人〕杨鸿培。

便秘方

〔方剂来源〕山东中医药大学博士生导师曹志群教授经验方。

〔药物组成〕紫菀 30 克，炒桃仁 9 克，炒杏仁 9 克，酒大黄 12 克，炒枳壳 30 克，厚朴 18 克，生白术 60 克，升麻 6 克，当归 12 克，玄参 45 克，虎杖 12 克，郁李仁 18 克，陈皮 12 克，肉苁蓉 30 克，皂角 9 克。

〔适应证〕便秘。

〔使用方法〕水煎服，日 1 剂。

〔注意事项〕本方对于各种原因引起的便秘均有良好的效果，但是应强调肠镜检查，排除恶性病变，以免延误病情。

〔临床疗效〕治疗便秘 70 例，58 例（82.9%）有效。最长服药半年，最短服药 1 周，一般需要服 1 个月左右。

〔整理人〕曹志群。

第八节　痞　满

加味越鞠丸

〔方剂来源〕全国名老中医药专家张奇文经验方。

〔药物组成〕香附 12 克，川芎 9 克，苍术 10 克，神曲 12 克，栀子 10 克，柴胡 9 克，郁金 10 克，枳壳 10 克。

〔适应证〕肝郁气滞痞满。

〔使用方法〕水煎服。

〔按语〕本方具有疏肝解郁、理气消痞之功效。方中香附行气解郁为君，川芎活血化瘀，栀子清热泻火，苍术燥湿运脾，神曲消食导滞，柴胡、郁金、枳壳疏肝、解郁、行气，共为臣佐，诸法并举，重在调畅气机。若口苦咽干者，为气郁化火，可加黄连 6 克，吴茱萸 1 克，龙胆草 3 克，黄芩 9 克。

〔整理人〕张晓斐。

胃石方

〔方剂来源〕山东中医药大学博士生导师曹志群教授经验方。

〔药物组成〕醋莪术 10 克，三棱 10 克，黄芪 24 克，炒白术 30 克，炒枳壳 20 克，芒硝（冲）6 克，炒槟榔 15 克，山慈菇 10 克，厚朴 15 克，酒大黄 12 克，煅瓦楞子 30 克，连翘 12 克。

〔适应证〕胃石症。

〔使用方法〕水煎服，日 1 剂。

〔注意事项〕对于胃石坚硬难以消除者，应配合内镜碎石治疗。

〔临床疗效〕治疗胃石28例，19例（67.9%）有效。最长服药2个月，最短服药1周，一般需要服2～3周左右。

〔整理人〕曹志群。

运脾清胰汤

〔方剂来源〕山东中医药大学博士生导师曹志群教授经验方。

〔药物组成〕苍术30克，厚朴10克，薏苡仁30克，白花蛇舌草30克，郁金15克，炒莪术6克，木香10克，红藤20克，秦皮12克，紫花地丁20克，炒谷芽30克，黄连10克，佛手10克，太子参30克。

〔适应证〕胰源性消化不良。

〔使用方法〕水煎服，日1剂。

〔临床疗效〕治疗胰源性消化不良21例，18例（85.7%）有效。最长服药7个月，最短服药1周，一般需要服1个月左右。

〔整理人〕曹志群。

食欲不振方

〔方剂来源〕山东中医药大学博士生导师曹志群教授经验方。

〔药物组成〕党参18克，清半夏12克，砂仁6克，丹参12克，炙内金15克，炒苍术、炒白术各18克，川朴12克，焦三仙各24克，炒莱菔子15克，乌梅6克，香橼12克，砂仁9克，炒扁豆30克，广木香9克，黄连9克。

〔适应证〕食欲不振。

〔使用方法〕水煎服，日1剂。

〔临床疗效〕临床观察83例，71例（85.5%）有效。最长服药3个月，最短服药1周，一般需要服1个月左右。

〔整理人〕曹志群。

第五章　肝胆病证

第一节　黄　疸

茵陈郁金汤

〔方剂来源〕安徽省名中医王士荣经验方。

〔药物组成〕广郁金 15 克，茵陈 30 克（后下），黄芩 10 克，鬼针草 30 克，茯苓 10 克，陈皮 10 克，法半夏 10 克，垂盆草 30 克，对坐草 30 克，虎杖 30 克，制大黄 10 克。

〔适应证〕急性黄疸型肝炎。遍身黄染，腹胀呕恶，尿黄便秘，或见便溏，舌苔黄腻。

〔使用方法〕茵陈另包后下，浓煎分服，忌油腻、生冷食物。若症状严重，舌质红绛，苔黄厚浊者，加入水牛角、赤芍、大青叶、丹皮，便秘者制大黄易生大黄。

〔临床疗效〕大多在 1 个月左右恢复正常。

〔整理人〕方鸣。

加减栀子柏皮汤

〔方剂来源〕福建名医陈桐雨经验方。

〔药物组成〕绵茵陈、黄柏、栀子各 9 克，白英（白毛藤）24 克，四川金钱草 15 克。

〔适应证〕先天性不完全性胆管闭锁。患儿出生后黄疸不退，或逐渐加重，食欲欠佳，小溲深黄，大便或呈白色，属于阳黄者。

〔使用方法〕每剂水煎两次，分两次服，连服 7 天左右。

〔临床疗效〕治疗 7 例，治愈 6 例，无效 1 例。

〔按语〕阳黄多因湿热蕴结在里，胆热液泄，本方以茵陈清胆利湿退黄，栀子清利三焦湿热，黄柏燥湿泻火，解毒利水，白英、四川金钱草均为治黄疸要药。

〔整理人〕肖诏玮。

脐火疗法

〔方法来源〕全国名老中医药专家赵学印经验方。

〔药物组成〕本方法由药饼和蜡筒组成。

药饼：

方一　茵陈30克，白术30克，附子30克，肉桂15克，吴茱萸30克，茯苓30克，苡米30克，荞麦粉100克。

方二　黄芪30克，党参30克，白术30克，莪术30克，附子30克，肉桂15克，苡米30克，荞麦粉100克。

取方一或方二（视病情选用）药物加工为细粉，加水调和，做饼为圆形，厚1厘米，直径5厘米，置于肚脐上；另做一中间有孔的木板，外周直径15厘米，内孔直径3厘米，厚度0.3厘米，置于药饼之上。

蜡筒：由草纸和蜡组成，做时先将蜡熔化，草纸做成中间空心，高7厘米，直径2.5厘米的纸筒，将纸筒置于溶化的蜡中炸十余秒钟后取出晾干。

〔适应证〕方一祛湿退黄，主治慢性肝病无热象者；方二温阳益气，健脾消积，主治肝硬化阳气不足者。

〔使用方法〕先将药饼置于脐部，再将有孔木板，孔对准药饼中心，再将药筒置于药饼之上，正对脐中心，在上端点燃，自然燃烧，燃尽后换第二根，7根为一次量，每日1次，1个月为1疗程，休息3天，再做第二疗程，可连用3个疗程以上。

〔注意事项〕热象明显或有热毒者不可用，对其烟味过敏者不可用，比较常见的不良事件和反应为局部烫伤、发泡，停用脐火疗法或局部碘伏处理多可自行缓解；另有个别患者出现咳嗽、气喘、憋闷症状，考虑与治疗过程中药筒燃烧所形成气体刺激有关，改善通风条件，或戴口罩后症状消失，不影响继续治疗。实验室检查示两组治疗前后，三大常规、心电图及肾功能、B超检查均无明显异常，未发现其他毒副作用。

〔疗效观察〕2004～2006年对120例病人进行了观察，随机分为两组。治疗组，70例，应用脐火疗法，对照组50例，口服复方鳖甲软肝片，主要观察临床症状（乏力、胁痛、纳差、腹胀）、纤维四项、肝功能、肝脾彩超、三大常规等。结果显效率治疗组54.29%，对照组44.0%，总有效率治疗组87.14%，对照组82.0%，两组比较均有显著性差异。本课题获2008年山东省中医药科学技术二等奖。

〔按语〕脐火疗法系纯中药制剂与脐火结合的外治法，“以火助阳”，肝气和肝阳在肝病的发生和发展中具有重要的作用，慢性肝病和肝硬化普遍具有肝气虚和肝阳虚的病机，温阳益气在治疗肝病中具有重要的意义。方一具有益气温阳、补肝健脾、利湿退黄的功能。白术、附子、吴茱萸、茯苓温肝健脾助阳化湿，茵陈、苡米利湿退黄，肉桂温通经脉。方二具有益气温阳健脾、活血解毒功能，黄芪、党参、苡米、白术、附子扶助正气、健脾助阳、培土荣木，莪术活血通络，肉桂温通经脉。脐火疗法对慢性肝病、肝硬化具有综合调节功能，温通经络的脐火和益气健脾温阳、活血解毒的中药同用，具有扶正不敛邪、祛邪不伤正的特点。另选用脐火治疗，用它的热力透过中药效果颇佳，用于脾虚型疗效较好，具有改善肝功能、抗肝纤维化、回缩脾脏的作用，有较好的治疗慢性肝炎和抗肝纤维化作用，具有很好的截断病情、防止复发的作用，经临床应用未发现明显的毒副作用，有利于临床广泛推广应用。

〔整理人〕赵学印。

加味茵陈蒿汤

〔方剂来源〕山东省中医院邵念方教授经验方。

〔药物组成〕茵陈、金钱草各30克，栀子、大黄、郁金、枳壳各12克，连翘、柴胡各15克。

〔适应证〕湿热蕴脾之证，症见脘胁胀痛，面目身黄如橘，小便短赤，苔黄厚腻者，临床以身黄如橘为特点。

〔使用方法〕上药加水至淹过药面，浸泡半小时，水煎两次。首次用冷水，武火烧开，文火煎煮30分钟，第二次用开水重复上述过程，合并两次煎液。分早晚两次服用。

〔临床验案〕坚某，男，24岁。因发高烧，左上腹阵痛3天，于1978年4月28日入院。入院后诊断为急性胰腺炎。经用西药青霉素、链霉素、四环素等药治疗7天，病情不减，血象化验值不降，故请中医治疗。现仍感上腹阵痛，恶心呕吐，发烧38.5℃。处方：柴胡12克，茵陈12克，栀子、连翘、姜竹茹、吴茱萸、生大黄、炒枳壳、郁金、炒元胡各9克，川连6克。5月19日二诊：服药3剂，服药后腹痛加剧，约15分钟则自行缓解，恶心呕吐有所好转，大便不干，余症同前。舌质红，苔黄厚腻，脉弦滑。上方加木瓜9克，甘草3克，继服。每剂分5～6次服，日1剂。5月27日三诊：又服药6剂，诸症消失，纳眠可，二便调，精神好，体力增，能下床走动，只是服2剂药后，腹中隐隐作痛，且出现肠鸣便稀症状。舌质淡红，苔薄白稍腻，脉象虚缓。此乃邪热已去，正气来复之象，且不可继续服用寒凉药，当治以健脾和胃，扶正祛邪。处方：党参、白术各15克，茯苓12克，甘草、川连各3克，姜半夏9克，陈皮、吴茱萸各6克，生麦芽24克。6月5日四诊：服药6剂，诸症消失。舌质淡红，苔薄白，脉象缓和有力。继服上方6剂以巩固疗效。

〔按语〕腹痛阵作，痛连左胁，发热午后加剧，伴有纳呆，恶心呕吐，口渴不欲饮，心烦少寐，小便黄，大便干，舌质红绛，脉弦滑数，此乃湿热蕴脾，日久不解，伤津化燥，导致脾胃升降之机失常，治宜清热祛湿，解郁通便。

〔整理人〕黄婧文。

第二节　胁　痛

复肝丸

〔方剂来源〕首届国医大师朱良春临床经验方。

〔药物组成〕紫河车、红参须各20克，炙地鳖虫、炮甲片、广郁金各24克，三七12克，生鸡内金、广姜黄各18克。共研为极细粉末。虎杖、石见穿、蒲公英、糯稻根各120克，煎取浓汁，泛药末为丸绿豆大。

〔适应证〕早期肝硬化肝功能损害，肝脾肿大，或仅肝肿大，胁痛定点不移，伴见脘闷腹胀，消瘦乏力，面色晦滞，红丝血缕或朱砂掌，舌暗红或有瘀斑，脉象弦涩或弦细等症。

〔使用方法〕每服3克，1日3次，食后温开水送下，或以汤药送服。1个月为一疗程。

〔注意事项〕早期肝硬化肝脾肿大，转氨酶增高，血清蛋白改变者，一般以肝郁脾虚证最为多见，用复肝丸配合益脾疏肝方药，多数患者在1～2个疗程后，可以改善症状和体征，肝功能亦随之好转。脾肾阳虚型，以温补脾肾方药与复肝丸同时并进，对于增强机体免疫功能，促使肝脾病变的改善，有相得益彰之妙。但疗程较长，不能急于求功。肝肾阴虚型，阴虚阳亢，营热伤络，临床表现郁、热并著者，治宜养阴解郁、凉营宁络为主，除暂时服复肝丸外，一般可以配合滋阴柔肝解郁煎剂，汤、丸并进，对于控制"脾亢"、纠正血清蛋白倒置有一定作用，而未见助阳伤阴、攻邪伤正之弊。至于肝胆湿热证型，转氨酶、黄疸指数明显增高时，复肝丸则不宜早用，否则，往往出现烦热不寐的反应，如复查肝功能，转氨酶亦可继见上升，故用之宜慎。

〔临床疗效〕朱良春教授自1963年在《中医杂志》发表本方后，各地引用，反响甚佳。1986年又在《上海中医药杂志》发表《"复肝丸"治疗早期肝硬化的临床体会》后，私淑弟子运用该方治疗乙肝、肝硬化均取得较好的临床效果。朱胜华等将本方制成"复肝胶囊"治疗慢性乙型肝炎96例，与同期住院应用一般护肝药物治疗80例对照比较，结果表明，复肝胶囊对促进肝功能恢复，纠正白/球蛋白倒置，降低γ-球蛋白、透明质酸酶（HA），改变微循环及促使乙肝病毒标志物转阴均有显著疗效。[朱胜华，陈淑范，蒋熙，蓝绍颖，朱良春．"复肝胶囊"治疗慢性乙型肝炎96例．山东中医药大学学报，1997，(4)：282－284]

〔按语〕肝硬化是一种各种慢性肝病延续发展而来的，具有广泛肝细胞损害及结缔组织增生的慢性进行性疾病。根据临床症状和体征，早期肝硬化属癥积、痞块范畴，晚期肝硬化，则应以鼓胀辨证施治。如喻嘉言在《医门法律》中说："凡有癥瘕、积块、痞块，即是胀病之根，日积月累，腹大如翁，是名鼓胀。"肝硬化的病理改变，是肝实质的损害，以气血郁滞、瘀凝脉络为主要矛盾。由于瘀结日久，肝脾损伤，其临床表现多呈本虚标实，治疗较为棘手。从中医辨证角度来说，肝郁血瘀的产生，与人体正气的强弱是有密切关系的，因此，针对肝硬化虚中夹实的病机，采用扶正祛邪的治则，拟定复肝丸益气活血、化瘀消癥。方取紫河车大补精血，红参须益气通络，两味用以扶正；三七活血止血、散瘀定痛；地鳖虫活血消癥，和营通络；更加郁金、姜黄疏利肝胆，理气活血；生鸡内金、炮甲片磨积消滞，软坚散结。全方着眼于肝血郁滞、瘀凝脉络的主要病机，着手于扶正祛邪、消补兼施的治疗原则，又以丸药小剂量常服之法，补不壅中，攻不伤正，以冀癥积潜移默消，促使肝脾病变的改善和恢复。

〔整理人〕朱建华。

胁痛方

〔方剂来源〕全国名老中医谢海洲经验方。

〔药物组成〕降香 3 克，元胡 3 克，郁金 10 克，乌药 10 克，白芍 12 克，苏木 15 克，九香虫 3 克，沉香面 3 克（分冲）。

〔适应证〕胁痛之伴有局部刺痛、入夜加重等症状的气滞血瘀型。

〔使用方法〕加水煎煮，去渣取汁，得药液 150 毫升许，用药液冲服沉香面，每日两次。

〔注意事项〕服药期间禁食辛辣之物，注意调畅情志。

〔临床验案〕杨某，女，27 岁。某日进餐后突然左胁下刺痛，不敢深呼吸，不敢动，动则疼痛难忍，入夜痛甚，影响睡眠。月经周期正常，经色黑有血块，伴痛经。望之痛苦面容，泪流满面，以手按左胁下，舌暗微紫苔白；闻之断断续续低声呻吟；切脉沉弦。证属气滞血瘀，治以理气活血，祛瘀通络为法。上方服用 2 剂后胁痛消失，后令继服 5 剂，另以疏肝丸继服，巩固疗效。

〔按语〕胁痛的病变主要在肝胆。胁痛之辨证，当以气血为主。患者左胁下刺痛难忍，入夜痛甚，经色黑有血块，伴痛经，舌暗微紫，属“瘀血”无疑，但既不是瘀血痼疾，又非单纯的肝气郁结，故治宜理气活血、祛瘀通络为法。方药药味虽少，量亦不大，但皆为化气散郁、柔肝通络祛瘀之专品，诸药合用，刚柔相济，具有攻邪不伤正，扶正助祛邪之特点，终使气滞得通，瘀血得散而痛除。

〔整理人〕张华东。

五味五草降酶汤

〔方剂来源〕青岛胶州中心医院胡懿读经验方。

〔药物组成〕白花蛇舌草 30 克，夏枯草 30 克，紫草 30 克，垂盆草 30 克，甘草 15 克，五味子 10 克。

〔适应证〕乙肝转氨酶升高。

〔使用方法〕将上方五草加水1500毫升，浸泡半小时后煎煮，取汁500毫升。五味子为末，倒入杯中加开水150毫升盖住至30分钟，取汁，兑入500毫升药液中，分别于早晨6点、下午6点服下。

〔临床验案〕黑某，男，32岁。右胁下隐痛不适，时腹胀，于2010年3月15日就诊。查肝功：谷丙转氨酶519，谷草转氨酶359。乙肝表面抗原阳性。面晦暗，舌质红，苔薄黄略腻，脉象沉弱。五味五草降酶汤稍事加减，连服25剂。于2010年4月29日复查肝功能，谷丙转氨酶、谷草转氨酶均降至正常范围，乙肝表面抗原阳性。病人自觉无明显不适感。暂时停药观察。

〔按语〕乙肝患者每当转氨酶升高，大多为湿热毒盛所致。此时祛邪尤为重要。方中白花蛇舌草清热解毒利湿；夏枯草清热散结；紫草清热凉血解毒而不伤正气；垂盆草甘淡渗泄，微寒清热，为利小便退湿热之佳品；甘草调和诸药。五草相配，清热利湿解毒以利降酶。方中五味子则取其现代药理研究之用，降酶护肝。本品本有益气补肾之功，这对乙肝患者正气不足，无疑十分有益，但在应用时根据临床观察，本品不宜与其他药同煎，也不宜取单味药用之。制成细末，热水浸泡取汁，再伍五草药汁，取效速而久，否则降酶效果差矣。

〔整理人〕胡宸韶。

青枢丹

〔方剂来源〕全国名老中医孙朝宗主任医师经验方。

〔药物组成〕青黛30克，胡黄连60克，吴茱萸30克，元胡20克，川楝子20克，蒲黄20克，五灵脂20克，乳香15克，没药15克，枣仁30克，甘草10克，鸡内金20克，郁金20克。

〔适应证〕胆系疾病，包括胆囊炎、胆囊结石等。

〔使用方法〕上药粉碎轧细末，过80目筛，装“0”号胶囊（0.4克/粒），视病情轻重，一日3次，每次3～5粒，温水送服。忌食生冷黏滑腥臭辛辣之品。

〔临床验案〕朱某，60岁。丁卯仲秋患胁痛，断续发作，时好时坏，在某院诊断为慢性胆囊炎。甚则呕吐酸苦，不欲饮食，心烦寐差，小便黄，大便秘结不畅，舌偏红，苔黄腻，脉来弦数。显属胆火郁滞，疏泄失调，治以疏肝解郁，清泄胆火，行气止痛，活血通络。方用青枢丹原方，一日3次，每次5粒，温开水服下。药进3日而疼痛减半，续服1周而疼痛全止，心烦心悸寐差亦安，照方连服1个月，病愈。

〔整理人〕孙震。

胆囊结石方

〔方剂来源〕山东中医药大学博士生导师曹志群教授经验方。

〔药物组成〕黄芪30克，醋莪术6克，青皮12克，制香附12克，郁金15克，金钱草30克，茵陈15克，炙内金15克，白芥子3克，芒硝（冲）3克，牡蛎30克，连翘10克。

〔使用方法〕水煎服，日1剂。

〔适应证〕胆囊结石。

〔临床疗效〕治疗胆囊结石15例，10例（66.7%）有效。一般需要服2～3月左右。

〔整理人〕曹志群。

第三节　鼓　胀

蝉衣利水方

〔方剂来源〕山东省名中医药专家尹常健临床经验方。

〔药物组成〕王不留行12克，净蝉衣9克，仙人头30克，车前子30克（包），大腹皮15克，冬瓜皮15克，砂仁9克，海蛤壳15克，黑白丑各3克，炒莱菔子15克，蝼蛄粉6克，肾金子（冲）6粒，嫩白蔻9克。

〔适应证〕本方功专疏肝补脾，行气利水，适用于腹大胀急，叩之如鼓，两胁胀痛，嗳气或得矢气后稍舒，小便不利，烦躁易怒，舌淡红苔薄白，脉弦紧或弦滑，证属气滞湿阻者。临床常用于治疗肝硬化腹水而见上述证候者。

〔使用方法〕水煎两次，煎取药液400～500毫升，分早晚两次或早中晚3次，空腹温服。

〔注意事项〕

1. 饮食宜清淡，忌烟、酒、浓茶及辛辣、腥膻、油腻、生冷食物。

2. 忌愤怒、抑郁，保持心情舒畅。

3. 忌劳累，多休息。

4. 如有齿衄、鼻衄者，加用三七粉冲服以止血；黄疸者，加茵陈、田基黄清热利湿退黄；胁下癥积肿大者，加用穿山甲、鳖甲以软坚散结；乏力者，加用黄芪、党参以补气。

〔临床验案〕秦某，男，55岁，乙肝病史30余年，经中西药物治疗，病情尚稳定。1年前渐现腹胀大，就诊于当地医院，诊为乙肝肝硬化腹水，予保肝降酶及利尿剂治疗，疗效欠佳，腹胀难忍，小便短少，两胁撑胀作痛，遂来我门诊就诊。经检查，予上方加减治疗，12剂后，小便增多，腹胀大症状减轻，继以上方加减前后治疗1月余，患者腹胀已不甚明显，小便如常，两胁撑胀症状基本消失，腹部彩超检查示腹水已消。

〔按语〕方中净蝉衣宣肺气以利水；炒莱菔子、仙人头消食除胀、行气利水；车前子、大腹皮、冬瓜皮、海蛤壳、蝼蛄粉利水消肿；王不留行既能消肿利水，又可活血通经；黑、白二丑泻下逐水以祛湿邪；砂仁、豆蔻化湿行气，温中止呕；肾金子温肾益气。对于肝病中常见的纳呆、腹胀、呕恶之症用之尤宜。同时还可顾护胃气，缓解其他药物对胃肠道的副作用。方中蝼蛄粉、黑白二丑攻逐之力较强且有小毒，不宜久服，以免耗伤正气。

〔整理人〕吴韶飞。

健脾消肿汤

〔方剂来源〕河南省中医院郭淑云主任医师经验方。

〔药物组成〕黄芪15克，党参15克，茯苓20克，白术20克，猪苓20克，赤小豆30克，泽泻15克，车前子30克。加减：兼气滞者可加香附、厚朴、木香、大腹皮等药；兼血瘀者可加丹参、红花、桃仁等药；兼阳虚者可加附子、干姜、桂枝等药。

〔适应证〕主要适用于脾虚所引起的水肿、鼓胀，症见面部、肢体水肿，或腹部胀大，按之如囊裹水，面色萎黄，神疲乏力等。

〔使用方法〕水煎服。

〔注意事项〕勿劳累，戒郁怒，忌生冷、油腻食物。

〔临床验案〕

案1　李某，女，46岁。自述有乙肝、肝硬化病史，近5个月来腹胀大，纳差，乏力，面色萎黄，动则气短，双下肢水肿，按之凹陷。舌质淡，舌体稍胖，脉弱。2010年4月15日肝功能化验结果：总胆红素23微摩尔/升，直接胆红素5.3微摩尔/升，间接胆红素17.7微摩尔/升，谷丙转氨酶28单位/升，谷草转氨酶20单位/升，总蛋白54克/升，血清白蛋白30克/升。乙肝五项：HBsAg、HBeAb、HBcAb均阳性。B超：肝硬化腹水；脾大。诊断为慢性乙肝，乙肝后肝硬化（鼓胀，脾气亏虚型）。治以健脾益气，利水消肿。药用：黄芪15克，党参15克，茯苓20克，白术20克，猪苓20克，赤小豆30克，泽泻15克，车前子30克，香附15克，厚朴15克，木香15克，大腹皮18克，丹参30克，炒麦芽30克，神曲10克，鸡内金10克。7剂，水煎服。药后患者来诊，自述腹胀大、双下肢水肿、乏力减轻，纳食增加。继服15剂。再诊时腹胀大、双下肢水肿基本消失，仍稍感乏力，纳食正常。仍以上方加炒山药30克，菟丝子30克，继服15剂。患者述周身较前有力，余无明显不适。总蛋白58克/升，血清白蛋白36克/升。

病案2　于某，女，50岁。自述平素身体尚可，近半年来双下肢浮肿，按之凹陷，周身郁胀，纳差，乏力。舌质暗淡，舌体稍胖，精神不振，脉虚弱。曾查肾功能、尿常规等均无异常。诊断为特发性水肿（脾气亏虚兼血瘀型）。治以健脾益气、活瘀利水为主。药用黄芪15克，党参15克，茯苓20克，白术20克，猪苓20克，赤小豆30克，泽泻15克，车前子30克，香附15克，丹参30克，红花15克，川芎10克，炒麦芽30克，神曲10克，鸡内金10克。10剂，水煎服。药后患者来诊，自述双下肢浮肿、周身郁胀、乏力明显减轻，纳食增加。上方继服15剂。再诊时双下肢水肿、周身郁胀、乏力基本消失，纳食正常。上方减川芎、炒麦芽、神曲、鸡内金，继服15剂巩固疗效。

〔整理人〕李墨航。

第六章　肾膀胱病证

第一节　水　肿

补泻理肾方

〔方剂来源〕首届国医大师裘沛然经验方。

〔药物组成〕黄芪 30～50 克，巴戟肉 15 克，黄柏 15 克，黑大豆 15～30 克，大枣 5～10 枚，牡蛎 30～50 克，土茯苓 20～30 克，泽泻 15～20 克。

〔适应证〕慢性肾炎、肾病综合征或伴有肾功能不全属肾阴阳两虚，浊邪留滞者。

〔使用方法〕水煎服，一日 2 次，饭后服。加减：慢性肾炎因外患引动伏邪者，可加用羌活、白芷、苍耳草、蝉衣等。其中羌活与黄芪为伍，对预防感冒复发，功能胜于玉屏风散。如果血压偏高，可加用夏枯草、防己等，党参、黄芪、附子等对血压有双向调节作用，血压偏高而见阳虚症状可用。如伴有湿热内蕴者，可加用漏芦、生大黄、白薇、猪苓、茯苓等，阳虚明显者加炮附子、干姜、肉桂、仙茅等。

〔临床疗效〕经多年临床应用，本方对慢性肾炎、肾病综合征或伴有肾功能不全属肾阴阳两虚，浊邪留滞者，都有一定效果。

〔按语〕方中黄芪为君，有补气固表、摄精、升阳、祛毒、和营、利尿之功，且无留滞之弊，大剂量黄芪，功盖人参，此即仲景所谓“大气一转，其气乃散”。巴戟肉与黄柏相伍，一阳一阴，皆为补肾要药，前者温而不热，益元阳、补肾气；后者苦寒而滋肾益阴。元代名医以一味黄柏制大补丸，别有深意。黑大豆入脾肾二经，《本草纲目》云其“治肾病，利水下气，制诸风热，活血解毒”，明代张介宾有“玄武定”之法，现用于消除蛋白尿，纠正低蛋白血症有一定疗效。牡蛎有涩精气而利水气作用，土茯苓利湿清热解毒泄浊，泽泻渗湿泻热，养新水去旧水，大枣健脾和营。全方有补气、健脾、益肾、利水、泻浊、解毒之功，对改善肾功能及临床症状均有良好疗效。

〔整理人〕王庆其。

补肾壮阳饮

〔方剂来源〕首届国医大师任继学临床经验方。

〔药物组成〕仙茅 15 克，韭子 15 克，鹿角胶 15 克，鹿茸粉（分冲）5 克，龟胶 10 克，白术 15 克，土茯苓 20 克，爵床 50 克，党参 15 克，砂仁 10 克，枸杞子 15 克，茜草 10 克。

〔适应证〕肾衰之脾肾阳衰证，相当于西医学之“慢性肾功能衰竭”。

〔使用方法〕每日服 1 剂，早、午、晚饭后温服。

〔注意事项〕服药期间注意盐分的控制，禁食高钾蔬菜，如菠菜、空心菜、苋菜、莴苣、菇类、紫菜、海带、胡萝卜、马铃薯等；少食用“含铝及嘌呤”食物，高铝饮食如茶叶、乳酪、泡茶、发糕，以及以铝制容器煮制的食物，高嘌呤饮食如肉汁、扁豆、浓肉汤、瘦肉、鸭肉、脑类、蘑菇、内脏、沙丁鱼、鳗鱼类、芦笋等。

〔按语〕

①仙茅——补肾助阳，益精血。《海药本草》云：“主风，补暖腰脚，清安五脏，强筋骨，消食。宣而复补，主丈夫七伤，明耳目，益筋力，填骨髓，益阳。”

②韭子——壮肾阳，暖腰膝。枸杞子——滋补肝肾，固精。《本草经疏》云：“枸杞子，润而滋补，兼能退热，而专于补肾、润肺、生津、益气，为肝肾真阴不足、劳乏内热补益之要药。”

③鹿角胶、龟胶——二药配伍，滋阴益肾、精血互化。鹿角胶《玉楸药解》云：“温肝补肾，滋益精血。”

④鹿茸粉——壮肾阳，补精髓，强筋骨，调冲任。《本草纲目》云：“生精补髓，养血益阳，强健筋骨，治一切虚损。”

⑤土茯苓——除湿热。《本草正义》云：“土茯苓，利湿去热，能入络，搜剔湿热之蕴毒。”

⑥白术——健脾益气，燥湿利水。《药类法象》云：“除温益燥，和中益气，利腰脐间血，除胃中热。去诸经之湿，理胃。”

⑦党参——补中益气，补脾胃。《本草从新》云："补中益气、和脾胃、除烦渴。中气微弱，用以调补，甚为平妥。"

白术补气主要是补脾气，并能健脾燥湿。党参补气，脾肺俱补，二药共奏补脾之功，使脾气升，肾脏安。

⑧爵床——利水湿。

砂仁——化湿浊。《本草纲目》云："按韩矛《医通》云，肾恶燥，以辛润之，缩砂仁之辛，以润肾燥。"

⑨茜草——气温行滞，味酸入肝，而咸走血，益血而补中，病去血和，补中可知矣。

诸药合用，共奏补肾壮阳、健脾益气之功。

〔整理人〕南红梅、韩丹、南征。

清上澄下汤

〔方剂来源〕安徽省名中医王士荣经验方。

〔药物组成〕生麻黄 3 克，生石膏 30 克，蝉衣 10 克，白僵蚕 10 克，连翘 12 克，金银花 30 克，制大黄 10 克，土茯苓 30 克，白花蛇舌草 30 克，黄芩 10 克，白茅根 18 克，赤芍 12 克，丹皮 10 克，蒲公英 30 克。

〔适应证〕急性肾炎。面肢浮肿，小溲短少，症由化脓性扁桃体炎或疮毒内陷所致者。

〔使用方法〕每日 1 剂，水煎温服。便秘者制大黄改用生大黄，便通后仍用制大黄。

〔临床疗效〕疗效确切，屡见功效。

〔整理人〕方鸣。

双下肢水肿方

〔方剂来源〕山东中医药大学博士生导师曹志群教授经验方。

〔药物组成〕黄芪 60 克，葶苈子 24 克，五加皮 9 克，生白术 30 克，防己 30 克，车前子 30 克，陈皮 12 克，仙人头 30 克，党参 18 克，枸杞 18 克，泽兰 30 克，柏子仁 30 克，通草 6 克，桂枝 12 克。

〔适应证〕双下肢水肿。

〔使用方法〕水煎服，日 1 剂。

〔临床疗效〕临床观察27例，22例（81.5%）有效。最长服药4个月，最短服药10天，一般需要服3周左右。

〔整理人〕曹志群。

第二节　淋　证

冬柏通淋合剂

〔方剂来源〕上海市名中医叶景华临床经验方。

〔药物组成〕黄柏75克，忍冬藤250克，瞿麦150克，萹蓄150克，乌药75克，车前草150克，陈皮50克，甘草25克。寒战发热者加细柴胡15克、鸭跖草30克、黄芩10克、半枝莲30克、蒲公英30克。大便秘结，口干，舌苔黄腻者加生大黄10克（后下），枳实10克，山栀10克。小腹胀，小便涩痛者加川楝子10克，延胡索10克，乌药10克。邪热盛症状重者加一见喜60克、生地榆30克，煎汤保留灌肠，每日1次。血尿多者加白茅根30克，小蓟30克，琥珀粉4克（分2次吞服）。白细胞多者加蒲公英30克，白头翁30克，鱼腥草30克，生地榆15克，凤尾草30克。

〔适应证〕中医诊断之热淋病属湿热下注证者；西医诊断之泌尿道感染。

〔使用方法〕以上8味，加水过药面2～4厘米，煎煮2次，第一次2小时，第二次1小时，煎液过滤，合并，静置12小时，取上清液，浓缩至约760毫升，趁热加入苯甲酸2克，羟苯乙酯0.3克，单糖浆200毫升，加水使成1000毫升，搅匀，分装，灭菌，即得。口服，每服50毫升，一日3次。

〔注意事项〕糖尿病患者慎用。

〔按语〕尿路感染按辨证皆由于湿热之邪蕴阻肾与膀胱。肾与膀胱表里相连，病邪可由表入里，由膀胱入肾，也可由肾下传至膀胱。膀胱为湿热之邪蕴阻，气化失常，水道不利，以致小便频数，淋沥涩痛。腰为肾之府，湿热之邪阻滞经络，气血运行不畅，不通则痛而腰痛。尿路感染的治疗，急性发作期，辨证为邪毒热盛为实热证，邪毒蕴阻肾与膀胱，故宜清热解毒、利湿通淋为治疗大法。方取黄柏、忍冬藤为君药清热解毒，瞿麦、萹蓄为臣药利湿通淋，车前草、乌药为佐药通淋，陈皮、甘草为使药以调和诸药。此方主要针对急性尿路感染患者，中医辨证为热淋病、气淋病者，临床上单纯表现为热淋病及气淋病患者目前越来越少了，医者可根据患者伴随症状据此方加减药物，亦能取得良好的疗效。

〔整理人〕杨慰。

灯心豆腐汤

〔方剂来源〕福州市人民医院郭禧楠。

〔药物组成〕鲜灯心草30克，豆腐2块。

〔适应证〕湿热壅盛下注膀胱之热淋。

〔使用方法〕每剂水煎2次，分2次服，连服3天。

〔临床验案〕郑某，女，5岁。近3年来，每逢夏天经常尿频、尿痛，服清暑凉茶可见好转。今年夏天发作，服凉茶无效，历时5天，无发热、咳嗽等外感症状，舌质红，苔微浊，给服灯心豆腐汤2剂后，尿痛、尿频消失，再服4剂，以巩固疗效。

〔整理人〕沈聪。

肾四方

〔方剂来源〕上海市名中医叶景华临床经验方。

〔药物组成〕炙黄芪、石韦、芡实、卫茅、僵蚕，按2∶2∶2∶2∶1比例配方。

元阳不足多寒者加胡芦巴、杜仲、淫羊藿；肾阴不足者加生地黄、熟地黄、山药；湿热明显者加玉米须、王不留行、泽兰叶等；腰痛加怀牛膝、狗脊；血尿甚者加大蓟、小蓟、炒蒲黄、落得打、三七；蛋白尿甚者加徐长卿等。

〔适应证〕慢性肾炎蛋白尿，中医辨证属脾肾气虚，夹湿或夹瘀者。

〔使用方法〕每次用水400毫升，文火煎煮，每次取汁200毫升，煎两次，共400毫升，餐后1～2小时温服，早晚各1次。

〔临床疗效〕研究发现，肾四方加减治疗慢性肾炎蛋白尿脾肾气虚证有较好的临床疗效。

〔按语〕慢性肾炎属中医学“水肿”、“腰痛”、“虚劳”等范畴，多由外感六淫或劳倦内伤，损及脾肾致虚而成。上海市名中医叶景华先生，多年来致力于肾病的研究，早年就提出“益肾清利、活血祛风”思路治疗慢性肾炎，多年来对慢性肾炎治疗验效颇丰，肾四方是临床中治疗慢性肾炎蛋白尿脾肾气虚证的常用加减处方之一，方中黄芪甘温益气健脾制水，石韦清湿热而利水湿，使湿邪随尿而下，芡实健脾固肾摄精，卫茅通络活血，僵蚕清化而升阳，入肾经而祛肾风，五药合用，共奏健脾摄精、益肾活血、利水渗湿之功。

〔整理人〕盖云。

柴翘五淋散

〔方剂来源〕山西省名中医药专家赵尚华临床经验方。

〔药物组成〕柴胡 10 克，连翘 15 克，五味子 10 克，云苓 10 克，赤芍 10 克，当归 10 克，栀子 10 克，甘草 6 克。

〔适应证〕湿热下注，三焦壅滞，缠绵难愈之淋证（泌尿系感染），临床表现为尿痛、尿急、尿频、咽干、脉细，反复发作者，或久治不愈，用八正散、龙胆泻肝汤等疗效不明显者。

〔使用方法〕先将药物用冷水约 1000 毫升，浸泡 20～30 分钟之后，武火烧开，文火煎煮 30 分钟。挤渣取汁，约 200 毫升。接着进行第二次煎煮，加水量约 700 毫升，文火煎煮时间为 25 分钟。挤渣取汁，约 200 毫升。两次煎煮的药液混合过滤，每日服用 2 次，每次 150～200 毫升，空腹温服。

〔临床验案〕患者邢某，男，67 岁，山西原平市轩岗镇人。初诊：2008 年 12 月 21 日。主诉：前列腺经尿道电切术术后尿血 14 天。现病史：患者于 2008 年 11 月做“前列腺经尿道电切术”。术后出现尿道出血、尿痛、尿急等症状。当地医院以泌尿系术后感染，静脉输注菌必治、左氧沙星等约 3 天。查尿常规示：尿潜血（＋＋＋＋），尿白细胞（＋＋＋）。继续使用以上相关抗生素治疗 21 天后，为求根治，电话寻求中医治疗。诊为术后阴血不足，湿热下注，治拟益阴清热、通利三焦。处方：柴胡 10 克，连翘 15 克，五味子 10 克，车前子 10 克（包），金银花 30 克，赤芍 10 克，云苓 10 克，炒栀子 10 克，白花蛇舌草 30 克，甘草梢 6 克。水煎服。

2008年12月26日：服用上方6剂后，患者小便前段仍有血，后段无血。尿常规示：白细胞（++），尿潜血（++）。仍电话求诊。上方加地龙10克，生苡仁30克，生蒲黄10克，水煎服。

2008年12月31日三诊：上方加减续服9剂后尿常规示尿潜血（±），尿白细胞（-），患者尿痛、尿血症状消失，仅有尿急、夜尿多症状，脉滑苔白有瘀斑。诊为脾肾气虚不摄，治拟益气温肾、缓急缩尿。处方：用补中益气汤加桑螵蛸、益智仁等。服9剂而愈。

〔按语〕清·陈修园《医学实在易·五淋癃闭》中有一张淋证通用方，其文曰："五淋汤，治小便淋涩不出，或尿如豆汁，或成砂石，或热沸便血。赤茯苓三钱，白芍、生山栀各二钱，当归、细甘草各一钱四分，水煎服。此方用栀、苓治心肺，以通上焦之气，而五志火清；归、芍滋肝肾，以安下焦之气，而五脏阴复；甘草调中焦之气，而阴阳分清，则太阳之气自化，而膀胱之水府洁矣。"其《时方歌括·通可行滞》卷上再选此方，总结出流行甚广的五淋散歌诀，其文曰："五淋散用草栀仁，归芍茯苓亦共珍，气化原由阴以育，调行水道妙通神。"这张处方最为贴切的适应证是湿热较轻，而阴虚较重，尤其是久病体弱的病例。赵尚华柴翘五淋散，就是在此方基础上加减化裁而成的。

五淋散原方针对的病机是湿热较轻，阴虚较重的淋证，但客观上来说，其方滋阴的力量是不足的。针对原方的这个不足之处，赵尚华先生果断地选用了五味子作为加强其方滋阴力量不足的药物。而柴胡、连翘二味的加入，一方面使全方有清热解毒、表里双解的作用，另一方面也考虑到"柴胡为风药，风能胜湿"（缪希雍《神农本草经疏》中语）的缘故。由于全方组方合理，选药精当，所以疗效肯定。

〔整理人〕赵怀舟。

［附］尿浊

萆菟汤（保精片）

〔方剂来源〕国家级名老中医徐福松教授临床经验方，江苏省中医院院内制剂。

〔药物组成〕萆薢10克，菟丝子10克，茯苓10克，怀山药15克，石菖蒲3克，丹参10克，泽泻10克，煅牡蛎（先煎）20克，沙苑子10

克，黄柏6克，车前子（包）10克，生甘草梢3克。或按比例制成保精片中成药。

〔适应证〕慢性前列腺炎（肾虚湿热型）。本方对改善慢性前列腺炎合并的不育症、性功能改变等亦有较好作用。临床及实验研究表明，本方可改善全身和局部免疫功能，调节前列腺液酸碱度，有明显的抗菌、消炎、抗病毒、清除有害物质、畅通前列腺局部等功效，无明显毒副作用。

〔使用方法〕每日1剂，水煎服。成药每次6片，一日3次，半空腹温开水送服。

〔注意事项〕服药期间，节制房事。忌食酒类、辣椒、葱、蒜、生姜、咖啡、可可等刺激性食物，以免助火生热，引起前列腺充血，使病情加重或反复。

〔临床疗效〕治疗300例，愈显率61.33%，总有效率93.33%。

〔临床验案〕

病案1　宣某，男，36岁，1995年3月15日初诊

患者3年来常会阴部不适，经直肠指检及前列腺液化验，诊断为慢性前列腺炎，屡进中西药物鲜效，近半年来病情加重，且伴性功能减退。刻诊：会阴及少腹胀痛，尿末时带白浊，性欲虽强，但阳物勃起不能如愿，不耐疲劳，肢倦乏力，舌质红，舌苔根黄腻，脉细弦。前列腺液化验：红细胞（+），白细胞（++），脓细胞少量。直肠指检：前列腺肿大，疼痛。证属本虚标实，其虚在肾，其实责之湿浊下注，治宜补肾导浊为主。药用：粉萆薢15克，菟丝子10克，茯苓15克，山药20克，泽泻10克，车前子15克（包），煅龙骨20克（先煎），煅牡蛎20克（先煎），丹参20克，熟地黄10克，山萸肉15克，五味子10克。上方加减，稍事出入，服90余剂，痊愈。

病案2　郭某，28岁，未婚。1983年7月31日初诊

曾在某医院泌尿外科多次检查前列腺液常规：卵磷脂小体极少，脓细胞30个至满视野。经用复方新诺明、呋喃坦丁、庆大霉素、红霉素、卡那霉素及磁疗等医治，效果不显，乃来我院就诊。当时见尿末滴白，时多时少，尿后余沥不尽，溲黄混浊，形体消瘦，时有腰膝酸软，遗精频繁，大便干结，口中干苦而黏。证属肾虚兼有湿热，治以补肾导浊，乃进萆菟汤加减。药用：萆薢10克，益智仁10克，菟丝子10克，茯苓10克，车前子10克（包），石菖蒲3克，台乌药6克，生甘草梢3克，

沙苑子 10 克，川断 10 克，牡蛎 20 克（先煎）。5 剂后症状好转，连服 3 个月，诸症消失。复查前列腺液常规：卵磷脂小体 30 个，脓细胞少量。临床基本痊愈，后遂结婚。随访 2 年，未见复发。

〔按语〕慢性前列腺炎为中医男科多发病，中医学属于“精浊”范畴。肾虚湿热型前列腺炎表现为尿频、尿急、尿痛、尿道灼热刺痛，会阴及少腹胀痛，大便干结，努责时尿道口滴白量多，口中干黏，往往久病致虚，表现为腰酸膝痛，有梦而遗，失眠多梦，四肢无力，手足心热，性功能减退，舌红苔薄白腻，脉细数弦。本方系萆薢分清饮合菟丝子丸化裁而成。一以补肾，一以导浊，合而用之，为消补兼施之妙方。方中菟丝子补阴，萆薢治湿，为主药，治湿而不伤阴，补阴而不腻湿。沙苑子固精，山药固肾，则菟丝子益肾填精之功益胜；茯苓渗湿，车前子导湿，则萆薢分清渗浊之力更宏；菖蒲豁痰宣窍，甘草梢和中解毒，兼引诸药直趋精室。又茯苓配菟丝子，有茯菟丹之意，意在固精兼渗湿；车前配菟丝子，为王旭高之法，专导败精之流注。全方组合缜密，配伍精当，临床验之，确有良效。

〔整理人〕章茂森。

益气活血方

〔方剂来源〕上海市名中医叶景华临床经验方。

〔药物组成〕生黄芪、制首乌、丹参、制大黄、夏枯草按 2：1：2：1：1 配方。乏力头晕，伴舌淡苔薄者加党参、制黄精、潼蒺藜；腰酸怕冷、夜尿增多者加杜仲、益智仁、五味子；口干多梦、心烦者加黄连、麦冬；纳差苔白腻者加茯苓、砂仁；腹胀便秘者加大腹皮、生大黄。

〔适应证〕高血压性肾损害患者，出现尿蛋白异常或尿微量蛋白或尿 β_2-微球蛋白检测异常。中医辨证多为气阴不足夹瘀型。

〔使用方法〕每次用水 400 毫升，文火煎煮，每次取汁 200 毫升，煎两次，餐后 1～2 小时温服，早晚各 1 次。

〔临床疗效〕益气活血方治疗高血压性肾损害早期，能显著改善临床症状及甘油三酯、胆固醇和尿酸等指标，表明益气活血方对该病作用途径是多靶点的，同时具有调节脂代谢和降尿酸作用。

〔按语〕中医对高血压性肾损害无确切的病名，但它从属于高血压病，兼有部分高血压病的发病机制。高血压性肾损害多为肝肾不足，肾元虚亏，阴不制阳，阳亢于上。阴虚阳亢，热灼阴津，炼液成痰，并导致气滞血瘀，肾络瘀阻。肾亏于下，耗血伤气，损伤元阳，致脾肾固摄失司，因而出现尿中精微物质如微量白蛋白、尿 β_2-微球蛋白物质流失。高血压性肾损害的病机是由阴虚阳亢逐渐发展为脾肾气虚，同时伴有热、痰、瘀生成，而痰、瘀、热病理产物往往与临床的脂代谢紊乱、尿酸异常相关。

益气活血方由黄芪、制首乌、丹参、制大黄和夏枯草五味中药组成，黄芪能补五脏诸虚，味甘，性微温，归脾肺经，具有健脾补中、升阳举陷、益卫固表、利尿、托毒生肌之效。现代研究表明，黄芪含有多种苷类、多糖、黄酮、叶酸及多种微量元素等物质，具有调节免疫、改善血流动力学、抗衰老、抗氧化、抗辐射和抗应激等药理作用。《本草纲目》云首乌“气温味苦涩，苦补肾，温补肝，能收敛精气，所以能养血益肝，固精益肾，健筋骨，乌髭发，为滋补良药，不寒不燥，功在地黄、天门冬之上”。现代研究报道，首乌主要含有大黄酚、大黄素，具有降脂、抗动脉硬化作用。黄芪与首乌相须使用，能益气养阴，调补肝肾，治其本。丹参及大黄活血作用强，对肾病抗菌消炎，调节免疫，利尿消肿，活血解毒作用肯定。在临床应用中发现，该两组药对能改善患者的脂代谢。夏枯草味辛、苦，性寒，归肝、胆经，《本草通玄》赞其“补养厥阴血脉，又能疏通结气”，临床上用来清肝火，散郁结，降血压。五药组方后，能有效针对该病病机，阻止高血压性肾损害进一步发展。研究初步证明，采用益气活血法能改善患者的临床症状，同时对脂代谢与尿酸异常有一定调节作用。

〔整理人〕杨晓萍。

第三节　癃　闭

前列复元饮

〔方剂来源〕湖北名医朱祥麟临床经验方。

〔药物组成〕杜仲 10 克，山萸肉 10 克，丹参 10 克，赤芍 10 克，桃仁 10 克，红花 10 克，瞿麦 15 克，王不留行 10 克，泽兰 10 克，黄柏 10

克，延胡索 10 克，茯苓 10 克。若伴气虚者，加党参、黄芪、升麻；若伴阴虚者，加天冬、生地黄；若伴阳虚者，加肉桂、附片；若伴湿热重者，加虎杖、川牛膝；若伴小腹会阴或腹股沟胀痛甚者，加香附、木香、青皮、荔枝核等；伴外感发热者，可合五苓散等。

〔功效〕强肾活血，通络消瘀，清热通关利尿。

〔适应证〕前列腺体增生，小腹胀痛，痛及会阴，小便淋沥不爽，甚或癃闭不通，舌瘀暗，苔白黄，脉缓涩或沉弦硬。

〔使用方法〕每日 1 剂，水煎分 3 次温服。

〔注意事项〕忌饮酒及食发物，节制房事。

〔临床验案〕

病案 1　洪某，男，68 岁，农民

先起小便淋沥不畅，继则小便点滴不通，小腹胀甚难忍。以此住院治疗。医以软管导尿，插不进；乃换金属管插入，因疼痛而终止。立即抽取尿液 2000 毫升。并行膀胱造瘘术，插入胶管引尿于外，以铁卡控制排尿，另用西药治疗。如是已 5 日，尿仍不从小便通行。乃提尿瓶就诊于余。观患者干瘦，面容憔悴，痛苦貌，询其腰腹不胀，少纳，不渴，以尿不能从前阴解出为苦。舌淡红，苔薄白，舌下瘀筋隆起，脉沉细。病为癃闭，年老下元不足，湿热下流阻络，精室增大，瘀阻尿道所致，乃用前列复元饮，取 4 剂，每日煎服 1 剂。效果：嘱其服药二日后不要松卡，看其尿能否从前阴解出？患者服完 4 剂复诊，自述只服药 1 剂，尿即能从前阴解出，自此再未松卡。今外科将拔去瘘管。续服原方 3 剂以巩固疗效。数月后小便复发不畅，仍取原方 5 剂，服之尿颇畅，而恙未再发。

病案 2　李某，男，67 岁，务农，1999 年 3 月 8 日初诊

小便淋沥不通，腰痛，小腹胀痛 10 余日，住某院治疗 1 周，插入导尿管方可排尿。B 超示：前列腺增生。外科建议手术切除，患者畏惧，前来要求服中药。刻诊表情痛楚，形体消瘦，小腹胀及会阴，舌质红瘀暗，苔薄黄，脉沉。证属肾元亏虚，瘀血壅阻下焦，水道不利所致。治宜补肾活血通淋。用前列复元饮方加附片 3 克，服 5 剂。3 月 12 日二诊：导尿管未拔，自觉小腹轻松，嘱其拔除尿管，上方续取 5 剂。3 月 26 日三诊：归后拔去尿管，小便通行，夜尿 2 次，仍用原方 5 剂巩固治疗。

〔按语〕前列腺增生病性可分虚实两端。以肾虚气化不利为本，以湿热内蕴，痰瘀交阻，气滞血瘀为标，尤以本虚标实，虚实夹杂者为多见。

为此，针对增生的精室腺体，治宜补肾化气，以恢复精室功能；结合活血化瘀之药，改善精室内孙络血液循行，消磨其增生之体；佐以清热利湿之品，通淋开道。于是可使腺体回缩，津液之道通利矣。房事不节，致肾气衰损；或饮酒过度，湿热下注，两阴之间精室体内孙络气血不畅，日久瘀血阻络，渐形增大，尿道阻塞，发为癃闭。杜仲甘、微辛，温，补肾强腰，《神农本草经》谓其“主腰脊痛……小便余沥”。山萸肉酸微温，《名医别录》云其“强阴益精，安五脏，通九窍，止小便利”。其能涩亦能通，即收涩精气之中又有流通血脉之用。《本草汇言》治小便淋沥、阴囊湿痒，用杜仲、萸肉配小茴香、车前子为丸服，即取其补肾去湿之功。复配丹参、桃仁、赤芍通络活血消瘀；延胡索活血行气去痛；黄柏清相火；泽兰苦、辛，微温，活血行水；瞿麦苦寒，《神农本草经》谓其“主关格癃结”，仲景以其与茯苓同用利水道；王不留行味苦性平，行血通经利小便，走而不守，《外台》用之与瞿麦相伍治诸淋。诸药合用，有补肾强腰及通络活血消瘀，化解精室腺体增生，而收开关通闭利尿的功效。

〔整理人〕朱寒阳、柳莹芳。

二海地黄汤

〔方剂来源〕国家级名老中医徐福松教授临床经验方。

〔药物组成〕生地黄、熟地黄各 12 克，山萸肉 15 克，茯苓、怀牛膝、泽泻、昆布、海藻、牡丹皮、丹参各 10 克，荔枝草、车前草各 15 克，川续断 10 克，碧玉散（包）20 克。

〔适应证〕前列腺增生属阴虚火旺者，症见小便频数，淋沥不畅，时发时止，遇劳即发，经久不愈，伴有腰膝酸软，耳鸣眩晕，口渴喜饮，脉细弦带数，舌红少苔。

〔使用方法〕水煎服，每日 1 剂，煎两次，饭后半小时服。

〔注意事项〕避免受凉；避免久坐；避免酗酒；合理饮食；加强锻炼。

〔临床验案〕党某，60 岁，干部。1982 年 11 月 2 日初诊。患者于 10 个月前出现无痛性血尿，2 个月前又见尿路感染，在某医院 B 超诊断为“前列腺结节（性质特定）”。口服克念菌素、诺氟沙星及中药汤剂，血尿及尿路感染症状渐消失，但前列腺增生及结节有增无减。泌尿科建议手术探查，患者不愿意，乃来本院专科门诊。刻诊无明显尿路梗阻症状，时有头昏（血压 150/100 毫米汞柱），脉细数，舌红，苔少，边有瘀斑。肛检：前列腺肿大Ⅱ度～Ⅲ度，左叶可触及豌豆大结节，质较硬而固定。B超：前列腺 4.8 厘米×3.4 厘米，边缘尚光整，光点分布不均匀；见散在增强光点，最大 1.3 厘米×1.1 厘米。超声印象：前列腺肥大，且连续光点性质待查。肾图：右肾功能分泌段正常，排泄延缓。左侧肾功能分泌排泄均延缓。中医辨证为肾阴不足，肝阳上亢，痰瘀交阻，治拟补益肝肾、活血软坚。处方：生地黄 12 克，白芍 10 克，牡丹皮、丹参各 10 克，茯苓 10 克，怀山药 10 克，六一散（包）12 克，海藻 12 克，昆布 12 克，川续断 10 克，桑寄生 15 克，菟丝子 10 克，车前子（包）10 克。5 剂。

二诊（1982 年 11 月 8 日）：上药服后，自觉肛门下坠，有欲便之感，乃从原法出入。处方：熟地黄 12 克，山萸肉 10 克，牡丹皮、丹参各 10 克，海藻 12 克，昆布 12 克，川续断 10 克，菟丝子 10 克，云茯苓 10 克，车前子 10 克（包），三棱、莪术各 6 克，台乌药 6 克，广木香 3 克。5 剂。另服二至丸 5 克。2 次/日。

三诊（1982 年 11 月 16 日）：药后头昏好转，肛门坠胀欲便感亦消失。复查 B 超，前列腺 5 厘米×3.3 厘米，边缘光整，光点分布不均，内见增强光点，与上次比较略小（最大约 0.7 厘米×1.1 厘米）。某医院泌尿外科认为病情已有好转，可不做手术探查。上方续服 25 剂。

四诊（1983 年 2 月 7 日）：B 超复查，前列腺 3.8 厘米×0.5 厘米光密区。嘱服二至丸 5 克，3 次/日。

五诊（1983 年 11 月 20 日）：肛指及 B 超复查，前列腺正常大小，未见结节。

随访（1987 年 11 月 26 日）一如常人。B 超复查为正常前列腺。

〔按语〕中医认为前列腺增生症病因复杂多端。一为阴虚火旺，缘由房劳过度，操持频繁，以致肾阴亏虚，虚火上炎，阳无以化，水液不能下注膀胱，仲景所谓“阴虚则小便难”是也。本方为徐福松教授在临证经验基础上，由六味地黄汤化裁而来。六味地黄汤为治肾家之主剂；入二海（海藻、昆布）意在软坚散结，以消前列腺之增生及结节，《本草从新》云“海藻、昆布多服令人瘦削”；方中生熟地黄，合山萸肉滋补九竭之阴；以牡丹皮、泽泻、茯苓、车前草、碧玉散清利湿热；海藻、昆布软坚润下；丹参活血，川断强腰，牛膝引三焦之火下行，折其阳亢。诸药配伍，共奏滋阴降火、育阴潜阳、软坚散结、培本清源之功。

〔整理人〕章茂森。

附子将军洗剂

〔方剂来源〕山西省中医药专家赵尚华临床经验方。

〔药物组成〕制附子 30 克，生大黄 30 克，败酱草 30 克，川椒 10 克，红花 10 克，透骨草 30 克。

〔适应证〕本方是治疗癃闭（前列腺肥大尿闭）的外用处方之一。前列腺肥大尿闭以排尿困难，全日总尿量明显减少，甚至小便闭塞不通，点滴全无为主要临床表现。其中以小便不利，点滴而短少，病势较缓者称为“癃”；以小便闭塞，点滴全无，病势较急者称为“闭”。癃和闭虽有区别，但都是指排尿困难，只是轻重程度上的不同，因此多合称为癃闭。癃闭相当于西医学中各种原因引起的尿潴留和无尿症，本方适用于老年人前列腺增生症所引起的少尿、无尿症。

〔使用方法〕上药加水 3000 毫升，煎水盛于大盆，先熏后洗。待温坐浴其中，直至小便通畅为止。

〔注意事项〕本方是外用急则治其标之法，一般而言一次使用即可取得小便通畅的效果。如果能够坚持使用，并避开辛辣刺激之品，患者在不手术的情况下可保持相对正常的生活质量。

〔临床疗效〕本方临床使用多年，每每取到可喜的疗效。

〔临床验案〕樊某，男，65 岁，2001 年 9 月 12 日初诊。排尿困难，尿后淋沥不尽已 5 年。3 天前饮酒后出现排尿减少，努责方出，昨天则点滴不出，腹胀难忍。某医院诊为前列腺肥大，要其手术治疗。患者有所顾忌，急来求诊。视其苔白而厚，切其脉弦而紧。证属沉寒痼冷凝滞下焦为本，湿热下注，膀胱气化不行为标。急则治其标，用附子将军洗剂加减为治。药用：制附片 30 克，酒大黄 30 克，败酱草 30 克，蒲公英 30 克，皂角刺 30 克，透骨草 30 克。加水 3000 毫升，煎取药液盛于大盆，先熏后洗。内服清热利湿、活血化瘀之剂，加肉桂 1.5 克，水煎服。当日小便癃闭得解。嘱其忌劳累，戒饮酒，忌辛辣刺激之品，日日坐浴，可免急难。

〔按语〕本方之核心为附子、大黄之配伍。明·张景岳说：“夫人参、熟地、附子、大黄，实乃药中之四维……人参、熟地者，治世之良相也；

附子、大黄者，乱世之良将也。”附子配大黄，寒热并用，补泻同施，气味沉雄，能祛沉寒大热，破癥瘕积聚，有斩关夺将之势，通宣一切气，攻在里之酒热寒湿，是急则治其标之选，也是本方的君药。败酱草清热解毒、消痈排脓、祛瘀止痛，有助于消散前列腺肿大。川椒、红花味辛性温，温阳活血，散瘀止痛，也是针对前列腺肥大肾虚血瘀的基本病机特征而设。以上三味皆起辅助作用，是为臣药。透骨草辛散温通，活血止痛，为佐使之品，可引众药直达病所，共同发挥祛寒热、消瘀聚、通淋利尿的作用。

〔整理人〕赵怀舟。

第四节 遗 尿

遗尿汤

〔方剂来源〕麻杏石甘汤合玉女煎加减。

〔药物组成〕炙麻黄 5 克，生石膏 15 克，杏仁 10 克，生地黄 12 克，知母 10 克，麦冬 10 克，怀牛膝 15 克，白芷 10 克，细辛 4 克。

〔适应证〕遗尿之肺胃郁热型。

〔使用方法〕水煎服，日 2 剂。

〔临床验案〕杜某，男，64 岁。患者素有高血压病史，患脑出血后，卧床不起，生活不能自理，就诊前一周不慎感受外邪，随即咳嗽、发热，牙肿痛不能进食，小便频数，夜间遗尿。观其形体消瘦，面色萎黄，皮肤灼热，牙龈红肿，舌红，苔薄黄，脉浮大。证属肺胃郁热，治以清解肺胃，方以麻杏石甘汤合玉女煎加减。服上方 3 剂后，遗尿、咳嗽、牙痛、发热均除，复以益气活血、补肾壮腰、祛瘀通络之法调理善后。

〔按语〕遗尿病位虽在肾与膀胱，但从肺论治亦早已有之。本案为肺胃热甚，由于风热外束，肺气郁闭，调节失度而出现遗尿，病在下而因于上，故当从上治之。当然除有胃热外，还考虑到病久及肾，外有风热，内有肾水不足，虚火上炎，是本于下而标于上。于是选用养阴补肾、引火下行之玉女煎，复佐以细辛、白芷以引经止痛。

〔整理人〕张华东，中国中医科学院广安门医院主任中医师。

第五节　不　育

聚精汤

〔方剂来源〕国家级名老中医徐福松教授临床经验方。

〔药物组成〕熟地黄 12 克，沙苑子 10 克，人参 6 克，鱼鳔胶 12 克，当归、白芍、制首乌各 12 克，黄精 15 克，山萸肉 12 克，菟丝子 10 克，鹿茸 9 克，甘草 5 克。

〔适应证〕无精子症。肾虚者，精液中无精子，婚后不育，并见睾丸偏小，或大小正常而质地偏软，有的无任何不适，有的伴有性欲减退，或阳痿早泄，腰膝酸软，头晕耳鸣，面色少华，失眠心悸，自汗盗汗，脉细，舌红或淡，苔薄白，中有裂纹。

〔使用方法〕水煎服，每日 1 剂，分两次，饭后半小时服。

〔注意事项〕

1. 饮食有节，不吃棉籽油，不宜多食辛辣厚味，戒烟酒，进食高蛋白食物，尤以血肉有情之品为好，如雀卵、鸡蛋、乌骨鸡、动物内脏等。

2. 避免不良因素的刺激，如放射线、高温、紧身牛仔裤等。

〔临床验案〕张某，33 岁，工人，婚后 6 年不育。1982 年 7 月 5 日精液检查结果：无精子。睾丸偏小，无明显不适，失眠多梦，脉细，舌苔薄白。药用：熟地黄 12 克，沙苑子 10 克，党参 10 克，鱼鳔胶 10 克，紫河车 10 克，当归 10 克，白芍 10 克，制首乌 10 克，炙黄芪 10 克，黄精 10 克，山萸肉 10 克，菟丝子 10 克，五味子 10 克，鹿角胶 10 克。服药 1 个月后，精液复查：精液数为每毫升 1.1 亿，活动率 80%。女方于 1982 年 9 月怀孕，次年 6 月生一男儿。

〔按语〕无精子症中医学责之于虚。或由于先天不足，禀赋薄弱，肾精亏损，肾气不充，以致发育不良，肾子体小或缺如；或由于后天失调，恣情纵欲，房事太过，而致肾精亏损，生殖之精不生；或大病久病，脾失运化，精血乏源。所谓虚是指肾阴阳俱虚，肾精亏虚，或脾胃虚弱，气血化生不足。病机为肾精亏损，生殖之精难生。方中熟地黄、黄精、制首乌、山萸肉补肾中之阴；鹿茸补肾中之阳；人参、甘草、当归、白芎补益气血，可谓阴阳气血并补。且鹿茸、鱼鳔胶为血肉有情之品，取其同气相从之意。菟丝子、五味子、沙苑子俱为籽药，助生精，使化生有源。

〔整理人〕章茂森。

精泰来颗粒

〔方剂来源〕国家级名老中医徐福松教授临床经验方，江苏省中医院院内制剂。

〔药物组成〕生地黄，桑寄生，泽泻，生蒲黄，益母草，生鳖甲，牡丹皮，白花蛇舌草等。

〔适应证〕男子免疫性不育症。临床及实验研究提示，精泰来颗粒对不同证型及无症状的精子免疫均有活血化瘀功能，对体液免疫和细胞免疫均有明显调节作用。后经男女免疫性不孕症的对比性研究，证实本品对不同性别的抗精子抗体具有同样的有效性和安全性。

〔使用方法〕10 克/次，3 次/日。温开水冲服，2 个月为 1 疗程。

〔注意事项〕

1. 如因精子抗原作用，致女性抗精子抗体阳性而不育者，在医治男性疾病同时，坚持避孕套隔离措施，俟女子抗精子抗体滴度下降，则可恢复生育力。

2. 防止感冒、腹泻，忌烟酒，忌食辛辣刺激性食物等，是预防抗精子抗体发生不可缺少的环节。

〔临床验案〕陆某，39 岁。2000 年 8 月 22 日初诊。婚后 8 年未育，夫妻同居，性生活正常，未避孕。女方习惯性流产达 4 次之多，妇科检查及生殖免疫学检查未见异常。男方精液常规基本正常。血抗精子抗体（一），精浆抗精子抗体阳性（1∶200）。既往嗜酒，有慢性前列腺炎病史。近 4 年后尿有余沥，咽喉干痛，口渴喜冷饮，腰酸膝软，大便稍干，一二日一行，脉涩滞，舌红有淡紫气，苔薄白微黄。辨证为下焦蕴有瘀热，治拟清理下焦瘀热。患者经常出差，信心不足，要求中成药治疗。遂单给精泰来颗粒，10 克/次，3 次/日。温开水半空腹送服。并嘱服药期间严格戒酒。治疗 3 个月，临床症状好转，精浆抗精子抗体滴度下降（1∶100）。连治 9 个月，临床症状消失，精浆抗精子抗体转阴。再治 3 个月，女方怀孕，足月产一女婴。久病多瘀，穷必及肾，精血与瘀热搏结，治之颇费周折。所投精泰来，宏观辨证，微观辨病，双管齐下，一药中的。

〔按语〕本方是在多年临床研究基础上，经过精心筛选，确定的方名、药物组成，并经先进工艺精制而成颗粒剂，1995年正式列题研究，2000年底通过省级鉴定。主要适应证是男子自身免疫性不育症（抗精子抗体阳性）。徐师认为，本病的中医病机为本虚标实，肾阴不足为本，湿热瘀血为标，故拟定出益肾养阴、化瘀利湿的治疗大法。方中诸药滋补肝肾、养阴益精、化瘀利湿，且现代药理学研究证实，上述中药可调节生殖生理轴，抑制及减少抗体的生成，增强肾上腺皮质功能，对体液免疫及细胞免疫均有作用。中药的双向调节作用，使免疫系统达到新的平衡，体现了宏观辨证与微观辨证相统一、辨证与辨病相结合的原则。

〔整理人〕章茂森。

第五节　阳　痿

二地鳖甲煎

〔方剂来源〕国家级名老医中医徐福松教授临床经验方。

〔药物组成〕生地黄、熟地黄各10克，菟丝子10克，云茯苓10克，枸杞子10克，五味子6克，金樱子10克，生鳖甲20克（先煎），牡蛎20克（先煎），牡丹皮10克，丹参10克，天花粉10克，川续断10克，桑寄生10克。小便黄加白茅根20克，芦根20克；大便不实加煨木香10克，怀山药15克；夜寐不安加酸枣仁20克，大麦芽30克。

〔适应证〕阳痿属阴虚火旺者，多见于素体阴虚或性欲亢进，房事过频者。症见欲念频萌，阴茎有勃起，但举而不坚，多梦滑精，五心烦热，腰膝酸软，头晕耳鸣，口干不多饮，舌质嫩红，苔薄黄，脉细数。

〔使用方法〕水煎服，每日两次，饭后半小时服。

〔注意事项〕服药期间忌辛辣食物。

〔临床验案〕田某，35岁，已婚，工人，1981年3月9日初诊。患者2年前先有阴茎外伤史，后出现阳痿，服温肾补阳、活血化瘀等中药年余，未见好转，乃来就诊。症见患者阳事不举，举而不坚，旋即萎软，不能行房。同时伴有午后潮热，口干喜饮，两下肢酸软无力，脉平，舌质偏红略紫。辨证为阴虚火旺，兼有血脉瘀滞，致使宗筋失养，而成此症。治拟滋阴降火为主，以验方二地鳖甲煎治之。生地黄 10 克，熟地黄 10 克，菟丝子 10 克，茯苓 10 克，枸杞子 10 克，金樱子 10 克，牡丹皮 10 克，丹参 10 克，天花粉 10 克，川续断 10 克，桑寄生 10 克，鳖甲 20 克（先煎），牡蛎 20 克（先煎）。进服 10 剂，阳事渐兴渐坚，潮热告退，精神转振，惟牙龈易肿，原方加地骨皮 12 克，再服 10 剂。药后诸恙悉愈，每次性交达 10 分钟之久。再以原法续施，以资巩固疗效。

〔按语〕阳化气，阴成形。阴为阳之基，阳为阴之使。阴精亏损，阳无所依，阴虚及阳，“水去而火亦去”，此阴虚成痿必然之理。徐福松教授自制验方二地鳖甲煎，用生地黄、熟地黄、鳖甲、牡蛎、牡丹皮、天花粉、金樱子以滋阴降火，而不用龙胆草、黄柏等清泄相火之泄阳药，并配桑寄生、川断以补肾壮腰，再于大队滋阴降火药中少佐枸杞子、菟丝子等补肾温阳之品，而不用阳起石、锁阳等纯阳无阴之壮阳药，并佐五味子、茯苓以宁心安神，冀其心肾相交，如此，则阴助阳以兴，阳得阴而举，阳痿之症可愈。诚如张景岳说：“善补阳者，必于阴中求阳，则阳得阴助而生化无穷；善补阴者，必于阳中求阴，则阴得阳升而泉源不竭。”再者，本方非但对阴虚阳痿有效，而且对糖尿病性阳痿和药物性阳痿（如高血压长期服用降压药）亦有效。此异病同治之理也。

〔整理人〕章茂森。

徐氏加味还少膏

〔方剂来源〕国家级名老中医徐福松教授临床经验方。

〔药物组成〕干山药 450 克，怀牛膝 450 克，白茯苓 300 克，炙远志 300 克，吉林人参粉 100 克（另包），枸杞子 300 克，五味子 300 克，山萸肉 300 克，舶上茴香 300 克，楮实子 300 克，巴戟天 300 克，绵杜仲 300 克，肉苁蓉 300 克，石菖蒲 150 克，干蜈蚣粉 100 克（另包），露蜂房粉 100 克（另包），熟地黄 300 克，干地黄 300 克，龟甲胶 300 克（另包），鹿角胶 300 克（另包），木糖醇 100 克（另包）。

〔功效〕补肾健脾，兴阳起痿。

〔适应证〕性功能障碍。

〔使用方法〕除各粉、胶外，所有饮片先用自来水冲洗一遍后倒入紫铜锅内，加自来水浸泡一宿，头煎用武火煮沸后改用文火煮 2 小时，二、三煎如法煎煮各 1 小时。三煎药汁合并后用文火浓缩。另取一锅将龟甲胶、鹿角胶加绍兴黄酒适量隔水炖烊，一并加入浓缩药液中；膏将成时掺入蜈蚣粉、蜂房粉、人参粉、木糖醇搅匀，再煮两沸收膏。膏成瓶装密封，冰箱冷藏备用。每日早、晚各取 1 匙（约 20 克），开水化开温服。

〔注意事项〕感冒时暂停服用。

〔临床验案〕曾某，51 岁，已婚，1995 年冬初诊。诉阳痿近 3 年，阴茎难以勃起，不能行房，女方不悦，夫妻感情淡漠。患者郁郁寡欢，夜寐不宁，面色少华，神疲畏寒，口干喜热饮，大便偏溏，腰膝酸软，尿后余沥，性激素正常范围，肝肾功能正常，舌质有紫气，苔薄白，脉弦细，尺脉尤弱。辨证为阴阳两虚，五脏俱衰，气血经络失和，先用还少丹变丸为汤服用以为开路方，半月得效后嘱服徐氏还少膏 1 料，冬至始每服 1 汤匙，1 日 2 次，空腹开水冲服。药后诸症明显改善，以后连续 3 个冬天服用徐氏还少膏 1 料，遂康复如初。

〔按语〕中老年阳痿（勃起障碍）久治少效，常与阴阳两虚、五脏偏衰，或脏腑功能失调、气血经络失和有关。徐氏还少膏由徐福松教授根据《洪氏集验方》还少丹合《医便》龟鹿二仙胶加味而成。还少丹取自道家“还变成少身”，“老者更少，日还一日”以及“还丹”之意，意即服用本方后，有“返老还少”之效，故名“还少丹”。本方特色有三：方中枸杞子、杜仲、牛膝补益肝肾，强筋壮骨；山萸肉、巴戟天、肉苁蓉补肾助阳；熟地黄补精填髓、养血滋阴；五味子滋肾涩精；山药脾肾两助；因脾肾虚寒，方中除用温补肾阳之药外，又用楮实子、茯苓、茴香健脾益气，理气和中；远志、菖蒲宁神开窍。是以肾阳温、脾胃暖、心神安而诸恙自除，此其一。又古人认为，龟为介虫之长，得阴气之最全，龟甲胶滋阴潜阳，补肾健骨；鹿角值夏至即解，禀纯阳之性，鹿角胶益肾补虚，强精活血，故二者峻补气血阴阳；人参大补元气，枸杞滋阴助阳。如此龟鹿二仙膏阴阳气血交补，共行填补精血、益气壮阳之功效，此其二。再者，阳痿有因郁致痿或因痿致郁，气滞血亦滞，久痿入血络，故徐氏喜从郁、从血、从络论治，而加用白蒺藜、干蜈蚣、露蜂房等味。按白蒺藜一名旱草，辛苦微温，入肝、脾两经，疏肝解郁，行气活血，苦泄温通，轻扬疏达，得火气而生，能通人身之真阳，解心经之火郁，此单方源于《慎斋遗书》。干蜈蚣辛温有毒，入肝、心经，走窜之力最速，内而脏腑，外而经络，凡气血凝聚之处皆能开之（《医学衷中参西录》)。露蜂房味微苦而性平,“阳明药也”(《本草纲目》)。蜂房为大黄蜂的巢,营巢于树木上或屋檐下,其位居于上,其形似华盖;肺居上焦,为华盖,主气,为水之上源,“诸气忿郁,皆属于肺”。国医大师朱良春氏善用此味,云其“治阳痿不举,效用可靠”(《虫类药的应用》),名为兴阳益肾,实妙在疏通三焦之郁滞也,此其三。

〔整理人〕章茂森。

疏肝振痿汤

〔方剂来源〕第二届国医大师王琦教授治疗阳痿的临床经验方。

〔药物组成〕柴胡 12 克,枳壳 10 克,杭白芍 15~30 克,炙甘草 6 克,白蒺藜 10 克,合欢皮 20 克,丁香 6 克,蜈蚣 2 条,九香虫 10 克。

加减变化:

辨病加减:

1. 动脉性阳痿,多由血脉瘀阻所致,可加桃仁 10 克、红花 10 克、牛膝 15 克等活血化瘀。

2. 静脉性阳痿,多由气不摄血所致,可合生黄芪 30 克、当归 15 克补气生血。

3. 高泌乳素血症阳痿者,应加炒麦芽 60 克。

4. 酒精性阳痿及抗高血压药物所致阳痿者,可加葛花 30 克、羚羊角粉 0.3 克清解肝经热毒。

辨证加减:

1. 瘀血阻络者,加丹参 15 克、水蛭 10 克、赤芍 15 克等。

2. 痰瘀阻络者,加地龙 10 克、僵蚕 10 克等。

3. 肝气郁结者,改用柴胡加龙骨牡蛎汤加减。

〔适应证〕肝失疏泄,宗筋失充所致的阳痿。以阳痿、胸闷善太息、胸胁胀满、腰膝酸软、头晕耳鸣为主要临床表现。

〔使用方法〕煎煮方法:先将药物放入砂锅或搪瓷锅中,倒入凉水浸泡药物约 1 个小时,将药物泡透;将药锅放置炉子上煎煮,先用大火烧开,再转至小火煎煮 25 分钟,然后将药汁倒出来;再续水重复煎煮 25 分钟,将药汁倒出并与第一次煎得的药汁混合均匀。服用方法:早晚饭后温服,每次服用约 230 毫升。30 天为一个疗程。

〔临床疗效〕王琦教授将本方研制成治疗阳痿的中成药疏肝益阳胶

囊，并进行了80例阳痿病人的临床观察。结果：治愈24例，显效25例，有效24例，无效7例。总有效率为91.25%，总显效率为61.25%，治愈率为30.00%，说明疏肝益阳胶囊对肝郁肾虚或肝郁肾虚兼血瘀证之阳痿具有良好的疗效。另外，疏肝益阳胶囊对阳痿病人的胸闷善太息、胸胁胀满、腰膝酸软、头晕耳鸣等症状均有明显改善（P值<0.05），提示疏肝益阳胶囊对阳痿病人的上述症状具有良好的治疗效果。

〔临床验案〕张某，男，39岁。2010年3月10日初诊。主诉：阴茎勃起不坚3年。现病史：3年来，因工作压力颇大，阴茎勃起不坚，伴睾丸阴茎冷痛，失眠多梦，善太息，情志抑郁，舌淡苔薄白，脉弦细。中医诊断：阳痿、子痛。肝郁气滞，寒凝宗筋。治法：疏肝解郁，散寒通络。处方：柴胡12克，枳壳10克，白芍15克，炙甘草6克，白蒺藜10克，吴茱萸6克，炙蜈蚣2条。14剂，水煎服。2010年3月24日二诊：阴茎睾丸冷痛消失，精神舒畅。守方再进7剂。随访：阴茎已能勃起，房事正常。

分析：临床上不少男科疾病多与肝失疏泄有关，治肝之法多为常用。对于肝郁气滞、阳气郁遏者，用四逆散加味治之多效。四逆散方出《伤寒论》，方用柴胡疏肝解郁，枳实行气开郁，芍药柔肝缓急，甘草和中。全方有疏肝解郁、通达郁阳、调畅气血之功。本案因有睾丸、阴茎冷痛感，故加吴茱萸温通肝脉，加白蒺藜加强疏肝宣郁之功，加蜈蚣通经疏络，兴阳起痿。张锡纯《医学衷中参西录》认为，蜈蚣“走窜之力最速，内而脏腑，外而经络，凡气血凝聚之处皆能开之”。

〔按语〕《灵枢·经脉》曰：“肝者，筋之合也；筋者聚于阴器。”《广嗣纪要·协期》云：“阳道昂奋而振者，肝气至也。”是以肝气行于宗筋，气行则血至，阴茎则勃起刚劲。治疗阳痿要把握两点：一则疏肝气，二则行肝血。疏肝振痿汤是在移植四逆散用以疏肝解郁的基础上加味而成。方中白蒺藜，《慎斋遗书》有单味刺蒺藜散治阳痿，《临证指南医案》用以开郁，与合欢皮相伍以增强舒达肝气之力。蜈蚣以活血通络，蜈蚣得白蒺藜，能直入肝经，除辛温走窜兴奋性神经外，其活血通络之力更强，以改善阴茎供血。丁香醒神兴奋、助阳起痿，《本草求真》谓其“辛温纯阳，力直下达暖肾”；《医林改错》又云其“补肝，润命门”。九香虫既可理气解郁，又能兴阳起痿，《本草纲目》云其治“膈脘滞气，脾肾亏损，元阳不足”；《摄生众妙方》治阳痿之乌龙丸更谓“理膈间滞气，助肝肾之亏损，妙在九香虫一物”。诸药相配，共奏疏肝通络、调达宗筋之效。

〔整理人〕张惠敏。

第六节　肾　虚

地龟汤类方

〔方剂来源〕全国名老中医张炳厚经验方。

〔药物组成〕熟地、龟甲、黄芪、当归、泽泻。

地龟汤加山萸肉、山药、生地黄用于肾阴虚不甚，且无他证者；地龟汤加人参、鹿角胶用于肾阴亏虚较甚，兼有肾气虚者；地龟汤加黄柏、知母主治肾虚火旺诸证；地龟汤加肉桂、附子、补骨脂主治命门火衰，脾胃虚寒等证，桂、附用量大时可治疗肾阴阳两虚诸证；地龟汤加沙苑蒺藜、莲须、莲子、金樱子、芡实治疗滑精、白浊、尿频、消渴、劳淋等肾虚精微不固者；地龟汤加车前子、茯苓、牛膝治疗肾虚不能制水之水肿、淋证、小便不利等病证。

〔适应证〕加减治疗各种疾病中肾亏为主者，症见腰痛、水肿、耳鸣、不寐、淋证、脱发、早泄、不孕、虚劳等。

〔使用方法〕水煎服，日 1 剂，晨起及睡前温服。

〔临床验案〕王某，男，24 岁。患者 3 年前开始腰痛，发现尿中泡沫增多。查尿常规：蛋白＋＋，潜血＋＋；24 小时尿蛋白定量 2.78 克。血压 140/95 毫米汞柱；血肌酐 189 微摩尔/升。肾穿刺活检病理为 IgA 肾病Ⅳ级。症见腰酸痛，尿色深黄，尿中泡沫增多，夜尿增多，大便稀溏，日 2～3 次，乏力，自汗盗汗，夜半咽干，手足心热，舌淡红苔薄白，脉沉细。予上方加知母、黄柏、莲子、莲须、芡实、金樱子等，治疗 3 个月后患者血肌酐降至 152 微摩尔/升，24 小时尿蛋白定量降至 0.6 克，无其他不适。

〔按语〕该方组成为熟地黄、龟甲、黄芪、当归、泽泻五药，由《丹溪心法》之大补阴丸化裁而成。大补阴丸为滋阴降火之常用方剂，滋阴与降火并重，强调阴盛而阳潜，虚火降而虚热自清。张炳厚认为，肾主水，为阴中之阴，故补肾应从肾阴入手，以地龟汤为基础方，创出一系列类方。地龟汤中以熟地黄为君，滋阴养血，补精益髓，为滋补肾阴之要药。血肉有情之龟甲为臣，滋补肾阴，敛虚火而潜浮阳。熟地黄得阴气最全，补肾阴最真；龟甲得阴气最厚，补肾阴最纯，二药相伍，培补真阴。方中去大补阴丸中清热泻火之知、柏，加当归补血活血亦为臣药，助熟地黄生精补血；黄芪益气升阳为佐药，辅熟地黄大补气精；泽泻泄热利水，兼能补肾，并能使熟地黄补而不腻，亦为佐药。五药合用，滋补肾阴，治疗肾虚诸病之本；加味变化成各种类方，治疗肾虚之标或兼证。

〔整理人〕段昱方。

强力补肾汤

〔方剂来源〕张奇文、朱鸿铭编著的《农村中医临床顾问》（人民卫生出版社，2010 年版）。

〔药物组成〕黄芪 45 克，高丽参 15 克（先煎 10 分钟），熟附子 30～45 克（加生姜 30～45 克和大黑豆 30 克，先煎 30～45 分钟，然后放入其他药物共煎 2 次，每次煎半小时），砂仁 6 克（后入），白豆蔻 6 克（后入），干姜 30 克，生龙牡各 30 克（先煎），紫石英 30 克（先煎），灵磁石 30 克（先煎），桂枝 15 克，胡芦巴 15 克，炒川断 15 克，炒杜仲 15 克，淫羊藿 15 克，巴戟天 15 克，川牛膝 15 克，熟地黄 30 克，山萸肉 20 克，炙甘草 10 克。

〔功效〕温补肾阳。

〔适应证〕腰痛，以酸软为主，喜按喜揉，腿膝无力，遇劳更甚，卧时减轻，反复发作，少腹拘急，面色㿠白，手足不温，少气乏力，舌淡，脉象沉细。

〔使用方法〕煎煮时再加生姜 30～45 克和大黑豆 30 克，每天早晚饭前各服用 1 次。

〔注意事项〕避风寒，避免食生冷食物。

〔临床验案〕郭某，女性，41 岁，2013 年 1 月 28 日就诊。流产 6 次，腰疼，怕冷，月经闭止，出虚汗，走路时足跟疼，脉沉弱无力。处方：黄芪 50 克，高丽参 15 克（先煎 10 分钟），熟附子 40 克（加生姜 40 克，大黑豆 30 克，先煎 40 分钟，然后放入其他药物共煎 2 次，每次煎半小时），砂仁 6 克（后入），白豆蔻 6 克（后入），干姜 30 克，生龙牡各 30 克（先煎），紫石英 30 克（先煎），灵磁石 30 克（先煎），胡芦巴

15克，炒川断20克，炒杜仲15克，淫羊藿15克，巴戟天15克，熟地黄15克，山萸肉20克，川牛膝10克，金毛狗脊30克，醋元胡30克，炙甘草6克。服用10剂。用药后未再怕冷，腰疼明显减轻，走路时脚后跟疼痛明显减轻，上方继续服用10剂后症状全部缓解。

〔按语〕黄芪、高丽参补气；姜、附、桂、川断、杜仲、胡芦巴、淫羊藿、巴戟天等温肾阳；砂仁、白豆蔻疏通中焦；紫石英、生龙骨、生牡蛎、磁石等重镇之品引药下行入肾。善补阳者，阴中求阳，故而在一派温阳药物中加入熟地黄和山萸肉。本方组方严谨，用之临床，疗效显著。

〔整理人〕王默然。

第七章 脑系病证

第一节 中风病

潜阳息风煎

〔方剂来源〕首届国医大师任继学临床经验方。

〔药物组成〕羚羊角、天竺黄、玳瑁、珍珠母、紫贝齿、龟甲、炒青皮、僵蚕、胆南星、生地黄等。

〔适应证〕任老认为中风之病机，主要在于外有所触，内有所动，致体内痰、气、血、风、热互结并相互为用，形成气冲而上犯，轻者血脉受损，损则血行不利，甚者壅滞而为瘀。瘀塞血脉，营津不行，外渗为痰为饮。血脉不行，清气不得入，神机失用而成瘀塞经络之候。重者络破血溢，脑气与脏腑之气不能相接，窍络窒塞，阴维、阳维失职，阴不能敛阳，阳不能化阴，阴阳离决而身亡。

中风病是中医内科临床上常见的四大证之一，亦称“卒中”。其临床特点是：发病有急者也有缓者，急者多为突然跌仆，昏不知人，口眼㖞斜，半身瘫痪，鼾睡，二便失禁之危证；其发病缓者多为睡中发病，或行走坐卧时发生，故见口眼㖞斜，半身不遂，舌蹇语涩，唇缓流涎之轻证。前者是中脏中腑之证，后者为中经中络之证。从现代医学观点看，中脏中腑相当于脑溢血、蛛网膜下腔出血，中经中络相当于脑血栓、脑栓塞、高血压脑病之类。古人认为，中风多由外风所致，其实临床所见的成因，多为虚风内起，鼓舞营气上逆。虚风者，肝肾之阳不能潜纳于下，则症见声色俱厉，气粗息高，扬手掷足，烦躁，目张头痛等，若治以发散之品，燥热之剂，则外在真气耗散，内在阴亏津竭，肝阳失敛，邪气横逆，病转危候。因而肝阳一动，浮火四起，不能安于下，当用介类以使阳气潜藏于下，则阳定风息热消，痰散还为津液，闭证已开，脱证已固，惟风阳上冒证为主，必以此法主治。本方适用于中医中风之风阳上扰证。以平素头晕头痛，耳鸣目眩，突然发生口眼歪斜，舌强语謇，或手足重滞，甚至半身不遂为主要临床表现。

〔使用方法〕上方水煎取汁，频服，每次服100毫升。

〔注意事项〕摒除一切膏粱厚味，生痰、化脂、动火之物，更远色戒性，肥人更应注意慎口绝欲，以淡介蔬类为法，用药宜次之，乃得有备无患之妙。

〔临床验案〕姜某，男，62岁，病历号56445，1990年5月18日来诊。

主诉：左半身不遂，言謇语涩12天。

病史：5月7日洗澡时突感头晕头痛，遂返家中，翌日左半身不遂，口角右偏，求治于吉林市中西医结合医院，经颅脑CT诊断为“腔隙性脑梗死”，住院10天，用“维脑路通”“胞二磷胆碱”治疗，病人症状不见好转，且出现左半身痉挛，遂转入中医学院附属医院内一科。入院时查：意识清楚，颜面红赤，左半身不遂，肌张力增高，左半身病理反射阳性。症状：左半身麻木，时有拘急感，言謇语涩，口角右偏，小便黄，大便4日未行，喉中痰鸣，舌质红，苔黑褐而厚，脉弦滑有力。法以通腑泄热，佐以破瘀。拟三化汤：大黄10克，枳实10克，厚朴20克，羌活5克，炒水蛭5克。水煎服。

二诊（5月19日）：腑气已通，泄下臭秽稀便，喉中痰鸣减，自述口干不欲饮水，舌质红，苔黑而干，脉弦数有力，病人喜笑不休。肝主语，心主言，风痰上扰，心阳暴亢，神失守位，治以平肝潜阳，化瘀通络。用潜阳息风煎加玄参15克，黄连10克，阿胶15克（另烊），石菖蒲15克，郁金20克，蒲黄15克，知母50克，水蛭5克，水煎服。同时配合静滴清开灵。

三诊（5月23日）：左侧肢体已不拘挛，肌力明显恢复，可下地行走，喜笑稍止，语言欠流利，自述咽喉发紧感，大便二日一行，偶有返呛，颜面红赤，舌深红，苔黄厚，脉沉弦而滑。治拟清热化痰、活络导滞法。处方：胆南星5克，黑芝麻40克，豨莶草50克，羚羊角5克，玳瑁15克，生地黄20克，蒲黄15克，郁金20克，石菖蒲15克，黄连5克，天竺黄15克。水煎服。

四诊（6月21日）：上方增减治疗1个月，诸症均减，左侧肢体活动自觉笨拙，余无明显不适。查：舌质红，舌尖部溃疡，苔剥脱，脉弦滑。治拟育阴潜阳、养血通络。药用：龟甲 40 克，生牡蛎 30 克，鳖甲 15 克，阿胶 15 克（另烊），钩藤 15 克，豨莶草 50 克，赤芍 15 克，鸡血藤 20 克，藏红花 5 克，天竺黄 10 克。水煎服。上方调理 2 个月，肢体活动自如，语言流利而出院。

〔按语〕经言："生命之根于中者，命曰神机，根于外者命曰气立，出入废则神机化灭，升降息则气立孤危，是以升降出入，无器不有。"中风之疾，风火痰瘀虚互结，上冲脑脉，神机欲息，气立孤危，通腑一般总在首务。三化之用，开达阳关，可直折风火之势，以复气机升降。破瘀之味，可开通闭塞，以利神机出入。再以平肝潜阳、化痰通络、育阴养血等法调理之，则层次分明。观本案，当知病有缓急，治分先后，临证如对敌，胸无定见，何以决胜千里。

①羚羊角——咸，寒，主入肝经，咸寒质重，善平肝息风。《本草纲目》云其能平肝舒筋，定风安魂，散血下气。

②天竺黄——清热豁痰定惊，《本草衍义》云其"凉心经，去风热"。

上药合用，相得益彰，清热凉肝息风之功益著。

③玳瑁——甘，寒，平肝定惊。

④珍珠母——平肝潜阳。《饮片新参》云其平肝潜阳，安神魂，定惊痫，消热痞、眼翳。

⑤紫贝齿——味咸性平，归肝经，平肝潜阳。

方中重用血肉有情之品，滋阴养液以息风。风火相扇，最易耗阴劫液，故又重用生地黄壮水涵木，滋阴柔肝。大量介类潜阳之品，寓息风于滋养之中，使浮阳得潜，则肝风自息。

⑥龟甲——甘、咸，寒，滋肾潜阳，滋水以涵木，滋阴以柔肝。

⑦炒青皮——苦、辛，温，重在疏肝理气。

⑧胆南星——味微辛而苦，性凉，清火化痰。《药品化义》云其"主治一切中风，风痫，惊风，头风，眩晕，老年神呆，小儿发搐，产后怔忡"。

⑨僵蚕——息风化痰散结。《本草纲目》云其"散风痰结核"。

⑩生地黄——滋阴清热养血。

综观全方，以凉肝息风为主，配以化痰、清热之品，标本兼顾。

〔整理人〕南红梅、韩丹、南征。

偏瘫复元汤

〔方剂来源〕全国名老中医王立忠教授经验方。

〔药物组成〕党参12克，生黄芪30克，丹参20克，当归12克，赤芍15克，川芎15克，桂枝10克，川牛膝12克，地龙15克，鸡血藤30克，山楂10克，水蛭8克，伸筋草20克，甘草6克。

〔功效〕补气活血，化瘀通络。

〔适应证〕中风后遗症（气虚血瘀型）。主治中风后半身不遂，肢体麻木，口眼歪斜，语言不利，伴心悸气短，神疲乏力，舌质淡或暗紫，苔薄白而腻，脉沉缓无力或沉细而滑。

〔按语〕方中地龙、水蛭治久瘀，疏通经络，重用黄芪，通过补气，以增强行气化瘀的效用。加减：病在上肢者，可加羌活、姜黄、桑枝等；病在下肢者，加木瓜、蜈蚣、乌梢蛇等；手足肿胀者，加茯苓、防己、丝瓜络、生苡仁等；肢痛者加制乳香、制没药、细辛等；肢体麻木者，加生牡蛎、苏木、制马钱子等。

〔整理人〕王立忠。

健脑益智丸

〔方剂来源〕全国名老中医王立忠教授经验方。

〔药物组成〕何首乌100克，肉苁蓉100克，枸杞子120克，山萸肉150克，茯神120克，远志80克，石菖蒲80克，益智仁100克，僵蚕100克，胆南星80克，地龙100克，水蛭100克，川芎100克，黄芪120克，当归120克，郁金90克，巴戟天100克，丹参100克。

〔功效〕益气补肾，健脑益智，祛痰，活血化瘀。

〔适应证〕中风后遗症引起的脑萎缩，脑动脉硬化症，老年痴呆等。

〔按语〕首乌、苁蓉、枸杞、山萸肉、茯神、巴戟天、远志、菖蒲、益智仁，补肾养神开窍，通脑益智；黄芪、当归、丹参、川芎、僵蚕、胆南星、地龙、水蛭、郁金益气活血、化痰通络益智。

〔整理人〕王立忠。

逐瘀回春汤

〔方剂来源〕安徽省名中医王士荣经验方。

〔药物组成〕水蛭末3克（分吞），地龙15克，陈胆南星10克，法半夏10克，石菖蒲10克，广郁金10克，丹参15克，生山楂20克，茯苓12克，枳壳10克。

〔适应证〕中风后遗症，症见偏瘫，活动不利，吞咽困难，言謇语涩。

〔使用方法〕每日1剂，水煎温服。或将本方制水泛丸，缓缓调治。若患肢肿胀，加马鞭草30克，益母草30克。

〔临床疗效〕久服多见良效。

〔整理人〕方鸣。

通脉舒络汤

〔方剂来源〕首届国医大师张学文教授经验方。

〔药物组成〕黄芪30克，红花、川芎各10克，地龙、川牛膝各15克，丹参30克，桂枝6克，山楂30克。

〔功效〕益气活血、通脉舒络、排滞荡邪、祛瘀生新。

〔适应证〕中风、痹证等偏于气虚血瘀者。

〔整理人〕张学文。

通窍活血利水方

〔方剂来源〕首届国医大师张学文教授经验方。

〔药物组成〕丹参30克，桃仁、红花各10克，茯苓20克，川牛膝15克，白茅根30克，川芎、赤芍各10克，水蛭6克，麝香0.1克，黄酒30～90克，葱白3寸。

〔功效〕通窍活血，利水化浊。

〔适应证〕中风、颅脑外伤、脑积水、顽固性头痛、脑肿瘤，辨证属于颅脑水瘀或颅脑积血者。

〔使用方法〕先将黄酒洒在干药上，用纸或布封紧器口，20分钟左右，使黄酒渗入药中，而后除麝香外，余药清水煎，取药汁冲服麝香粉。

〔整理人〕张学文。

第二节　眩　晕

眩晕宁

〔方剂来源〕首届国医大师张学文教授经验方。

〔药物组成〕橘红10克，茯苓15克，姜半夏10克，磁石30克（先煎），丹参15克，川牛膝10克，桑寄生15克，菊花、钩藤各12克，天麻、女贞子各10克。

〔功效〕息风止痉，益肾定眩。

〔适应证〕眩晕呕吐，时发时止，发则如坐舟船，不能站立。胸闷不舒，多痳，舌胖，苔厚白而润，脉弦滑等。

〔整理人〕张学文。

定眩汤

〔方剂来源〕全国名老中医王立忠教授经验方。

〔药物组成〕党参、白术、竹茹、法半夏、枳实、陈皮、川牛膝各12克，生白芍15克，甘草10克，茯苓、生薏仁、生牡蛎、泽泻各30克，山萸肉18克，炒葶苈子15克，生姜1片，大枣3枚。

〔功效〕益气健脾补肾，祛痰利湿。

〔适应证〕梅尼埃病，或症见头晕目眩伴恶心欲吐，或视物旋转，如坐舟车等症状（痰湿中阻型）。

〔使用方法〕上药共为细末，炼蜜为丸，如弹子大，每丸重9克，日服3次，每次1丸，温开水送服。作汤剂时，每日1剂，水煎，早晚各服1次。

〔按语〕本方重用山萸肉补益肾精，固护肾气，使髓海充沛；用泽泻、白术、茯苓、生薏苡仁、葶苈子健脾利水，杜绝生痰之源；用党参、陈皮、半夏、生白芍、生牡蛎、牛膝益气健脾化痰兼以平肝降火；酌用竹茹、枳实、生姜、大枣化痰和胃止呕，标本兼治。加减：若痰多色白，加胆南星、白附子；若痰多黏稠呈微黄色，加全瓜蒌、知母、川贝母；若舌质少津，原方去党参、白术、薏苡仁，加玄参、生地黄；若因情绪激动而症状加重者，原方去党参、白术，加桑叶、夏枯草、谷精草；若感受暑邪，原方去党参、白术、牛膝，加佩兰、荷叶、桔梗、白蔻仁等；平时痰湿盛者，配服香砂六君子丸。

〔整理人〕王立忠。

葛根泽泻汤

〔方剂来源〕安徽省名老中医张琼林、张善堂经验方。

〔药物组成〕葛根 30 克，泽泻 30 克，白术 15 克，磁石 30 克（先煎），生半夏 15 克（先煎），川芎 12 克，石菖蒲 10 克，川牛膝 10 克。

〔适应证〕眩晕（耳源性眩晕，梅尼埃病）。

〔使用方法〕每剂用温水浸泡一夜（夏天 3 小时），大火煮开后再用小火慢煮 20～30 分钟，倒取头汁。药渣立即加冷水，煎法同上。头二汁混匀，计得药汁 1200 毫升，饭后 1 小时温热服 250～300 毫升，一日两次，两天 1 剂。选用传统优质饮片，不用颗粒冲剂。

〔注意事项〕静卧休息，低盐食谱。

〔临床疗效〕4～6 剂即可获效。愈后去磁石，生半夏改姜半夏，以 4 倍剂量作丸（水蜜丸），每服 10 克，每日 2～3 次。常服，可以控制或减少复发。

〔按语〕张仲景制泽泻汤，仅泽泻、白术二味，君臣相伍，主治清阳不升，浊阴不降的“苦眩冒”。加入葛根，扩宽脉道以升清阳；加入磁石、半夏平逆缓冲以降浊阴；加入菖蒲、川芎辛宣透达，利窍通络；加入牛膝活血行滞，导邪下行。治疗内耳眩晕有显效，故又名“眩晕停”。近年来配服蝎蜈胶囊治疗“突聋”、脑震荡后遗症，亦有效。

〔整理人〕张琼林、张善堂。

益气降压汤

〔方剂来源〕河北医科大学中医学院吕志杰教授经验方。

〔药物组成〕黄芪 60～90 克，当归、赤芍、川芎、桃仁、红花、地龙各 5～10 克。

验方加味法：①针对高血压病肝肾不足的基本病机，一般加杜仲、桑寄生、白芍、菊花；②血虚失眠多梦者，加酸枣仁；③气虚明显者，加党参或人参；④脾虚便秘者，加生白术、肉苁蓉；⑤脾虚湿阻苔腻者，加苍术、茯苓；⑥胸阳不振胸闷者，加瓜蒌、薤白；⑦虚阳上浮头晕明显者，加天麻、钩藤；⑧虚热苔薄黄者，加黄芩；⑨伴阳虚证候者，加炮附子或巴戟天、淫羊藿等。

〔适应证〕高血压病中、晚期，表现为气虚血瘀为主者。高血压病气虚血瘀证的舌脉特点：舌质淡，或淡而偏胖，或淡而紫暗，或淡红而嫩，舌苔白润；脉弦缓少力，或弦大按之少力，或弦细无力。

〔使用方法〕每日 1 剂，先以水浸泡 30～60 分钟，煮开后用文火煎煮约 30 分钟，煎取药液 200～300 毫升。再加水煎煮约 20 分钟，煎取药液约 200 毫升，与第一次药液合并，日 3 次温服，饭前或饭后半个小时以上服用均可。若用煎药机煎药，每剂煎取 3 袋。7 天为 1 个疗程，连续服用 3～4 个疗程。血压降至正常后，改为隔日 1 剂，巩固治疗 1～2 个疗程。

〔注意事项〕服用验方数剂尚无疗效且有上火现象者，为方不对证，停用重新辨证更方。服用后虽有疗效，但有上火现象者，以黄芩 10～15 克佐之，黄芩并有降压作用（药理研究已证实）。

〔临床疗效〕吕师于 1999 年在《浙江中医学院学报》第 5 期发表“补阳还五汤在治疗高血压病中的作用”一文，文中总结以补阳还五汤为主方，适当加味治疗高血压病 64 例，结果降压疗效之总有效率为 89.1％，症状疗效之总有效率为 96.9％。此后十几年来，在我随师读研与毕业后共同工作期间，经常耳闻目睹吕师以“益气降压汤”取得的可靠疗效，我效法用之，亦取得疗效。

〔按语〕补阳还五汤是中医界熟知的著名方剂，为王清任《医林改错·瘫痿论》治疗中风的方子。吕师的领悟就在于他根据高血压病病程日久多虚、多瘀、虚实夹杂的特点，谨遵“圣人不治已病治未病”之大经大法，以补阳还五汤加味治疗高血压病气虚血瘀为主者，既能治疗高血压病，又可预防或延缓中风的发生。如此学经典，用名方，“治未病”者，良医之所为也。

〔整理人〕班光国。

石决牡蛎汤

〔方剂来源〕首届国医大师邓铁涛治疗高血压经验方。

〔药物组成〕石决明 30 克（先煎），生牡蛎 30 克（先煎），白芍 15 克，牛膝 12 克，钩藤 12 克，莲子心 3 克，莲须 10 克。

〔适应证〕本方为中医辨证为肝阳上亢型的高血压病而设。此型多见于高血压病早期，症见头晕，头痛，心烦易怒，夜睡不宁，或头重肢麻，口苦口干，舌微红，苔薄白或稍黄，脉弦有力。本方能起到平肝潜阳之效。

〔使用方法〕本方为内服汤剂，可用清水三碗半，用文武火煎至八分，药渣再煎，煎液分上下午服。

〔注意事项〕风寒外感或阳虚气陷所引致的眩晕头痛勿服。

〔按语〕中医古籍文献中无高血压病名，但根据其临床症状，邓铁涛国医大师认为本病多属中医“眩晕”“头痛”等证范畴。高血压病并发心脏病、脑卒中时，则属中医“心悸”“胸痹”和“中风”范畴。

引致高血压的病因很多，首先是情志失节，如长期的紧张、恼怒、郁闷；此外，工作生活失节、过嗜酒辣甘肥、房劳及先天不足等，都可引起肝失疏泄、肝阳过亢、痰浊上扰和肝肾阴虚的病理变化，导致高血压病的发生。

基于上述病机的认识，邓老在辨证上主张分为四型：肝阳上亢型、肝肾阴虚型、气虚痰浊型、阴阳两虚型（本处重点讨论肝阳上亢型）。对于肝阳上亢者，治法宜平肝潜阳。本方中的石决明、生牡蛎能滋阴平肝，重镇潜阳，故为君药；钩藤、莲子心、白芍能清热柔肝，能平阳亢之肝阳，故为臣药；牛膝、莲须固肾育阴，引药下行，任佐使之职。诸药合用，共奏平肝潜阳之效。如苔黄脉数有力加黄芩；若兼阳明实热便秘者，加大黄之类泻其实热；苔厚腻者去莲须加茯苓、泽泻；头痛甚者加菊花或龙胆草；头晕者加明天麻；失眠者加夜交藤或酸枣仁。

〔整理人〕邓中光。

莲 椹 汤

〔方剂来源〕国医大师邓铁涛治疗高血压验方。

〔药物组成〕莲须 12 克，桑椹子 30 克，龟甲 30 克（先煎），牛膝 12

克，女贞子 12 克，旱莲草 10 克，怀山药 15 克。

〔适应证〕本方为治高血压之肝肾阴虚者而设。本型症见眩晕耳鸣，心悸失眠，腰膝酸软，记忆力减退，或盗汗遗精，形瘦口干，舌质嫩红，苔少，脉弦细或细数。本方能起滋阴养肝之效。

〔使用方法〕本方为内服汤剂，可用清水三碗半，文火煎至八分，药渣再煎，药液分 2 次口服。

〔注意事项〕此方为补益剂，有外感表证者勿服；又因其为滋养之剂，痰湿重者慎服。

〔按语〕肝肾阴虚型高血压，常因肝阳过亢不已而致伤阴伤肾所致。治宜滋肾养肝，佐以平肝潜阳。方中莲须、桑椹滋肾养肝为君药；怀山药养脾滋肾为臣药；女贞子和肝益肾，旱莲草养阴清热，取“二至丸”之意；龟甲育阴潜阳，牛膝引药下行，与二至丸共起平肝潜阳之效，共任佐使之职。若兼气虚者加太子参；舌光无苔者加麦冬、生地黄；失眠心悸者加酸枣仁、柏子仁。

〔整理人〕邓中光。

赭决七味汤

〔方剂来源〕首届国医大师邓铁涛治疗高血压验方。

〔药物组成〕黄芪 30 克，党参 15 克，茯苓 15 克，白术 12 克，陈皮 6 克，法半夏 10 克，代赭石 30 克（先煎），草决明 30 克，甘草 6 克。

〔适应证〕本方为气虚痰浊夹肝阳上亢，肝风夹痰浊上扰引致高血压的病证而设。症见头晕头重，胸闷，气短纳减，怠倦乏力，或恶心泛吐痰涎，舌胖嫩，舌边有齿印，苔白腻，脉弦细滑或虚大而滑。本方能起到益气除痰，平肝降逆之效。

〔使用方法〕本方为水煎内服汤剂，可用清水三碗半文火煎至八分，药渣再煎，药液分 2 次口服。

〔注意事项〕本方为本虚标实者而设，无气虚、无痰浊，纯属肝阳上亢盛实者忌用。

〔按语〕此型高血压，病程较长，久病必虚，虚于气虚失运，内生痰浊，肝之疏泄受阻，再加上情志紧张压抑，肝郁奋亢，挟风挟痰上扰，形成本虚标实之高血压。方中取黄芪益气利水除湿，湿不聚则痰难成。此外，邓老经验，黄芪轻用能升血压，重用能降血压；据“脾为生痰之源，肺为储痰之器”之理，选健脾除痰之名方“陈夏六君汤”以助黄芪益气除痰，又因本证是本虚标实之证，除了气虚失运，痰浊内生外，更兼肝失疏泄，奋郁上亢，挟风挟痰上扰而产生本证，故本方选取代赭石、草决明平肝降逆，以达降压之效。若兼肝肾阴虚者，加首乌、桑椹、女贞子之属；若兼肾阳虚者，加肉桂心、仙茅、淫羊藿等；若兼血瘀者，加川芎、丹参等。

〔整理人〕邓中光。

肝肾双补汤

〔方剂来源〕首届国医大师邓铁涛治疗高血压验方。

〔药物组成〕桑寄生 30 克，首乌 15 克，杜仲 12 克，川芎 10 克，淫羊藿 10 克，玉米须 30 克，磁石 30 克（先煎），生龙骨 30 克（先煎）。

〔适应证〕本方适宜治疗因阴损及阳，以致阴阳两虚，阴阳不能相济，导致虚阳浮越而出现高血压之病证，多见于高血压病后期。症见头晕眼花，耳鸣腰酸，腰痛，或阳痿遗精，夜尿多，自汗盗汗，或形寒肢冷，气短乏力，舌淡嫩或嫩红，苔薄白润，脉细弱。本方能起双补肝肾，潜阳降压之效。

〔使用方法〕本方为水煎内服汤剂，可用清水三碗半文火煎至八分，药渣再煎，药液分 2 次口服。

〔注意事项〕本方为肝肾阴阳两虚之证而设，实证者非宜。

〔按语〕方中桑寄生、杜仲、首乌皆能滋阴养肝肾之阴，根据现代药理研究，三药均具有改善高脂血症，平降血压之效。方中淫羊藿能温壮肾阳，川芎能祛头风而温行血脉，两药合用，意在充实阳气而利血脉，与前三药共起阴阳双补，肝肾同养之效。玉米须能淡渗利水，可防滋阴而滞湿，且其药性平和，不会损阴伤正，起利水通阳之效。方中磁石重镇下行，能纳浮火以归肾；生龙骨能平阳降逆，镇惊固脱，与磁石、玉米须共起佐使之作用，有利于高血压的平降。若兼气虚加黄芪；若肾阳虚为主者，可用“附桂十味汤”（肉桂、熟附子、黄精、桑椹、丹皮、云苓、泽泻、莲须、玉米须、牛膝）；若肾阳虚兼浮肿者，用真武汤加杜仲、黄芪。

邓老认为，高血压病，变化多端，不能执一方以统治疾病之全过程，宜注意辨证论治，随证加减，务要使方证吻合，才能取效。故邓老针对高血压病临床上常见的四个证型自拟了石决牡蛎汤、莲椹汤、赭决七味汤及肝肾双补汤等四方进行辨证治疗，以供同道参考。

此外，邓老认为，一个高血压病人，如果只知道用药物治疗，不知道调养锻炼是不够的。邓老常说，高血压病者宜起居有常，不妄作劳，冷暖适中，珍惜精气，节戒色欲，情志舒畅，饮食清淡。并认为体育疗法十分重要，提倡每天坚持户外散步，睡前做气功，有时间打打太极拳，练练八段锦，合理安排工作与休息时间，对缓和高血压和巩固疗效都很有好处。

〔整理人〕邓中光。

加味天麻钩藤饮

〔方剂来源〕张奇文、朱鸿铭编著的《农村中医临床顾问》（人民卫生出版社，2010年版）。

〔药物组成〕明天麻15克，钩藤15克（后入），制半夏10克，云茯苓30克，建泽泻15克，姜竹茹10克，夏枯草10克，酒川军10克（后入），酒黄芩10克，炒枳实10克，全瓜蒌30克，元明粉6克（化入），炒枳壳15克，煅磁石15克（袋装先煎），珍珠母30克（袋装先煎），醋香附10克，全蝎粉3克（装0.5克胶囊，分2次冲服）。

〔功效〕清少阳，镇厥阴，泻阳明，兼顾痰湿。

〔适应证〕主治眩晕肝阳上亢型，适合痰湿体质者。症见眩晕耳鸣，头痛头胀，恼怒与劳累加重，指麻或震颤，腰膝酸软，失眠多梦，苔白腻，脉弦数。

〔使用方法〕若眩晕、头痛较重，耳鸣、耳聋暴作，眼红口苦，舌质红，苔黄燥，脉象弦数，此乃肝火亢盛，上方去茯苓，加龙胆草6克，丹皮10克，菊花12克，以清肝泻火。便秘者加大黄9克，芒硝6克以通腑泄热。若眩晕重，恶心呕吐，手足麻木或震颤者，此为有阳动化风之势，可加生龙骨30克，生牡蛎30克，羚羊粉3克以镇肝息风。

〔注意事项〕畅情志，避免肥甘厚腻食物。

〔临床验案〕高某，女，64岁，于2007年11月30日初诊。

一诊：患者穿戴整洁，面丰白胖，举止文雅。主诉患头晕反复发作已10余年，每次犯病，先呕吐、不能动，动则天转地转，心慌出虚汗，平素大便干结，数日一行。自述从年轻时即有便秘之症。并有高血压已近20年，高压波动在190～180毫米汞柱，低压波动在110～105毫米汞柱，长期服复方降压片等降压药物，吃药后测量血压为140/90毫米汞柱。舌下静脉瘀阻，且舌之左边有一豆粒大的紫色赘生物，舌苔白腻满布。甘油三酯高，3.4毫摩尔/升。此次犯病未有明显诱因，以往多在劳累或起床之际发病。夙有类风湿病。诊断为肝阳上亢，病在厥阴、阳明、少阳，痰湿体质，久病痰湿瘀阻。治拟清少阳，镇厥阴，泻阳明，兼顾痰湿。处方：明天麻15克，钩藤勾15克（后入），制半夏10克，云茯苓30克，建泽泻15克，姜竹茹10克，夏枯草10克，酒川军10克（后入），酒黄芩10克，炒枳实10克，全瓜蒌30克，元明粉6克（化入），炒枳壳15克，煅磁石15克（袋装先煎），珍珠母30克（袋装先煎），醋香附10克，全蝎粉3克（装0.5克胶囊，分2次冲服）。水煎服，8剂。

二诊：2007年12月9日。服药期间眩晕未作，大便不干，无便溏现象。停药之后，仍有便干，隔日一行。查甘油三酯降至1.94毫摩尔/升。因有类风湿，天气变冷，不敢出门。舌苔黄，阳明积热，为防止波及厥阴，兼顾风湿。处方：法半夏15克，云茯苓30克，化橘红10克，明天麻15克，钩藤15克，广地龙10克，全蝎10克，白僵蚕10克，珍珠母30克（袋装先煎），生龙牡各30克（袋装先煎），酒炒龙胆草10克，夏枯草10克，杭菊花15克（后入），杭白芍30克，姜竹茹10克，炒枳壳30克，酒川军10克（后入），元明粉5克（化入），炙甘草6克。水煎服，8剂。

三诊：2007年12月30日。头晕、呕吐未作，大便已转正常，每日1次。血压稳定在130/80毫米汞柱，甘油三酯降至1.70毫摩尔/升，左手寸脉微弦。仍依前法去通便药。处方：法半夏15克，云茯苓30克，化橘红10克，明天麻15克，钩藤勾15克，广地龙10克，全蝎10克，白僵蚕10克，珍珠母30克（袋装先煎），生龙牡各30克（袋装先煎），酒炒龙胆草10克，夏枯草10克，杭菊花15克（后入），杭白芍30克，姜竹茹10克，炒枳壳30克，炙甘草6克。水煎服，8剂。

〔按语〕本例患者患眩晕病10余年，反复发作，同时罹患高血压、高脂血症，经张奇文老师三次诊治即愈。2012年11月份，在总结此病例前，其女儿因患子宫肌瘤前来请张师求诊，告其母10多年的眩晕病、近20年的高血压、高脂血症一并治愈。张师借鉴近代著名中医临床家蒲辅周大师"清少阳，镇厥阴，泻阳明"之法遣方用药，三次诊疗即告痊愈。至今5年从未服用任何中西药物。

〔整理人〕王默然。

第三节　头　痛

蠲痛汤

〔方剂来源〕全国名老中医王立忠教授经验方。

〔药物组成〕荆芥10克，防风10克，羌活10克，独活10克，细辛5克，白芷10克，藁本10克，川芎20克，桃仁10克，红花10克。

〔功效〕祛风散寒胜湿，活血通络。

〔适应证〕素体湿盛，复感风寒之邪，相互夹杂，邪气滞留，阻遏清阳而见头部胀痛，或鼻塞声重，眉棱骨痛，或痛连脑后，遇风则头痛触发，往往反复发作，经久不愈。

〔按语〕方中以荆芥、防风、羌活、独活、细辛、白芷、藁本，祛风散寒胜湿止痛，久痛入络而用川芎、桃仁、红花活血通络止痛。加减：若寒湿郁而化热，加葛根、蔓荆子、生石膏、野菊花。

〔献方人〕王立忠。

针刺治疗头痛方

〔方剂来源〕全国名老中医孙学全方。

〔穴位配方〕主穴：安眠、太阳。配穴：前头痛配印堂、上星或阳白；偏头痛配头维透颔厌；头顶痛配百会或四神聪；枕部痛配脑户、风池。

〔操作方法〕极重型与重型病人，取仰卧位，用提插捻转手法，持续行针10～20分钟。若仍无效或效果不显者，采用G6805治疗仪，高频率连续波每分钟3000～5000次，针至病人疼痛减轻或消失，甚或入睡为止。较重型和轻型病人，一般取坐位，用提插刮针手法或捻转手法，留针30～60分钟，10～15分钟行针1次。每日针1次。

〔注意事项〕对于器质性病变引起的头痛，应同时注意原发病的治疗，以免贻误病情。

〔临床疗效〕一般针2～3次，症有好转。10次左右治愈。

〔临床验案〕吕某，女，46岁。偏头痛反复发作10多年，每年发作2～3次，多因劳累、失眠或心情不舒畅而诱发，症状逐年加重。近2年发作呈剧烈头痛，疼痛时抱头翻滚、呼叫、颈项强直，持续1～2小时方能缓解。某医院诊断为血管痉挛性头痛，多方治疗效果不显，后采用针灸治疗。于发作时用G6805治疗仪高频连续波5000次/分钟，针安眠穴太阳、头维透颔厌（患侧，若两侧均痛针双侧）。针20分钟左右，疼痛开始减轻；针约40分钟，病人入睡。病人醒后疼痛消失，惟感头痛部位有木胀感。1日1次，治疗4次，症状全部消失。

〔按语〕中医文献对头痛一症的病因、症状及治疗等已有较详细的记载。如《医学心悟》载："头为诸阳之会，清阳不升，则邪气乘之，致令头痛。然有内伤外感之异。外感风寒者宜散之。热邪传入胃腑，热气上攻者宜清之……寒气上逼者宜温之。"可见，古人对头痛的复杂性已经有了一定的认识。针灸治疗头痛，历代中医文献多有论述，已经积累了丰富的经验。《黄帝内经》云："大风颈项痛，刺风府。""头痛身重恶寒，治在风府。"《针灸甲乙经》云："头痛项先痛，先取天柱，后取足太阳。""头痛，目窗及天冲、风池主之。""厥头痛，面肿起，商丘主之。"《千金要方》云："寒热头痛喘渴，目不可视，神庭、水沟。""头痛如裂，目痛如脱，头维、大陵。""头痛锥刺，不可以动，窍阴、二间。""偏头痛，前顶、后顶、颔厌。"《伤寒论》云："太阳病，头痛……针足阳明（三里）。""头项强痛……当刺大椎第一间、肺俞、肝俞。"《类经图翼》云："伤寒头痛身热，针二间、合谷、神道、风池、期门、间使、足三里。"《医学纲目》云："正头痛，百会、上星、神庭、太阳、合谷。""痰厥头痛取丰隆。"《百症赋》载："悬颅、颔厌之中，偏头痛止。"《标幽赋》载："头风头痛，刺申脉与金门。"《席弘赋》载："列缺头痛及偏正，重泻太渊无不应。"《玉龙赋》载："攒竹、头维，治目疾头痛。"《肘后歌》载："顶心头痛眼不开，涌泉下针足安泰。"实践证明，针灸治疗非器质性疾病引起的头痛效果良好，远期疗效亦比较满意。对器质性疾病引起的头痛，有一定的止痛作用，但止痛是暂时的。因此，对于针刺后仅有临时止痛效果的病人，应作其他方面的检查。笔者曾诊治7例此类头痛病人，其中4例是因脑瘤引起的，故应引以为鉴。

〔整理人〕孙红兵，马良志。

辛芷六味汤

〔方剂来源〕全国名老中医郑孙谋经验方。

〔药物组成〕细辛 2.5 克，白芷 3 克，生地黄 12 克，熟地黄 12 克，怀山药 12 克，丹皮、茯苓、山萸肉、泽泻各 9 克。

〔适应证〕头痛反复，时发时止，痛在前额、后项，或偏头一侧，或有抽搐，痛甚则呕；或兼有头胀及耳鸣、纳少、乏力，舌质偏红，苔少，脉细弦。

〔使用方法〕以清水浸泡 60 分钟，文火煎沸 15 分钟，取汁；药渣再煎 15 分钟，取汁混合。日分 2 次温服。

〔临床验案〕朱某，女，43 岁。头痛时发 10 余年，抽痛难忍，欲呕，乏力，舌质淡红，苔厚黄，脉细滑。服上药 1 周头痛消失。

〔按语〕“久痛入络”“久病入肾”。头为诸阳之会，脑为髓海。肾虚髓不上荣，髓海空虚而头痛。先父恪守“痛在上取（治）上下”之治则，以六味地黄丸滋肾填精，加细辛、白芷引药上行至巅顶，临床应用效果不错。

〔整理人〕郑婉如。

风寒阻络型

〔方剂来源〕全国名老中医王立忠教授经验方。

〔药物组成〕生麻黄 6 克，防风 10 克，桂枝 10 克，白芍 12 克，川芎 15 克，细辛 5 克，全蝎 10 克，白芷 10 克，白蒺藜 30 克，红花 10 克，甘草 6 克。

〔功效〕解表散寒，祛风通络。

〔适应证〕主要用于三叉神经痛初期。

〔按语〕方中以麻黄、防风、桂枝、白芍、细辛解表散寒，温经止痛；川芎、白芷、红花、白蒺藜、全蝎，活血通络搜风止痛；甘草调和诸药。

〔献方人〕王立忠。

风痰阻络型

〔方剂来源〕全国名老中医王立忠教授经验方。

〔药物组成〕天麻12克，蝉蜕12克，全蝎10克，蜈蚣2条，川芎30克，蔓荆子12克，僵蚕12克，葛根30克，白芷12克，白附子8克，制乳香10克，制没药10克，生石膏30克，甘草6克。

〔功效〕祛风活血，化痰解痉。

〔适应证〕顽固性三叉神经痛，反复发作，经久不愈者。

〔按语〕方中以天麻、蝉蜕、全蝎、蜈蚣、僵蚕、白附子、蔓荆子、白芷祛风化痰，搜剔经络，解痉止痛；川芎、葛根、制乳香、制没药行气活血止痛；佐以生石膏清热透邪，甘草调和诸药。诸药合用，共奏祛风活血、化痰解痉之功。

〔献方人〕王立忠。

三叉神经痛方

〔方剂来源〕全国名老中医谢海洲经验方。

〔药物组成〕白芷10克，川芎10克，地龙10克，菖蒲10克，郁金15克，龙胆草10克，白矾2.5克，法半夏10克，茯苓15克，厚朴10克，橘红10克，生姜5克，竹沥30毫升（分冲）。

〔适应证〕三叉神经痛伴有眩晕、痰多黏稠、大便燥结、苔黄厚腻等痰热内蕴之型。

〔使用方法〕加水煎煮，去渣取汁，得药液150毫升许，药液合鲜竹沥水30毫升同饮，每日两次。

〔注意事项〕服药期间禁食辛辣、油腻之物。

〔临床验案〕王某，男，36岁。罹患头面疼痛，西医诊断为三叉神经痛，反复发作，痛苦异常，近日又作。诉其左侧头面、眼眶并及口周痛如烧灼，头眩晕，痰多黏稠，不易咳出，大便燥结如羊屎状，小便短赤。望其面容，痛苦异常，察其舌苔黄厚而腻，脉象弦滑。辨证属痰瘀阻滞，风邪外袭；治以疏风豁痰，通络止痛。服上药5剂，疼痛稍缓，但余症如故，苔脉同前。细考脉症，虽有风寒，但苔黄厚腻，大便燥结不通，乃阳明腑实之证。胃火不降，逆火上冲，经气壅塞，故头面灼痛。

痰饮内结，乃因腑气不通，肺失肃降而致。腑实为本而痰浊为标，徒豁痰通络无异扬汤止沸，何如釜底抽薪。遂予上方加减，加生大黄5克（后下），芒硝6克（分冲）。药后下燥屎甚多，秽臭难闻，从而疼痛大减，头脑转清，舌苔消退，脉已不滑。燥屎已下，则不宜再攻，上方去芒硝，生大黄改为制大黄，取其清胃泻火之力以善其后。

〔整理人〕张华东。

柔肝平冲汤

〔方剂来源〕山东省中医院邵念方教授经验方。

〔药物组成〕白芍15克，酸枣仁24克，代赭石30克，炒枳实6克，龙胆草4.5克，甘草4克。

〔适应证〕肝气上冲之症见头胀痛，头晕目眩，胁胀窜痛，心悸少寐者，临床上以上述诸症遇怒即发或加重者为特点。

〔使用方法〕上药加水至淹过药面，浸泡半小时，水煎两次。首次用冷水，武火烧开，文火煎煮30分钟，第二次用开水重复上述过程，合并两次煎液，分早晚两次服用。

〔临床验案〕张某，女，35岁。1977年9月10日初诊：3年前因生气而致心烦、失眠、两胁胀痛，甚则晕倒，两手抽搐，胸中闷乱，欲言不能言，历时20分钟，缓解后头胀痛。近半月因遇怒已发作3次。西医诊断为癔症，服药无效。舌质红，苔薄白，脉弦数。处方：钩藤、白芍、酸枣仁各30克，炒枳实、合欢花各9克，茯神15克，龙胆草、甘草各3克。

10月5日二诊：服药20剂，诸症好转，近1个多月未犯病，只有稍微胀闷，呃气频作，舌脉同上。上方加代赭石24克，旋覆花12克。

10月15日三诊：又服药10剂，诸症消失，舌脉正常。予逍遥丸，半包，日2次，以巩固疗效。

一年后随访病未发作。

〔按语〕此例属情志所伤，肝气上冲，甚则化火生风，风性多变，故变症多端，休止无常，法当柔肝平冲，安神止痉。若兼眩晕耳鸣，为肝阳上亢，当加石决明、钩藤以镇肝潜阳；兼呕逆吐酸，为肝气横逆犯胃，当加川楝子、煅瓦楞、延胡索以平肝和胃、理气止痛；兼吐血、呕血为血随气上冲损伤血络，治疗时应本着“宜补肝不宜伐肝”“宜降气不宜降火”的原则加入生地黄、茜草、降香等药。

〔整理人〕黄婧文。

第四节　癔　症

针刺治疗癔症方

〔方剂来源〕全国名老中医孙学全方。

〔穴位配方〕主穴：安眠、内关。配穴：精神错乱、意识不清配人中、后溪；抽搐、震颤配大椎、后溪；耳聋、失语配翳风、涌泉；头痛配太阳、百会；呕吐、纳差配中脘；下肢瘫痪配阳陵泉；上肢瘫痪配曲池；失明配睛明。

〔操作方法〕精神错乱、意识不清时，主穴用提插捻转手法，持续行针至意识清醒；配穴一般均用捻转手法，短促行针。

〔注意事项〕本病是一种心因性的情志病，治疗时不能忽视语言的暗示作用。应恰当解除患者的思想顾虑，树立战胜疾病的信心。

〔临床疗效〕一般针2～3次，都有好转。

〔临床验案〕张某，女，47岁。1979年6月11日初诊。既往有神经官能病史，经常失眠、头痛、头晕，于8天前在赶集的路上突然头晕、呕吐、下肢瘫痪而入院。经某医院多方面详细检查无器质性病变，住院8天治疗无效而来诊。检查：体质瘦弱，营养差，心、肺正常，肝、脾未触及，腹平软、无压痛，下肢不用，但无痛感，腱反射阴性，苔黄厚腻，脉弦细。病人8天不能饮食，食则呕吐，靠输液维持生命，6天未排大便，兼有失眠、头痛、头晕、耳鸣等症状。诊断为癔症。针安眠穴、百会、内关、中脘。针内关时对病人解释说：“此穴治失眠、呕吐非常有效。如果感觉酸麻感放射到手指或肘弯、胸前时，你的病就好了。”行针时病人果然陈述麻胀感放射到手指和胸前，当天下午即喝了一碗稀饭，夜间睡眠近6小时。1日针1次，针6次，睡眠基本恢复正常，每顿能吃100～150克，头痛、耳鸣等症状亦明显好转，惟下肢不用。按［操作方法］针阳陵泉。针后病人即能站立并能扶拐走3～5步；针5次，能扶拐走20～50米；针10次后，已基本正常。改为隔日针1次，共针20余次，睡眠、走路等恢复正常，头痛、耳鸣等症状基本消失。

〔按语〕癔症，中医学属脏躁症范畴，其致病原因多为心血虚损或情志不遂，肝气郁结，这与现代医学对本病的认识是一致的。所以本病用精神疗法解除其精神上的创伤，极为重要。癔症，症状复杂，变化万千，针灸取穴必须随症加减，不必拘泥于一方一穴。取穴不宜多，一般一次针 1～3 个穴位即可。但手法宜强，刺激量宜大。只要针刺和精神疗法配合协调，本病是可以治愈的。

〔整理人〕孙红兵、马良志。

第五节　癫　痫

柴胡加龙牡天竺方

〔方剂来源〕柳吉忱宗《伤寒论》柴胡加龙骨牡蛎汤意加味而成。

〔药物组成〕柴胡 15 克，黄芩 10 克，党参 15 克，姜半夏 10 克，龙骨 20 克，牡蛎 20 克，琥珀 6 克，桂枝 10 克，茯苓 15 克，天竺黄 10 克，水牛角 10 克，远志 10 克，人参 10 克，大枣 6 枚，生姜 10 克，炙甘草 6 克。

〔适应证〕本方源自《伤寒论》柴胡加龙骨牡蛎汤，原为少阳证误下烦惊谵语设方。《伤寒论》第 110 条云："伤寒八九日，下之，胸满烦惊，小便不利，谵语，一身尽重，不可转侧者，柴胡加龙骨牡蛎汤主之。"吉忱公以原方加天竺黄、水牛角诸药组成柴胡加龙牡天竺方。验诸临床，因具疏肝达郁、宁神除烦、降冲镇逆、化痰散结之功，故化裁应用，治疗癫、狂、痫、郁诸神志异常疾患及瘿证等，收效满意。

〔使用方法〕水煎服。

〔临床验案〕

病案 1　郁证案

王某，女，48 岁，莱阳县城人。

1974 年 11 月 20 日：月经先期，色紫量多，杂有血块，经行腰腹痛，经前乳房胀痛。带下量多，黄浊臭秽。抑郁寡欢，胸胁苦满，脘痞腹胀，嗳气则舒。纳呆恶心，咽中如梗，吞吐不利。口苦咽干，大便秘结，心烦易惊，少寐多梦，历时8年。1956年曾于新疆乌鲁木齐治疗半年好转，寒冬复发。视之面容憔悴晦暗，痰浊白黏，舌红苔白，脉象沉弦。治宜化痰散结，达郁宁神，师柴胡加龙牡天竺方意加味。

处方：柴胡9克，黄芩9克，半夏9克，大枣10克，生姜10克，龙骨、牡蛎各30克（先入），茯苓12克，桂枝9克，酒大黄12克，琥珀1克（冲），党参15克，天竺黄10克，水牛角10克，远志9克。水煎服。嘱戒郁怒，慎七情。

1974年11月25日：进药4剂，胸闷轻，腹胀减，咽中清，痰吐爽，恶心失，烦热轻，二便如常，夜寐5个多小时。脉象略弦，舌红苔白。处方：守方琥珀改朱砂2克（研冲），水煎服。

1974年12月4日：复进8剂，诸症豁然。胸胁胀闷失，咽中炙脔除，纳运如常，夜寐安宁，面容欢笑，言谈侃健，偶见烦躁，脉象濡缓，左关略弦，舌红苔白。处方：予安神补心丸善后。

按：郁证良由情志抑郁，气机郁滞使然。凡因情志拂郁，气机不畅，乃至脏腑不和而致之病咸属之。《素问·六元正纪大论》提出五郁治法，以“木郁达之”对郁证尤有指导意义。郁证初起，情怀悒郁，常见抑郁寡欢，精神萎靡，胸闷胁痛，纳呆脘痞等症，治宜疏肝达郁。柴胡加龙牡天竺方适用于郁证之属肝气郁滞或痰气郁滞者。

病案2　癫证案。

杨某，男，38岁，莱阳拖拉机厂员工。

1974年10月9日：忧思积郁，心脾受损，痰气郁滞，蒙蔽神明，发为癫病。在他院治疗历时10日，鲜有疗效。症见精神抑郁，表情呆滞，神思迷惘，凝眸少瞬，言语无序，纳谷不香，忧惕易惊，脉象弦细，舌红苔薄白而腻。治宜豁痰开窍，理气散结，师柴胡加龙牡天竺方意加减。处方：柴胡9克，黄芩9克，半夏9克，天竺黄10克，水牛角10克，生姜10克，云苓12克，龙骨、牡蛎各30克（先入），大黄15克，桂枝9克，朱砂1.5克（冲），郁金12克。水煎服。

1974年10月15日：服药4剂，诸症悉减。呆钝轻，迷惘减，凝视除，惊惕失，言语序，纳谷渐香，脉象弦细，舌红苔白。守原方继服。

1974年10月24日：续服6剂，已能确切回答问题，诸症若失，惟余多梦易惊、健忘乏力。脉象濡缓，左关略弦，舌红苔白。予磁朱丸善后。

1974年11月25日随访：患者神采奕奕，笑语风生。自述药后诸症消失，照常工作，癫病至今未发。

病案 3　狂证案

许某，男，48 岁，平度县干部。

1974 年 10 月 24 日：喜怒愤愤，郁而化火，痰火上扰，神志迷蒙，发为狂病，届时 28 日。症见性情急躁，头痛不寐，毁物，面红目赤，凝眸怒视，口燥便秘，脉象弦数，舌绛苔黄腻。治宜涤痰开窍，清心泻火。师柴胡加龙牡天竺方合白金丸意。

处方：柴胡 9 克，黄芩 12 克，半夏 12 克，天竺黄 10 克，水牛角 10 克，大枣 12 克，生姜 12 克，龙骨、牡蛎各 30 克（先煎），茯苓 12 克，郁金 12 克，明矾 3 克（研冲），大黄 30 克（后下），朱砂 1.5 克（冲），礞石 30 克（先煎）。水煎服。

1974 年 11 月 5 日：复进 10 剂，诸症若失，自制力好。尚余眩晕头痛、口干心烦，脉象弦，舌红苔黄。拟达郁化痰、宁神除烦之剂善后。

处方：柴胡 6 克，黄芩 6 克，半夏 9 克，大枣 10 克，生姜 10 克，龙骨、牡蛎各 30 克（先煎），酒大黄 12 克，茯苓 12 克，桂枝 3 克，朱砂 2 克（研冲）。水煎服。

1974 年 12 月 23 日：继进 5 剂，药后诸症悉平，遂照常工作。

按：癫与狂都属神志异常疾患。癫病多由忧思久郁，损及心脾，痰气郁结，蒙蔽神明使然。表现为沉默痴呆，语无伦次，静而多喜，俗谓“文痴”。狂病多由喜怒愤愤，郁而化火，痰火扰心，神明逆乱而发。喧扰躁妄，动而多怒，俗谓“武痴”。故有“重阴者癫，重阳者狂”，“多喜为癫，多怒为狂”之说。

癫狂多实，表现神志逆乱。治宜镇心痰，解郁散结。吉忱公尝云：“古有‘癫狂由七情所郁’之说，虽有气、血、湿、火、食、痰六郁之分，‘重阴者癫，重阳者狂’之别，名殊证异理无二致；其要一也，曰‘郁’。要之治郁之法，不偏重在攻补，而在乎调达、安神、化痰、开窍，咸臻其妙。”故柴胡加龙牡天竺方适用于癫狂之因于痰气郁结，痰火上扰者。

病案 4　痫证案

陈某，男，10 岁，莱阳市河洛人。

1978 年 4 月 20 日：罹痫证 4 年之久，缘被狗惊吓所致。初发时惊恐惶惑不知所措，继之卒然昏仆，不省人事，口吐涎沫，四肢抽搐，移时苏醒，一如常人。病初日一发或间日发，后随年龄增长，月一发或月再发。发时先显木僵神呆之象，后则用头撞墙，继之卒然仆倒，昏不识人。视之神情呆钝，目无精采，体形消瘦，面色无华。饮食、二便、语言如常。脉象弦细而数，舌质淡红苔白腻，舌尖有赤点。余无变异。此由大惊卒怒，伤及心肾，肝胆失养，气逆痰阻，蒙蔽神明而病痫证。治宜豁痰宣窍，息风定痫。方用柴胡加龙牡天竺方化裁。

处方：柴胡 6 克，半夏 6 克，茯苓 12 克，桂枝 9 克，天竺黄 10 克，水牛角 10 克，黄芩 6 克，党参 12 克，龙骨、牡蛎各 15 克（先煎），大黄 3 克，胆南星 6 克，琥珀 3 克（研冲），朱砂 1.5 克（研冲），竹沥 15 克（和药汁服），大枣 4 枚，生姜 4 枚，水煎服。另用羊角虫 10 条，焙研末，分 2 份，间日 1 次，红糖水冲服，令微汗出。共服中药 10 剂，羊角虫 20 条，痫证痊可，未再复发。

按：痫证为发作性神志异常疾患，由风痰气逆，蒙蔽神明使然。发作时治宜疏肝达郁，豁痰开窍，息风定痫。平素治宜调达枢机，培补脾肾，杜截生痰之源。

柴胡加龙牡天竺方适宜痫证发作期之治疗。

病案 5　瘿证案

张某，女，23 岁，栖霞县工人。

1975 年 2 月 23 日初诊：14 岁月经初汛，先期色暗量可，经行乳房及少腹胀痛，黄带量多。1971 年夏季始，不明原因低热，体温持续在 37℃～38℃，历时 3 年；尝按风湿热治疗，服用中西药物甚多。眩晕头痛，以目眶及前额著，目睛胀突，心悸少寐，自汗怕热，畏声畏光，肢体麻木，周身痛，两手震颤，烦躁易怒。膻胸痞闷，咽哽口干，消谷善饥，痰色黄浊，大便或秘。1973 年 12 月 11 日于青岛白求恩医院放射性碘 131 检查：甲状腺碘 131 最高吸收率 61.6%，确诊为甲状腺功能亢进。视之颈部甲状腺弥漫性肿大，面色白皙，目睛胀突，口唇淡红，舌红苔白，声音、气息无异，脉象弦数。此由痰气郁滞，热结瘀阻，发为肉瘿。治宜解郁化痰，消瘿散结，师柴胡加龙牡天竺方意。处方：柴胡 9 克，黄芩 9 克，半夏 9 克，茯神 12 克，大枣 9 克，生姜 9 克，龙骨、牡蛎各 30 克（先煎），桂枝 6 克，大黄 15 克，黄药子 15，天竺黄 10 克，水牛角 10 克，朱砂 1.5 克（冲服）。水煎服。嘱息念虑，戒喜怒，薄滋味。

1975 年 2 月 28 日：继进 4 剂，喉中爽，胸闷轻，痰吐利，悸烦轻，二便调，脉舌如前。守原方继续治疗。

1975年3月3日：复进4剂，悸烦若失，震颤递减，眼胀突轻，肉瘿缩小，饮食如常，脉象弦，舌红苔白。守原方去朱砂加党参15克。

1975年3月7日：续服4剂，喉中爽，悸烦失，自汗消，肉瘿若失，眼胀突轻，夜寐安宁，脉象濡缓左关弦，舌红苔白。仍守原方继续治疗。

1975年3月11日：更进4剂，肉瘿及目睛胀突若失，畏声畏光递减，他症渐除，饮食、二便复常，脉象濡缓左关略弦，舌红苔白。医嘱：停药1周，查基础代谢。

1975年3月19日基础代谢报告：身高164厘米，体重62.5千克，基础代谢率＋6％。出院后嘱续服上方善后。

按：现代医学所谓“甲状腺功能亢进”，属中医学瘿证范畴。文献记有气瘿、血瘿、肉瘿、筋瘿、石瘿5种。一般单纯（地方性）甲状腺肿大，多属气瘿，“甲亢”多属肉瘿，部分属石瘿。

早在隋代巢元方《诸病源候论·瘿候》篇就载有“瘿由忧喜气结所生，亦有饮沙水，沙随气入于脉，搏颈下而成之……”《医宗金鉴》载有“外因六郁，营卫气血凝郁，内因七情忧喜怒气，湿瘀凝滞，山岚水气而成”。言本病成因为忧喜和水土。验诸临床，多因痰气郁滞，热结瘀滞使然。治宜解郁化痰，消瘿散结。柴胡加龙牡天竺方治瘿证，取其达郁化痰、软坚散结之功。方以柴胡疏肝达郁，黄芩清热化痰，半夏祛痰散结，生姜祛痰解郁，大枣扶正达邪，茯苓宁心安神，协半夏和胃化痰，龙骨、牡蛎、朱砂之属，重镇安神，软坚散结，大黄逐瘀导滞。加黄药子、水牛角、连翘清热化痰，消瘿散结。于是，瘿消结散、神志安和，诸症自愈。

〔按语〕试观《伤寒论》，仲景用方，炉火纯青，恰到好处。家父吉忱公宗“异病同治”法，运用经方，随证化裁，见效尤捷，体验尤深。如变通“柴胡加龙骨牡蛎汤”，立“柴胡加龙牡天竺方”，治疗痰气郁结之“癫”，痰火上扰之“狂”，气逆痰阻之“痫”，肝气郁结之“郁”，痰气交阻之“瘿”，均疗效满意。本方为“小柴胡汤”之变法，用以治上述诸疾，取其枢转气机、疏肝达郁、宁神除烦、降冲镇逆、化痰散结之功，曾有“柴胡加龙骨牡蛎汤的临证应用”一文，发表于《山东中医杂志》。当整理医案至此，怅惘不解，乃问于公：“柴胡加龙骨牡蛎汤乃《伤寒论·辨太阳病脉证并治中》准少阳证误下，烦惊谵语之证而设，未尝闻治癫、狂、痫、郁、瘿诸疾，然临床每执此方之变方柴胡加龙牡天竺方化裁而愈疾，何故?”公曰“医者，理也。”清·唐笠山尝云：“吾侪看书，要在圆通活泼，未可拘泥成说也。”考癫、狂、痫、郁、瘿诸疾，良由忧思伤脾，喜怒伤肝，气、火、痰、郁蒙蔽神明使然。故《证治要诀》云："癫狂由七情所郁。"虽有气、血、痰、湿、食、火六郁之分，"重阴则癫，重阳则狂"之别，病痫昏倒，口噤、吐沫、抽搐之异，然名殊证异，理无二致，其要一也，曰"郁"。要之治郁之法，不偏重在攻补，而在乎泄热而不损胃，理气而不伤中，调达、安神、化痰、通窍，咸臻其妙。公复曰："小柴胡汤寒热并用，清补兼施，有疏利三焦、调达气机、宣通内外、运行气血之功，为和法之冠。设加茯苓、天竺黄、水牛角，宁心安神，协半夏和胃化痰、散结消胀；同龙骨、牡蛎、朱砂重镇之属，镇静安神，平喜降怒以除惊烦；桂枝散结行气，止冲降逆；大黄荡涤肠胃，安和五脏，推陈致新。如斯，则郁解疾消，神志安和，何虑诸恙不平乎？"家父欣然抚余之背曰："贵临机之通便，勿执一之成模。""中医治病，不忽视病名，亦不拘于病名。同病异治、异病同治，辨证的关键是形神统一，则理法朗然。"

〔整理人〕柳少逸。

加味二陈汤

〔方剂来源〕柳吉忱自拟方。

〔方剂组成〕姜半夏 10 克，陈皮 10 克，茯苓 12 克，甘草 10 克，白芥子 12 克，苡仁 18 克。

五心烦热加地骨皮 10 克，丹皮 10 克；怔忡心悸加枣仁 30 克，远志 10 克；发作痫证加琥珀末（研冲）6 克，朱砂（研冲）2 克，郁金 10 克，远志 10 克，胆南星 10 克，僵蚕 10 克；杀虫加用榧子仁、雷丸等量，研末，每次 10 克，药汁冲服，治宜彻底，始能消除后患；痰多加胆南星 10 克，竹沥 15 克（冲服）；肝气郁滞加郁金 10 克，白芍 10 克；搐搦加钩藤 15 克，全蝎 6 克；气虚者加党参 15 克，黄芪 30 克；血瘀者加丹参 30 克，归尾 15 克。

单方 1（定痫药）：黑牛角 1 只（切片，焙焦），朱砂 30 克，琥珀 60 克，郁金 30 克。研细，每次服 6 克，日服 3 次。

单方 2（杀虫药）：榧子仁、雷丸等量，研末，饭前 6 克，药汁送服。

〔适应证〕脑囊虫病。临床常见主症为癫痫、失明。癫痫常反复发作，为缠绵难愈痼疾。

〔临床验案〕

病案 1　孙某，男，52 岁，栖霞县委干部。

1963 年 3 月 12 日：遍体黄豆粒大之圆形虫瘤月余，质硬不坚，推之可移，不痛不痒，以前胸、后背及两上臂内较多，周身板滞不灵。性情急躁，眩晕头痛，胸闷欠伸，旋即晕仆，昏不识人，面色苍白，牙关紧闭，手足搐搦，口吐白沫，移时苏醒，一如常人，二三日一发。形体尚丰，精神萎靡，言语如常。脉象沉缓，舌质淡红，苔白腻。皮下结节活体切片检查，确诊为脑囊虫病发作癫痫。

辨证：痰壅虫扰，蒙蔽清窍。

治法：豁痰开窍，杀虫定痫。

处方：半夏 10 克，陈皮 10 克，茯苓 12 克，白芥子 12 克，榧子仁 10 克（研冲），雷丸 10 克（研冲），琥珀 6 克（研冲），胆南星 10 克，全蝎 6 克，僵蚕 10 克，郁金 10 克，远志 10 克，苡仁 18 克。水煎服。

1963 年 4 月 6 日：复进 20 剂，虫瘤消失三分之一。磁珠丸 6 克，日服 2 次，药汁冲服。肢体关节伸展自如，眩晕减轻，痫症半月一发，饮食、夜寐如常。脉象濡缓，舌质淡红苔白。宗原方加竹沥 15 克（冲服）。

1963 年 5 月 10 日：续服 30 剂，虫瘤消失殆尽，饮食、二便如常。痫症偶发，发则熏晕、眩晕昏沉约两分钟即过，已无晕仆、抽搐现象，面色渐转红晕，神态自若，脉象缓，舌质淡红苔白，拟用健脾化痰、杀虫定痫之剂以收厥功。

处方：党参 15 克，云苓 12 克，白术 10 克，炙甘草 10 克，半夏 10 克，陈皮 10 克，胆南星 10 克，远志 10 克，琥珀 3 克（冲服），雷丸 10 克（研冲），榧子仁 10 克，僵蚕 10 克。水煎服。

每次磁朱丸 3 克，日服 3 次。

1963 年 10 月 5 日：复进 30 剂，诸症消失，病臻逾可，痫症未发，体质康复，一如常人，恢复工作月余。此例患者服药 80 剂获愈。

病案 2　林某，女，36 岁，高中教师。

1975 年 6 月 7 日：痫症频作，届时两年之久，重则日再发。发前眩晕头痛，痰多胸闷，面部及肢体瘛疭。发则卒然晕仆，昏不识人，牙关紧闭，手足搐搦，移时苏醒。夜梦纷纭，周身重着，左上臂有黄豆之粒状虫瘤 5 枚。医院检查确诊为脑囊虫发作癫痫。患者精神疲惫，面色苍白。经行后期，量可，色暗有块，经行腰腹胀痛，末次月讯半月前，白带黏稠量多。脉象滑左关弦，舌质淡红苔白腻。

辨证：痰缠虫扰，蒙蔽清窍。

治法：豁痰开窍，杀虫定痫。

处方：半夏10克，陈皮10克，云苓12克，白芥子12克，苡仁18克，胆南星10克，郁金10克，远志10克，琥珀3克（研冲），雷丸10克（研冲），榧子仁10克（研冲），全蝎6克。水煎服。

磁朱丸6克，日服2次。

1975年6月23日：复进7剂，眩晕轻，痰浊减，搐搦失。痫症三五日一发，面有起色，夜寐骇宁。脉象滑左关略弦，舌质淡红苔白略腻。仍宗原方。

1975年7月31日：复进30剂，痫症未发，眩晕若失，虫瘤消退，并能带领学生助农劳动，神态自若，面色红晕，饮食、二便如常，脉象濡缓，舌红苔白。药方宏效，无须更方。

1975年10月6日：复进18剂，痫症愈，眩晕失，夜寐如常，工作、劳动无碍，偶觉左侧肢体麻木，项部慑慑而动，然时即止，脉象缓，舌质淡红苔薄白，拟用健脾化痰、杀虫息风之剂以收厥功。

处方1：党参15克，云苓12克，白术10克，炙甘草10克，半夏10克，陈皮10克，僵蚕10克，钩藤12克，白芍12克，郁金10克，胆南星10克，全蝎6克。水煎服。

处方2：黑牛角1只（切片瓦焙焦），琥珀60克，朱砂30克，雷丸90克，榧子仁90克，研细，每次6克，日服3次。

1975年12月上旬，来函告知，续服25剂，并辅药1料，诸症消失，病臻痊愈，摄颅平片示虫体钙化，1979年12月告知无复发，调任烟台某中学教学。

病案3　崔某，男，43岁，胜利油田地质队干部。

1977年3月26日：脑囊虫病发作癫痫半年，入院治疗。患者既往身体健壮，无其他病史。1976年8月中旬，客住天津旅社，卒觉左眼球不适，巩膜内有异物遮蔽，视物不清，当时未在意。同年9月15日回单位交代工作时，发觉眩晕，眼前若云雾缭绕然，继之两目天吊，牙关紧闭，嚎叫一声，旋即晕仆，口吐白沫，手足搐搦，昏不识人，急送医院检查，未能确诊，醒后总觉左目内异物遮睛，影响视力，仍未停止工作，后又出差天津，10月27日复发痫症两次，因引起重视，返里后，赴省二院神经科和眼科会诊检查。血液乳酸凝集反应阳性，且左眼球内有包块状物，并见到囊虫蠕动，11月26日住省二院重作全面检查后，于12月7日左眼球行手术切开，在视网膜内取出死囊虫1条。12月18日左目复感胀闷不适，眼球肿胀突起。30日复行手术，取出活囊虫1条（保存于该院）。由于囊虫侵扰，复经两次手术，诱致左目失明。1977年1月25日续发痫症3次，经省二院神经科与眼科会诊证明，脑中仍有囊虫存在，并断言将分布全身皮下组织及其他器官。血液乳酸凝集反应阳性，在济南住院期间，曾服槟榔南瓜子煎，未排虫体。经人介绍来莱阳中心医院请吉忱公治疗。

入院检查：体质尚健，言语清晰，精神萎靡。左眼球因两次手术存有疤痕，视力消失，微有光感。自觉眩晕脑胀，不能阅览书报，胸痞痰多，纳呆恶心，二便如常，脉象滑，左关弦，舌质淡红苔白腻。

辨证：痰壅虫扰，波及睛明。

治法：化痰散结，杀虫定痫。

处方：半夏10克，陈皮10克，云苓12克，甘草10克，白芥子12克，远志10克，胆南星10克，榧子仁10克（研冲），雷丸10克（研冲），琥珀6克（研冲），郁金10克，朱砂2克（研冲）。水煎服。

1977年4月4日：复进上药8剂，眩晕减，胸痞轻，痰吐爽，纳运健，惟觉左颞部及左目胀痛，视之气轮赤脉传睛，脉象滑左关略弦，舌红苔白。宗原方加菊花15克，龙胆草10克。

1977年5月1日：继服15剂，目赤痛失，寝食均安，神态自若，能阅书报，脉象滑左关略弦，舌质淡红苔白

1977年5月21日：患者卒于上午11时复发痫证，吼叫一声，旋即晕仆，昏不识人，牙关紧闭，手足搐搦，约2分钟醒，脉象濡滑，舌红苔白。

处方：柴胡10克，云苓12克，白芍10克，钩藤15克，胆南星10克，半夏10克，郁金10克，雷丸10克（研冲），榧子仁10克（研冲），远志10克，琥珀6克（冲服），羚羊粉1克（冲服）。水煎服。磁朱丸每次6克，日3次，药汁送服。

1977年5月27日：头脑日渐清楚，饮食夜寐如常，并能读书阅报，神态自若，无所苦，脉象濡缓，舌质淡红苔白，拟用健脾化痰、杀虫定痫之剂。

处方：党参15克，云苓12克，白术10克，炙甘草10克，半夏10克，陈皮10克，胆南星10克，郁金10克，远志10克，琥珀末6克（冲服），榧子仁10克（研冲），雷丸10克（研冲）。水煎服。

1977年6月11日：再进16剂，诸症豁然。痫症未发，亦未见皮下虫瘤，寐食如常。读书阅报，观看电影，均无妨碍。脉象缓，舌红苔白。

出院续服丸、散，以冀巩固。

处方：雷丸 120 克，榧子仁 120 克，郁金 60 克，琥珀 60 克，羚羊粉 30 克，研细，每次 6 克，日服 3 次。

磁朱丸每次 3 克，日服 3 次。

1978 年 3 月上旬相见，欣然相告，病臻愈可。体质健壮，神采奕奕，寐食如常，并无苦楚，检查一切正常。工作如初，至今未复发。

〔按语〕绦虫，中医学因其体节寸许，色白而名寸白虫，为肠寄生诸虫之一。历代医著多有记述，《金贵要略·禽兽鱼虫禁忌并治》有“食生肉……变成白虫”；《诸病源候论·寸白虫候》有“以桑枝贯牛肉炙食，并生栗而成”，“食生鱼后，即饮乳酪，以令生之”的记载。说明食生鱼、生肉容易感染寸白虫。《千金要方》云：“人腹中生虫有九……其三曰寸白，长一寸，子孙相生，其母转大，长至四五丈，亦能杀人。”《景岳全书·诸虫篇》云：“……治寸白虫无如榧子煎，其效如神。”

囊虫病皮下结节，《罗氏会约医境·论诸虫》云：“项间及身上生瘤，而痒不可忍者，内有虫，宜剖之，虫净而愈。”并有虫瘤、炭核之病名。

脑囊虫病发作癫痫，《证治准绳》云：“虫积，多疑善惑，而成癫痫……”“痫病日久而成窠囊，窠囊日久而生虫。”先哲描述如此中肯，殊属难能可贵。

其治法，寸白虫宜先杀虫理气，后健脾养胃。拟加味二陈汤，主以二陈汤以燥湿化痰，理气和中；合入白芥子利气散结，祛经络及皮里膜外之痰；加苡仁健脾渗湿，解筋急拘挛之搐搦。囊虫病皮下结节，治宜化痰利湿，软坚散结；脑囊虫病发作癫痫，治宜豁痰开窍，杀虫定痫。平时治宜健脾化痰，杀虫散结，消补兼施，扶正祛邪。

〔整理人〕柳少逸。

第六节　面　瘫

柴胡牵正汤

〔方剂来源〕牟永昌家传方。

〔药物组成〕柴胡、黄芩、荆芥、防风各 27 克，白附子、天麻、僵蚕、全蝎各 18 克，甘草 12 克。

〔适应证〕《灵枢·经筋》云："卒口僻，急则目不合，热则筋纵目不开，颊筋有寒，则急引颊移口，有热则筋弛纵，缓不胜收，故僻。"口僻，即口眼㖞斜，又名面瘫。致病之由多端，本方适用于因感受风寒之邪郁于经筋及脉络而发者。尤其对现代医学之面神经炎而致面瘫者，更为适宜。

〔使用方法〕黄酒半斤，同水煎服。

〔临床验案〕徐某，女，28 岁。左侧面瘫 3 天。自谓 3 天前因感冒致左侧头面不适，耳后下方胀痛感，面部肌肉活动异常，继则口眼㖞斜，咀嚼不利，目淌泪水。外观可见：口角歪向右侧，左眼裂明显增大，鼻唇沟消失，鼓腮漏气，左眼闭合不及半，额纹消失，脉弦数，舌红苔黄。诊为面瘫，予柴胡牵正汤：柴胡 30 克，黄芩 15 克，荆芥 12 克，防风 15 克，白附子 12 克，天麻 12 克，僵蚕 12 克，全蝎 12 克，甘草 9 克。水煎服，每日 1 剂。服药 10 剂，症除。

〔按语〕口眼㖞斜一症，俗称面瘫。现代医学认为，此病多因面神经在茎乳突孔内发生的急性非化脓性炎，引起面神经麻痹。确切病因未明，一般认为茎乳突孔内的病毒感染，引起组织水肿或骨膜炎以压迫面神经；或因局部营养血管痉挛，导致神经组织缺血、水肿、受压而麻痹。本病急速起病，部分病例于发病前数天在耳郭后及脸部有轻度疼痛；一侧下眼睑外翻使泪液外溢；眼睑闭合不全；患侧额纹消失，不能蹙额与皱眉；鼻唇沟变浅，口角歪向健侧，露齿或笑时更明显；不能做鼓腮、吹哨动作；因颊肌麻痹，食物易储留于患侧齿颊间。重症、治疗不当或延误，可后遗麻痹。急性期（起病 1 周内）应控制炎症，改善局部血液循环，减轻局部水肿，故不宜采用强刺激。宜于茎乳突孔处热敷、红外线或超短波透热等疗法以改善局部血液循环和水肿。主以柴胡牵正汤，方以柴胡、黄芩和解表里，转枢阳气，鼓邪外出；天麻荣筋通络以祛风；荆芥祛血中之风；防风祛肌中之风；牵正散以祛风解痉通络。诸药合用，以期外邪得祛，络脉得通，经筋得荣，则㖞偏悉除。急性期后期常用针刺、电针或推拿治疗以促进神经功能恢复，主要取翳风、耳门、听宫、听会、太阳、攒竹、地仓、下关、颊车等穴。麻痹肌按摩每日数次，每次 5～10 分钟。

〔整理人〕柳少逸。

玉屏风散贴膏

〔方剂来源〕玉屏风散由我国元代医家危亦林创制，载于《世医得效方》，山东省泰安市中医医院副院长赵学印在此基础上研制出玉屏风散贴膏。

〔药物组成〕黄芪 60 克，白术 60 克，防风 30 克，肉桂 15 克，斑蝥 15 克。

〔适应证〕①防治感冒、鼻炎、气管炎；②治疗颜面神经麻痹；③治疗颈椎病。

〔使用方法〕上药共为细末，用温水调为糊状，置于关节膏上，贴于相应穴位上。每次贴 40 分钟后揭去，每 10 日 1 次，3 次为 1 疗程。防治感冒、鼻炎、气管炎，治疗颈椎病，贴大椎、双肺俞穴；治疗颜面神经麻痹，贴牵正穴（下关穴、地仓穴和颊车穴连线三角形的中点部位）、太阳穴、阳白穴。

〔注意事项〕局部皮肤略发红或起水泡，若起水泡，用针刺破放液，可自行恢复，未发现其他毒副作用。皮肤过敏者慎用。

〔临床验案〕李某，男，45 岁，农民，2004 年初诊。患鼻炎 10 年，流清涕，鼻塞，头痛，遇冷即发，秋冬季明显，且平时容易感冒，拍片示上颌窦炎，以上药贴大椎穴、双肺俞穴，每次 40 分钟，10 日 1 次，贴 1 次后流涕减轻，鼻塞消除，贴 3 次后诸症消除，随访 3 年未复发，亦无感冒。

〔按语〕玉屏风散出自中医名著《世医得效方》，由黄芪、白术、防风三味中药组成，其功效主要为益气固表止汗，主要适用于体虚之人自汗、易伤风等症。黄芪是健脾补气药的代表，内可大补脾肺之气，外可固表止汗，特别适合于治疗体虚感冒之人，是方中的君药；白术则能健脾益气，帮助黄芪加强益气固表的功能，为臣药；防风可以解表祛风，为佐药；肉桂透窍，斑蝥通经络，共引诸药入经络，为使药。其中肉桂为促进透皮吸收药，可帮助药物吸收，斑蝥对皮肤有刺激，可使皮肤发红或起水泡，即所谓“冷灸”“天灸”，正是这种刺激对人体有激发潜能的作用，使玉屏风散的作用得以充分发挥，起到了内服所达不到的作用。近代研究证实，“冷灸”具有增强和调节免疫功能的作用，能明显增强人体的抗病能力，对体质虚弱和反复发作的慢性疾病具有较好的防治作用。

〔整理人〕赵学印。

一诊牵正散

〔方剂来源〕安徽省名老中医张琼林验方。

〔药物组成〕金银花 30 克，连翘 15 克，葛根 20 克，羌活 10 克，僵蚕 20 克，蝉衣 15 克，赤芍 15 克，防风 10 克，野菊花 15 克，川桂枝 6 克，甘草 8 克。

〔适应证〕口眼㖞斜（周围性面神经瘫痪，发病之初者）。

〔使用方法〕温水浸泡 1 夜（夏天 3 小时），煮沸后旋即离火，冷却 1 小时后倒取头汁；药渣立即加冷水，大火煮开后，再用小火慢煮 10 分钟，倒取二汁，头二汁混匀，约得药液 1750 毫升。每次服 250 毫升，每日 3 次，饭后服。用传统优质饮片，不用颗粒冲剂。

〔注意事项〕药选精良，如法煎服，必用饮片，冲剂无效。注意避风。初起 15 天之内者，一般不需配合外治、针灸等。重症酌情配服蝎蜈胶囊 2 粒，每日 3 次，汤剂送下。

〔临床疗效〕病发 1 周以内者效著，2 周次之，3 周较差。中枢性面瘫少效。

〔按语〕本病多为病毒引起的面神经炎，起病甚速。证属脉络空虚，风邪时毒，乘虚袭入“阳明经”，以致经气阻滞，经筋失养，纵缓不收，发为歪斜。多少年来，沿袭常规治疗，一针灸，二汤药（牵正散），三外贴，往往越治越歪。本病证属风热邪毒外袭所致，立足未稳，尚未入络，针剂牵正，非为正治，解毒祛风、活络牵正乃为正法。病发 1 周以内，6 剂，12 天，不须其他辅治，果获佳效，故名一诊牵正散。本人认为，本病之初，非针灸疗法适应证。

蝎蜈散胶囊：清水蝎、川蜈蚣各等份，研极细粉，装胶囊，每次服 1～1.5 克，每日 3 次（0 号胶囊，每粒装净药 0.5 克）。

〔整理人〕张琼林，张善堂。

第八章　气血津液病证

第一节　燥　证

化燥养阴汤

〔方剂来源〕全国名老中医张鸣鹤经验方。

〔药物组成〕蒲公英20克，栀子10克，沙参15～20克，麦冬10克，天冬15克，玉竹15克，乌梅10克，白芍20克，石斛10～12克，丹参20克，甘草6克。

〔适应证〕干燥综合征（燥症）。

〔使用方法〕上药加水约800毫升，浸泡30分钟，煎沸后用中火继续煎约20分钟，过滤后约得药液250毫升；药渣再加凉水第二遍煎煮约15分钟，过滤后约得药液250毫升。两次药汁混匀后，分2次服用。服用时间不限，以饭后1～2小时服用为最佳。每日1剂，连服6天，停药1天，循环往复，连续服用3个月。如病情获得缓解，可以改为隔日服用1剂，巩固疗效至少半年。

〔注意事项〕煎药时应多加搅拌，如水量不足时，可适当添加。平时应禁食辛辣食物及白酒。

〔临床疗效〕整理人在总结献方者经验时曾以“张鸣鹤辨治干燥综合征经验”为题发表论文于《山东中医学院学报》2000年第二期，文中阐明使用类似化燥养阴汤的药味治疗干燥综合征疗效显著，并有典型病例介绍。

〔按语〕干燥综合征的主要症状是口眼干燥、唾液腺肿大，或有干咳或关节疼痛，在中医古籍中没有相对应的病名，一般都归属于“燥症”的范畴。《类症治裁》云：“凡诸燥症，皆火灼真阴，血液衰少。”《伤寒论本旨》曰：“干燥者，邪热伤津也。”由此可见，“火热”是本病的主要根源。然而本病的致病因素有内因也有外因。“固外来者，天气肃而燥内生，或风热致伤气分，则津液不腾，宜甘温以滋肺胃。因乎内者，精血夺而火燥生，或服饵偏助阳火，则化源日枯，宜柔腻以养肝肾。”据此推测，本病的主要病机是素体阳盛，内有蕴热或过食辛辣炙煿食品，滋生内热；或因外感风热、风毒，内外合邪，劫夺阴津而致病。据此，本方选用沙参、麦冬、玉竹、乌梅、石斛为君药，以滋养肝肾，化燥养阴以治标；乌梅、白芍酸甘化阴，生津止渴，从现代医学的观点来看，酸性药物更具有通过神经体液反射作用于残存的唾液腺而促使其分泌唾液而起到代偿和增殖的作用，寓有望梅止渴之理。方中又以蒲公英、栀子作为臣药，清热解毒，消除唾液腺的炎症而治其本。丹参作为佐药活血养血，甘草作为使药调中和胃。诸药合用，共奏清热泻火、化燥养阴、祛瘀生新、标本兼治的功效。

〔整理人〕张立亭。

第二节　血　证

咯血方

〔方剂来源〕首届国医大师何任教授经验方。

〔药物组成〕旋覆花 10 克（包煎），代赭石 10 克，白茅根 20 克，海浮石 12 克，蛤粉炒阿胶 10 克，浙贝 10 克，藕节 30 克，茜根炭 10 克，仙鹤草 30 克，丹皮 10 克，炒谷芽 30 克。

肺阴虚明显者，可加玄参、麦冬、生地黄；咳嗽加炙百部；胸闷痰多者，加瓜蒌皮、杏仁、桑白皮；内热较甚，加黄芩、知母；痰中脓血相兼者，加鱼腥草、薏苡仁；鼻咽癌、肺癌患者，加七叶一枝花、蒲公英；肺结核低热、盗汗者加野百合、糯稻根。

〔适应证〕本方适用于支气管扩张、肺结核、肺癌等病引起，属于肺阴不足，内热偏盛证候的咳血、咯血。症见干咳少痰、胸闷，咳血多由咳甚引发，或纯血鲜红，或痰中带血，或反复咳血。舌质红少苔或苔薄黄，脉细数或滑数。

〔使用方法〕水煎温服，每日 2 次。

〔临床验案〕马某，男，30岁。1992年1月5日初诊。肺结核，经常咳嗽咳痰，痰中带血，久治不愈。处方：旋覆花9克（包煎），代赭石9克，白茅根12克，浮海石12克，浙贝母9克，藕节12克，茜根炭6克，仙鹤草12克，蛤粉炒阿胶9克，丹皮4.5克，生谷芽15克。5剂。

按：本例为肺结核咳血，肺阴久虚，痰热郁阻，肺失清肃，损伤肺络所致。服药后患者来信相告，谓久治不愈的痰中带血"第一次见净痰"。从病人喜悦的心情来看，足见疗效之满意。

〔按语〕咳血有多种证型，本方适用于肺阴亏虚，内热偏盛之咳血。方中蛤粉炒阿胶、白茅根、藕节、丹皮，润肺清热凉血止血；仙鹤草苦凉，为收敛止血之佳品，可用于各种出血；咳血多由咳逆而出，故顺气降逆，化痰止咳，乃是治咳血的重要环节，旋覆花消痰降气，代赭石善镇逆气，均体现这一治法。尤其值得一提的是，浮海石一味，《本草备要》谓其"入肺清其上源，止咳止嗽，通淋软坚，除上焦痰热，消瘿瘤结核"。诸药合用，既针对病本之润肺清热，又面向病标降逆止血，标本兼治，方药与证候，丝丝入扣。

〔整理人〕何若苹。

益气滋肾宁络汤

〔方剂来源〕安徽省名中医王士荣经验方。

〔药物组成〕生地黄18克，山萸肉10克，丹皮5克，女贞子10克，旱莲草10克，生晒参10克，赤芍10克，白芍10克，茜草10克，丹参15克，白茅根30克，生藕节30克，三七末3克（分吞）。

〔适应证〕不明原因血尿气阴内伤者。症见头昏，腰酸，手心低热，舌淡少苔，脉细。

〔使用方法〕每日1剂，浓煎两次，晨晚餐后1小时服。

〔临床疗效〕久服多见良效。

〔整理人〕方鸣。

加味补中益气汤

〔方剂来源〕《董德懋临床经验集》。

〔药物组成〕黄芪15克，党参10克，当归10克，柴胡3克，白术

10克，升麻3克，炙甘草5克，陈皮10克，槐花10克，地榆炭10克，侧柏炭10克。

〔功效〕补中益气，凉血止血。

〔适应证〕脾气虚弱的痔漏，便血，先兆流产等病症，见血色鲜红，肛门下坠。

〔使用方法〕每日1剂，水煎服，日服2次。先兆流产加杜仲10克，续断10克，阿胶12克，艾叶5克，芥穗炭5克，去当归、陈皮、槐花、地榆炭、侧柏炭。

〔注意事项〕适当休息，慎过度劳作。

〔临床验案〕

病案1　康某，男，30余岁，某印刷厂工人

有内痔出血8年，贫血，面色㿠白，四肢无力，腹部有下坠感，大便后带血，色鲜红，淋沥不已。以补中益气汤原方，加槐花6克，地榆6克，侧柏炭6克，5剂而已。方中槐花、地榆、侧柏炭清热凉血，以治其标；补中益气汤原方升提中气，以治其本。标本兼顾，故宿恙可速痊也。又有王某，其亦知医，内痔出血，曾用补中益气汤原方无效，我加上述3味药即效，可见中医治疗，妙在方药化裁得法。

病案2　俄罗斯友人，女，40余岁

妊娠1个月，阴道流血，诊为先兆流产，用黄体酮等无效，遂邀我诊治。见其面色无华，四肢乏力，气短心悸，腰膝酸痛，少腹下坠，下部见红，舌质淡，脉虚细。询其生育史，曰曾育1女，以后连滑7胎，都是在孕后3个月以内滑胎。此次怀孕方月余，又罹是证。用西药保胎无效，某医院嘱住院治疗，患者不允。证属中气下陷，脾不统血，肾不摄纳，胎元不固所致，治以补中益气汤升提中气，加阿胶、艾叶温摄止血，杜仲、续断补肾固胎，生地黄、白芍凉血止血，温凉并用，脾肾同治，而以升提温摄为主。并嘱卧床休息，10余剂后血止，后间断用药。5个月后回国，此后曾来信云："已足月顺产一男孩"。

〔按语〕本方治先兆流产，因当归动血，陈皮破气，故去当归、陈皮，常以黑升麻、芥穗炭同用升清阳之气，且黑能止血。

〔整理人〕徐凌云。

黄芪白及汤

〔方剂来源〕安徽省名老中医张琼林验方。

〔药物组成〕黄芪30克，白及20克，西洋参8～12克，甘枸杞25克，沙蒺藜12克，净连翘、生槐米各15克，仙鹤草20克，黛蛤散20克，甘草8克，大枣4枚。

〔适应证〕阴斑（血小板减少症）。

〔使用方法〕每剂用温水浸泡1夜（夏天3小时），大火煮开后再用小火慢煮20～30分钟，倒取头汁。药渣立即加冷水，煎法同上。头二汁混匀，计得药汁1200毫升，饭后1小时温热服250～300毫升，每日两次，两天1剂。选用传统优质饮片，不用颗粒冲剂。

〔注意事项〕忌食辛辣椒酒、韭菜等动血之品。用药1～2周后，方可酌情递减激素类药品，防止陡停出现“反跳”。

〔临床疗效〕一般服10～20剂获效。复发服之亦效。

〔按语〕血小板减少症，属于中医之阴斑类。气阴两伤，热扰血动是其常见病机。谨守病机、确立治法，拟用黄芪、白及、人参三味为君组方，主、辅、佐、使，朗若列眉。按现代医学观点来分析，本方可以算是本病免疫调节综合疗法代表方之一，随证加减，用于血小板减少症，递减抽停“激素”类，很少出现“反跳”。本人曾收治一例郐性患者，曾治愈24年［1980（9岁）～2005（33）］，复发服药38剂仍愈。

〔整理人〕张琼林。

紫癜方

〔方剂来源〕烟台毓璜顶医院田文主任中医师经验方。

〔药物组成〕黄芪20克，党参15克，白术10克，当归10克，茯苓10克，远志10克，炒枣仁10克，木香10克，桂圆肉10克，白茅根20克，益母草20克，旱莲草10克，大枣6枚，甘草6克。

〔适应证〕紫癜性肾炎脾虚血瘀证，症见腰酸，乏力，腹痛，便血，全身见散在出血点，舌淡体胖，脉细弱。

〔使用方法〕水煎2次，合为1剂，每剂250毫升，早晚分服。

〔按语〕紫癜性肾炎属于血证，乃脾的升清作用失常所致，脾不统血为主要病机，以脾不统血为主要环节，从脾论治是治疗原则。

紫癜性肾炎主要病因是进食异物（如鱼虾等异体蛋白或过敏药物），或感受湿热外邪（病毒、细菌等感染）。这类致病因素作用于机体必使脾胃先受其害。脾气虚不能统血，脾失统摄以致血溢于脉外。脾主四肢，故四肢见出血点。因此认为脾不统血是该病主要病机。

临床上有相当一部分是经激素或环磷酰胺治疗不效而就诊的病人，此类病人经激素治疗后不但原有病情无改善，反增加激素副作用，表现为面赤体胖，头面疮疖，多食善饥，脉洪大滑数等阳热亢盛之象，此为激素所致假象。激素乃阳热之品，该类病人用之能生热助浊，滋生湿热之邪，使病情复杂、病程延长。

紫癜方的治疗抓住健脾益气摄血基本法则，根据余邪盛衰兼以清热利湿、凉血止血。该方有健脾益气、养血补血、清热利湿、凉血消斑之功。方中党参、白术、黄芪、甘草甘温补脾。茯苓、远志、炒枣仁、桂圆肉补心，心者，脾之母也。当归养血。木香疏脾气，既行血之滞，又助参、芪而补气，气壮则能摄血。加减：水肿明显加泽泻 10 克、车前子 30 克利尿消肿。苔腻湿滞较重加苍术 15 克、砂仁 5 克。服用激素面赤舌红者加黄芩、栀子、生地黄清热凉血。上感咽痛者加金银花、连翘。服用激素者建议将激素逐渐减量以至停用。停激素后由于机体失去激素助阳生热的作用，有些病人出现乏力、怕冷、舌质淡胖、脉弱无力等阳虚表现，此时原方中加入淫羊藿或肉苁蓉滋肾助阳，以助机体调整因停激素所造成的阴阳不平衡状态。

紫癜方治疗紫癜性肾炎疗效满意，重复性强，易于掌握。施治用药与其他肾炎、肾病截然不同，治疗始终以健脾益气为纲，不用收敛固涩消蛋白药物，血尿愈，蛋白自消。

〔整理人〕顾友谊，田跃驰，邹勇。

过敏性紫癜方

〔方剂来源〕宋群先师承冯宪章经验方。

〔药物组成〕当归 20 克，茜草 20 克，白茅根 30 克，龙胆草 15 克，生地炭 20 克，金银花炭 30 克，徐长卿 20 克，仙鹤草 15 克，山药 30 克，黄芪 20 克，牛膝 10 克，三七 8 克，藕节炭 30 克，侧柏叶炭 20 克，蛇舌草 20 克，旱莲草 20 克，甘草 10 克，血余炭 10 克。

〔适应证〕过敏性紫癜辨证属血热者。

〔使用方法〕水煎服，每日1剂。

〔注意事项〕忌食辛辣腥发之品，不作剧烈运动。

〔临床验案〕苏某，男，16岁，2012年8月15日初诊。双下肢出现针尖至绿豆大小的瘀斑瘀点，反复发作1月余，先后到当地多家医院求诊，诊断为"过敏性紫癜"，给予激素类药物控制病情，停药后反复，七八天发作一次。刻下见：双小腿散在绿豆大小的瘀斑瘀点，未高出皮面，压之不褪色，对称分布，饮食二便可，舌质暗，苔薄白，脉细数。中医诊断为葡萄疫，辨证为血热型。西医诊断：过敏性紫癜。给予上方4剂，水煎服，每日1剂，用药后皮疹基本消退，再服3剂巩固治疗，皮疹完全消退，病情痊愈，随访半年无复发。

〔整理人〕宋群先。

紫癜肾有效方

〔方剂来源〕全国名老中医南征教授经验方。

〔药物组成〕生地黄制何首乌，制白鲜皮，徐长卿，刺蒺藜，五味子，当归，土茯苓，穿山甲，血竭，金荞麦，木蝴蝶，黄芪，紫草。

阴虚者，加熟地黄、黄精。阳虚者，加制附子、菟丝子、淫羊藿、肉桂之类。中气不足者，加人参、白术。血瘀者，加桃仁、红花、三棱、莪术。血尿者，加小蓟、茜草、仙鹤草、白茅根之类。蛋白尿者，加络石藤、白蔻仁、覆盆子、益母草、丹参。外感风寒，加防风、荆芥。外感风热，加薄荷、桑叶。阴虚阳亢，肾风内动者，加钩藤、天麻、决明子。气滞肝郁脾虚者，加莱菔子、水红子、三仙、木香、香附。水毒证者，加大黄、厚朴、枳实、牡蛎、藿香、竹茹、紫河车。痛风者，加山慈菇、猫爪草、秦皮、秦艽。高脂血症者，加茵陈、胆草、栀子、五味子。合并淋证者，加马齿苋、白头翁、黄柏。

〔适应证〕紫癜肾一病，是由于肾脏受累于皮肤紫癜而发病。中医认为，本病是由于先天禀赋不足或者后天饮食不当，血热妄行，溢于皮肤，病久则瘀毒内侵，损伤经络，上犯于咽部，下侵肾脏，使肾脏受损。本病的治疗本着内外兼治，上下同治的原则，治以利咽解毒、活血通络。本方适用于西医诊断为过敏性紫癜性肾炎，中医的斑疹、瘀斑等均可加减治疗。

〔使用方法〕加水武火煎至开锅后改为文火 20 分钟，1 剂中药一天煎煮 4 次，分早饭后、午饭后、晚饭后和睡前 4 次服用，1 次 120 毫升。穿山甲先煎，后纳入其余中药，血竭冲服。

〔临床验案〕纪某，男，70 岁，2010 年 1 月 9 日就诊。患者 8 个月前咽部疼痛肿胀，注射头孢类药物后身上出现红色斑点。尿常规：隐血（+++），尿蛋白偶尔出现。现乏力，头痛，胸闷气短，饮食正常，口渴，咽痛，腰痛，夜尿 4～5 次，大便日 1 次，耳聋，眼睑偶有浮肿，舌质红隐青，苔白腻，脉沉滑。血压 125/85 毫米汞柱。诊断为紫癜性肾炎（瘀热内蕴），治以凉血祛斑，解毒通络。

方药：制何首乌 5 克，制白鲜皮 5 克，徐长卿 10 克，刺蒺藜 10 克，五味子 15 克，当归头 10 克，小蓟 10 克，茜草 10 克，仙鹤草 10 克，穿山甲 8 克（先煎），血竭 3 克（冲），土茯苓 60 克，白茅根 50 克，黄芪 50 克，甘草 30 克。7 剂，水煎服，日 1 剂，分 4 次服用，一次 120 毫升。并嘱患者清淡饮食，注意劳逸结合，预防感冒。

二诊（1 月 16 日）：患者自述气喘乏力，舌质红苔白腻，脉弦滑。隐血（++）。上方加人参 10 克，7 剂。

三诊（1 月 23 日）：斑点明显消退，咽喉肿痛，舌质红苔白，脉弦滑。隐血（+++）。上方加金荞麦 10 克，紫荆皮 10 克，木蝴蝶 10 克，郁金 10 克，马勃 5 克，解毒利咽，14 剂，水煎服。

2 月 7 日复诊：患者咽部肿痛症状减轻，舌质红苔白腻，脉弦滑。隐血（++）。上方 14 剂，服法同前。

2 月 21 日复诊：患者胸闷、气短等症状减轻，自感乏力，隐血（+++）。上方加黄精 50 克，水煎服。给予紫河车粉温水冲服，以益精、补气血。

3 月 15 日复诊：患者乏力症状减轻，偶感咽部不适，隐血（+）。上方加金银花 20 克，连翘 10 克，水煎服。

4 月 8 日复诊：患者自觉怕冷，小便增多，舌质红苔白，脉沉滑，隐血（+－）。上方加金樱子 10 克，诃子 10 克，小茴香 10 克，肉桂 10 克，收敛固涩，温补肾阳。紫河车粉继续服用。

4 月 15 日复诊：患者起夜次数减少，偶有汗出，眠差，上方去金银花、连翘，加龙骨、牡蛎各 50 克（先煎）。

5 月 27 日复诊：患者已无明显不适，舌质红苔白，脉沉而有力，隐血（－）。嘱患者继续服用上方，并温水冲服紫河车粉。

6月24日复诊：患者在治疗期间每周复查尿常规均无异常，上方加藿香30克以醒脾化湿。7剂，制成散剂，温水冲服，日两次，每次2克。

2010年8月1日：患者前来复查，无明显不适症状，隐血（++），自述在家期间每周查尿常规均正常。调方药为：金荞麦10克，金莲花10克，紫荆皮10克，木蝴蝶10克，郁金10克，马勃5克，小蓟10克，茜草10克，仙鹤草10克，穿山甲8克，血竭3克，土茯苓60克，白茅根50克，黄芪50克，甘草30克。7剂，制成散剂继服。

12月18日患者来电话告知，尿常规一直正常，无不适症状。随访至今未见异常。

〔按语〕方中制何首乌、徐长卿、刺蒺藜补益肝肾、滋补精血。当归行气活血补血，气行则血行，血行则风灭，加之制白鲜皮祛风止痒，4药合用，共起祛风止痒、行血活血之功效。金荞麦、木蝴蝶清热利咽解毒，活血化瘀，保护肾络之根本咽喉，上下同治。穿山甲、血竭活血化瘀，去瘀生新，瘀除则水停；黄芪补气健脾，补后天之本，与穿山甲、血竭攻补兼施；紫草，凉血，活血，解毒透疹；土茯苓祛毒，祛湿，可用至100克。诸药合用，共奏清热解毒消斑、活血通络之功。

治疗3个月以上，多可临床治愈。服用激素者，疗程更长，根据临床症状，逐渐撤掉激素。

〔整理人〕庞玺奎。

消癜汤

〔方剂来源〕国家级名老中医崔公让教授临床经验方。

〔药物组成〕柴胡9克，黄芩15克，葛根30克，浮萍20克，蝉蜕20克，白茅根30克，藕节20克，丹皮20克，生地黄20克，甘草10克。

〔适应证〕紫癜、葡萄疫，证属热毒炽盛者。症见发病急骤，疹色鲜红或紫红，分布大小不等，多伴有发热、便血、心烦、口干喜冷饮等一派热毒之象，病程较短。

〔使用方法〕将上药浸泡2小时以上，水煎服，每日1剂，早晚温服。

〔临床验案〕

病案1　乔某，女，44岁，2012年1月11日初诊。患者两天前发现双下肢出现鲜红色斑点，呈针尖样密集分布，不高出皮肤，压之不褪色，伴有发热、口干、小便短赤、大便干结，舌质红，苔黄，脉数有力。化验血小板正常。诊断为过敏性紫癜（热毒炽盛型）。治以清热解毒，凉血止血。方以消癜汤去丹皮、生地黄，加水牛角、金银花，10剂，日1剂，水煎服，早晚分服。

二诊（2012年1月22日）：紫癜色暗红，无新斑点出现，仍发热，但热势不著，口不干，小便稍黄，舌质红，苔薄黄，脉稍数。考虑热邪已不著，大剂量服用苦寒之品易损伤脾胃之气，故清热之余稍加甘淡健脾利水药物固护脾气。上方去白茅根、丹皮、生地黄，加茯苓、薏苡仁，10剂。

三诊（2012年2月2日）：皮肤出血点暗淡，四肢略感无力，二便可，舌淡，苔薄白。此为热邪耗气，邪虽去然正气已虚，治疗以健脾益气、摄血消斑为主。处方：党参、茯苓、白术、葛根、山药、甘草。

用药15剂后，电话随访患者，皮肤出血点暗淡，无新出血点出现，无发热，食欲好，四肢活动有力，精神佳。

病案2　吴某，女，54岁，于2009年2月23日以下肢散在多发斑点8月余为主诉来诊。患者于8个月前不明原因双下肢散在出现褐色斑点，曾辗转在多家医院以“过敏性紫癜”采用西药治疗，效果欠佳。现症见：双下肢自膝关节至足部散在出现红色粟米样斑点，指压不褪色，斑点融合成片。舌质红，苔薄黄，脉细数。既往史：乙肝30年。理化检查：血小板和出凝血时间均正常。尿常规：镜下血尿（—）。诊为葡萄疫（过敏性紫癜），证属血热瘀滞。治以清热化瘀、凉血止血、解肌发表。方用消癜汤，15剂，水煎服，日1剂。

二诊（2009年3月9日）：用药后，已无新斑出现，自述晚上睡眠不好，平素脾胃虚弱，舌质红，苔薄黄，脉细数。在上方基础上加用四君子汤，以健脾益气安神，巩固治疗效果。原方加党参20克，茯神20克，白术10克，30剂，水煎服，日1剂。

三诊（2009年4月10日）：病情稳定，无新斑出现，原皮损区颜色变淡，睡眠情况明显好转。舌质淡，苔薄白，脉沉细。无需服用药物，注意饮食调适。

〔注意事项〕热毒炽盛加水牛角、墨旱莲、金银花；湿热壅滞加地肤子、薏苡仁；脾气虚加四君子汤。

〔按语〕紫癜临床多表现为皮肤反复不愈的瘀点或瘀斑，有时可伴有皮肤瘙痒、腹痛，累及关节则关节疼痛，累及消化道可引起消化道出血，严重时甚至可引起肠坏死、肠套叠，累及肾脏则发生以血尿、蛋白尿为表现的紫癜性肾炎。少数病人可有淋巴管、脑等相关疾病的发生。现代医学对本病并无特效治疗方法，现多应用肾上腺皮质激素、免疫抑制剂、组胺等药物及相应的对症治疗。但长期应用激素和免疫抑制剂往往引起消化道出血，机体免疫力下降，甚则引起继发感染及肝、肾功能损伤。崔老认为，本病具有起病急、病程长、病变范围广、易变生他症的特点，因此治疗中要根据证候特点辨证施治，"急则治其标，缓则治其本"，牢牢把握本病由实转虚的规律及时调整用药方略，做到未雨绸缪。

〔整理人〕张榜，刘阳。

真性红细胞增多症方

〔方剂来源〕全国名老中医谢海洲教授经验方。

〔药物组成〕紫菀 12 克，黄芪 24 克，葛根 9 克，远志 9 克，山药 12 克，升麻 3 克，柴胡 6 克，百合 12 克，玉竹 15 克，蚤休 9 克，白花蛇舌草 15 克，猪牙皂 6 克，白芥子 12 克，鸡血藤 24 克，女贞子 15 克，马齿苋 15 克，三七粉 3 克（冲服）。

〔适应证〕因脏腑阴阳气血失调而导致的瘀斑、出血之症。

〔使用方法〕水煎服，日 2 剂。

〔临床验案〕王某，女，60 岁。患真性红细胞增多症 2 年。辗转各医院，曾以清热凉血、活血破瘀、疏肝理气中药日服 1 剂，配服大黄䗪虫丸 1 年余症稍减，但化验指标居高不下。观其体态丰腴，面色暗滞，颊部有硬币样暗紫斑。述头晕昏蒙，倦怠乏力，动则气短，肢体沉重，困倦，两目干涩，视物模糊，目不欲睁，面部微痒，嗳气不畅，晨起呕恶，腰膝酸软，口干舌燥，五心烦热，急躁易怒，脊旁红疹，小便频数，舌暗嫩，脉沉缓。服上方 14 剂，头晕眼花、困倦、视物模糊等症状均见好转，面透润色，舌暗，脉沉细。血象化验指标有所好转。据病机转化，仍以上方为基本方，加减选药如下：化痰以石菖蒲、枇杷叶、胆南星；解毒以蚤休、败酱草、白花蛇舌草；滋阴选女贞子、生地黄、百合；益气择炙甘草、党参、仙鹤草；活血遣川芎、三七、茜草；升阳选葛根、荷叶、茺蔚子；通络择丝瓜络、路路通；养血选枸杞子、白芍、当归；祛瘀选鸡血藤、丹皮；降浊选白矾、旋覆花等。服药数月，患者面色红活，紫斑显减，气短、酸重、困倦悉除，舌正苔白，脉细弱。证属痰毒已解，气血未复，血象化验指标基本正常，予气血双补之法以善其后。

〔按语〕患者老年女性，体丰痰盛之质，失于调养，导致脏腑阴阳气血失于和调而为痰病。古云，百病多由痰作祟，参以现代药理研究之成果，据标本缓急原则，立化痰解毒溶血法治其标，益气养血、补肾升阳以巩固其本。

〔整理人〕张华东。

化瘀止血汤

〔方剂来源〕山东省中医院邵念方教授经验方。

〔药物组成〕藕节 45 克，蒲黄、白及粉（冲）、苏子各 9 克，大黄粉（冲）、川贝粉（冲）各 6 克，三七粉 6 克（冲），丹参 12 克。

〔适应证〕瘀血阻肺之证，症见胸闷、气短、咯血，临床以咳血有块为特点。

〔使用方法〕上药加水至淹过药面，浸泡半小时，水煎两次。首次用冷水，武火烧开，文火煎煮 30 分钟，第二次用开水重复上述过程，合并两次煎液，分早晚两次服用。

〔临床验案〕某女，35 岁。1978 年 5 月 8 日初诊。咳痰带血 3 年，咯血 7 天。三年来经常咳嗽，咳吐痰带血丝，甚至有小血块，伴有发热、盗汗、乏力，西医诊断为浸润型肺结核，一直用抗痨药治疗。1 周前因劳累咯血不止，血中混有血块，一日咯血约有 200 毫升，咳嗽不重，余症均有加剧，大便干，小便黄，口干舌燥，口渴而饮水不多，舌质红少苔，脉沉细数而无力。加用安络血、止血敏、维生素 K_3 等止血药已 7 天，咯血仍不减轻。处方：藕节 45 克，太子参、沙参各 15 克，生蒲黄、白及粉（冲）、苏子各 9 克，生大黄粉（冲）、川贝粉（冲）各 6 克，三七粉（冲）、生甘草各 3 克。5 月 12 日复诊：服药 3 剂，咯血渐止，只是每日腹泻 3～5 次，腹中隐痛，乏力更甚，余症同前，舌质红，苔薄白，脉细弱。此时血止瘀化，但气阴更虚，治当益气养阴、活血止血。处方：党参、黄芪各 15 克，沙参、黄精、天冬各 18 克，白术、茯苓各 12 克，川贝粉（冲）、三七粉（冲）、白及粉（冲）各 3 克，地骨皮、丹参、香附、生山楂各 9 克。5 月 18 日三诊：又服药 6 剂，腹痛止，大便日一次，不咳嗽，诸症均有减轻，精神较前好转，舌象正常，脉细数。上方加山药30克，继服6个月痊愈。

〔按语〕此病例属肺痨日久，气阴双亏，加之劳累过度，肺络进一步受损，致使瘀血阻肺。治当活血止血，养阴宁肺为先。大黄、川贝、蒲黄、三七、丹参化瘀散结止血止咳；苏子降气化痰止咳；白及、藕节益肺止血。

〔整理人〕黄婧文。

第三节 汗 证

止汗汤

〔方剂来源〕河南省中医院郭淑云主任医师经验方。

〔药物组成〕麻黄根10克，浮小麦30克，霜桑叶30克。加减：气虚者可加黄芪、党参、白术、防风等药；兼阴虚者可加旱莲草、女贞子、知母等药；兼阳虚者可加黄芪、附子等药；兼血者可加熟地黄、当归等药。

〔适应证〕主要适用于各种证型的汗证，均可在此方的基础上加减治疗。

〔使用方法〕水煎服。

〔注意事项〕勿劳累，戒郁怒。

〔临床验案〕杨某，女，45岁。自述近一年来经常汗出不断，稍劳累或急躁时尤甚，时常在夜寐醒来时也通身汗出。此外尚有胃痛、胃胀、纳差、嗳气、吐酸、烧心等症。舌体稍胖，脉弦细。诊断为：汗证（气阴两虚）、胃痛（气血瘀滞）。治以补气养阴止汗、行气活瘀止痛。药用：太子参20克，白术20克，茯苓15克，黄芪12克，麻黄根10克，浮小麦30克，霜桑叶30克，元胡15克，川楝子9克，丹参30克，檀香5克，砂仁5克，刀豆子20克，白及12克，乌贼骨15克，煅瓦楞子15克，炒麦芽30克，神曲10克，鸡内金10克。7剂，水煎服。药后患者来诊，自述出汗、胃胀明显减轻，胃痛基本消失，嗳气、吐酸、烧心减少，纳食增加。上方减元胡、川楝子，继服7剂。再诊时出汗、胃胀、嗳气、吐酸、烧心基本消失，未再胃痛，纳食尚可。为巩固疗效，再以上方10剂水煎服。

〔整理人〕李墨航。

阴虚盗汗方

〔方剂来源〕福建名老中医孙朗川经验方。

〔药物组成〕麦冬、麻黄根、白薇、白芍、柏子仁、酸枣仁、茯神、党参各9克，牡蛎24克（先煎），浮小麦30克，五味子3克。

〔功效〕益气养阴，补心敛汗。

〔适应证〕阴虚盗汗，症见盗汗，口干心悸，手足心热，舌红少苔，脉细数无力。

〔使用方法〕水煎服。

〔按语〕本方以滋阴养心、固涩敛汗为主，佐以益气生津。方中麦冬、白薇、牡蛎、白芍、五味子滋阴敛汗；浮小麦、麻黄根补心止汗；酸枣仁、茯神、柏子仁养心定悸；党参益气生津。共奏益气养阴，补心敛汗之功。如阴虚内热症状明显者，宜去党参、五味子，加知母、黄芩；肝旺者去党参、五味子，加丹皮、黄芩。

〔整理人〕孙平抚。

自汗方

〔方剂来源〕全国名老中医余瀛鳌经验方。

〔药物组成〕人参、黄芪（蜜炒）、白术、茯苓、当归、黄连、白芍、枣仁（炒，研）、牡蛎（煅）各一钱，桂枝七分，甘草（炙）五分，浮小麦一撮，乌梅一个，枣二枚。

自汗不止加五味子、肉桂、麻黄根，煎成，调龙骨末，虚人加山茱萸、肉苁蓉；湿胜者，加泽泻、茯苓、防风、白芷；阳虚加制附子；火盛倍黄连；热极者，另煎服凉膈散；自汗甚而不止，浮小麦半升，煎取汁，用汁煎药；兼痰盛气滞等，随证加减。

〔适应证〕自汗。

〔使用方法〕水煎服。

〔整理人〕余瀛鳌。

第四节　消　渴

消渴安汤

〔方剂来源〕吉林省中医院南征教授临床经验方。

〔药物组成〕人参、生地黄、知母、玉竹、黄连、地骨皮、黄芪、黄精、葛根、丹参、金银花、连翘、草果、厚朴、槟榔。

肺胃燥热加石膏。气阴两虚加麦冬、五味子、枸杞子。脾虚湿滞加白术、茯苓、苍术。阴阳两虚加附子、肉桂、六味地黄丸。血瘀阻络加桃仁、红花、土鳖虫、水蛭。淋证加马齿苋、白头翁、黄柏、虎杖、败酱草。痛风加山慈菇、猫爪草、秦皮、车前子。失眠加酸枣仁、柏子仁、夜交藤、朱砂、琥珀。夜尿多加金樱子、诃子、芡实。自汗多加当归、龙眼肉。恶心呕吐加黄连、苏叶。四肢厥冷加附子、肉桂、小茴香。眩晕目糊加天麻、钩藤、决明子、青葙子、夏枯草。胸闷气短加服银杏叶片、速效救心丸等。便秘加当归、寸云、槐角、芦荟。关节疼痛加豨莶草、土鳖虫、地龙、伸筋草、蜂房、全蝎、穿山龙。

〔适应证〕西医诊断的1型和2型糖尿病，中医的消渴。

〔服用方法〕每日1剂，1剂中药煎煮4次，每天喝4次，熬一次喝一次。

〔按语〕方中生地黄味甘寒，滋阴生津，清热凉血除烦，养阴增液；知母味苦寒，上济于肺胃，清其燥热，下滋肾水，滋阴润燥。二药配伍，一除气分之火，二泻血分之热，共为君药。黄连入脾胃、大肠，清中焦之湿热，热清则三焦气化能通，津液能行；寒可胜热，入心清心火，君火宁，则相火安。地骨皮味甘淡，能除肺、肝、肾之虚热。二药配伍清脾胃之热，共为臣药。人参味甘性温，大补元气，止渴生津，调和营卫，补中养阴保脾胃，防苦寒伤阴；葛根味甘性平，轻清升散，布行津液，升发脾胃清阳之气而止渴。此二药合用，补气生津，补津化气，则津液代谢正常，气机升降出入得调，消渴症状得除。丹参味苦性微寒，清血热，通经络，予静药之中加入活血之动药，引领诸药贯通气血；槟榔除瘴气，厚朴破戾气，草果祛伏邪。此三味药合用直达巢穴，使邪气溃败，速离膜原。玉竹、黄芪、黄精补气益阴，金银花、连翘清热解毒。诸药合用，益脾胃，除膏浊，通三焦，治三消，达膜原。

〔整理人〕庞玺奎。

消渴方

〔方剂来源〕烟台毓璜顶医院田文主任中医师经验方。

〔药物组成〕苍术 20 克，黄芪 30 克，党参 20 克，葛根 30 克，黄连 10 克，佩兰 10 克，泽泻 10 克，茯苓 15 克。

〔适应证〕糖尿病脾气虚、痰湿中阻证。症见多饮，多尿，消瘦，乏力，尿浊，尿有甜味，舌质淡，苔腻，脉弱。

〔使用方法〕水煎两次，每剂煎取 250 毫升药液，早晚分服。

〔按语〕糖尿病属中医“消渴”范畴。其发病与过食肥胖有直接关系。2 型糖尿病人形体特征是腹部胖而四肢肌肉萎弱，筋骨无力，脾主肌肉四肢，肌肉萎软不健为脾虚；2 型糖尿病好发于老年人，与年老脾胃功能衰退不无关系。脾气虚、痰湿中阻为糖尿病的重要病机，健脾温中化湿治疗常收到很好疗效。

消渴方以苍术健脾燥湿为君。党参健脾益气、黄芪补气升阳，两者共为臣药。葛根能升清，同时有活血之意。泽泻、茯苓健脾渗湿，佐黄连以泻阴火。佩兰助苍术燥湿醒脾。

〔整理人〕田跃驰，顾友谊，邹勇。

益气软坚方

〔方剂来源〕上海市名中医叶景华经验方。

〔药物组成〕黄芪 45 克，灵芝 30 克，葛根 15 克，鬼箭羽 20 克，荔枝核 15 克，地锦草 12 克。

〔适应证〕西医诊断的 2 型糖尿病肾病早期，中医诊断的消渴病。

〔使用方法〕水煎两遍，煎液合并，早晚餐后半小时温服。

〔按语〕黄芪、灵芝益气健脾；鬼箭羽、荔枝核软坚散结，消癥积于初成之时；葛根生津，升发脾胃清气，清热解毒；地锦草清热利湿凉血。

〔整理人〕杨晓萍。

解毒通络益肾导邪汤

〔方剂来源〕吉林省中医院南征教授临床经验方。

〔药物组成〕榛花，大黄，土茯苓，黄芪，黄精，覆盆子，金荞麦，紫荆皮，木蝴蝶，穿山甲，血竭，丹参，草果，槟榔，厚朴。

气阴两虚兼瘀毒加人参、枸杞子、熟地黄。阳虚兼瘀毒加制附子、淫羊藿、紫河车。阴虚兼瘀毒加麦冬、五味子、墨旱莲。阴阳两虚兼瘀毒加冬虫夏草、鹿角胶、玉竹。湿浊瘀毒加藿香、竹茹、姜半夏、白豆蔻。痰浊兼瘀毒加天竺黄、黄药子、瓜蒌、胆南星。气滞血瘀兼瘀毒加郁金、虎杖、益母草。外感风寒加荆芥、防风、羌活、苏叶。风热加金银花、连翘、公英、桑叶、地丁。阴虚阳亢，肾风内动加钩藤、天麻、决明子、全蝎、白僵蚕、地龙。气滞肝郁脾虚加莱菔子、焦三仙、木香、鸡内金、柴胡、白芍。水毒症加大黄、厚朴、枳实、藿香、车前子、茯苓、泽泻、竹茹、姜半夏、薏米、紫河车、冬虫夏草。痛风加山慈菇、猫爪草、秦皮、秦艽、土鳖虫、车前子、豨莶草、穿山龙、蜂房、伸筋草、威灵仙、木瓜、苏木。高脂血症加泽泻、山楂、茵陈、胆草、栀子、五味子。尿路感染加马齿苋、白头翁、元柏、萹蓄、败酱、虎杖、瞿麦。结石加海金沙、金钱草、鸡内金、大黄。失眠加酸枣仁、柏子仁、夜交藤、朱砂、琥珀。夜尿多加金樱子、诃子、芡实。自汗多加阿胶、当归、龙眼肉。隐血加小蓟、仙鹤草、藕节、血余炭。尿蛋白加土茯苓、络石藤、五倍子、白蔻仁、覆盆子。便秘加当归、肉苁蓉、槐角、芦荟。血糖高加黄连 20～30 克，葛根 15～20 克，厚朴 10～20 克，生地黄 60 克，知母 60 克。

〔适应证〕西医诊断的糖尿病肾病、慢性肾小球肾炎、慢性肾功能衰竭；中医的慢性肾风、消渴肾病、水毒证等。

〔按语〕榛花解痛消炎、消肿止痛；大黄清热解毒、推陈出新；土茯苓解毒除湿、通利关节。三味药合用，清热除湿，解毒通络为君药。黄芪益气生阳，黄精滋阴生血，覆盆子滋补肝肾，此三味合用助君药益气养阴，滋补肝肾，为臣药。金荞麦、紫荆皮、木蝴蝶清咽利喉，解毒通络，穿山甲、血竭、丹参活血化瘀通络。草果、槟榔、厚朴为达原饮之要药，槟榔除岭南瘴气，厚朴破戾气，草果祛除伏邪，共用可直达巢穴，使邪气溃散，速离膜原。诸药合用，共奏益气养阴、活血化瘀、解毒通络、开达膜原之功。

〔整理人〕庞玺奎、韩香莲、周风新。

第五节　口舌疼痛

灼口饮

〔方剂来源〕江苏省名中医朱建华教授临床经验方。

〔药物组成〕黄芪20～30克，淫羊藿15克，仙茅15克，枸杞子15克，川石斛30克，赤芍20克，人中白10克，凤凰衣10克，玉蝴蝶10克，酸枣仁30克，生甘草8克。

烦躁，烘热明显者，去黄芪，加知母、黄柏清其虚火；汗出量多者，酌加龙骨、牡蛎、浮小麦等敛阴止汗；舌红无苔少津者，增玄参、生地黄、天花粉养阴润燥；口干口淡，便溏者，需加山药、白术以健脾气；性情抑郁者，可配柴胡、白芍以疏肝和肝。

〔功效〕燮理阴阳，和络护膜。

〔适应证〕灼口综合征。本病是以口腔黏膜烧灼样疼痛感觉为主要表现的一组症状群，又称舌痛症、舌感觉异常、口腔黏膜感觉异常等。症见口腔黏膜烧灼样疼痛，舌体疼痛或有麻木感、刺痛感、味觉迟钝等异常感觉，口腔黏膜色鲜红，日久出现青紫色或布瘀斑，常饮水口干不减等。

〔使用方法〕水煎服。

〔使用注意〕患者饮食宜清淡，切忌进食辛辣刺激之物。

〔临床验案〕徐某，女，65岁，初诊于2010年9月3日。诉口腔黏膜灼痛反复1年余，西医抗炎、维生素治疗乏效。自述常感口干，烘热阵作，二便尚调，夜寐尚安。刻诊：牙龈红肿，舌红苔少，脉细。西医诊断为灼口综合征，中医辨证属阴阳失调（且以阴虚为著），络膜失养，治宜燮理阴阳，和络护膜。处方：川石斛20克，玄参12克，生地黄15克，天冬12克，麦冬12克，淫羊藿15克，炙僵蚕15克，赤芍20克，凤凰衣10克，玉蝴蝶10克，淡竹叶10克，蒲公英30克，人中白15克，生甘草6克。上药7剂，水煎服，日1剂。另用旱莲草60克含漱，每日4～5次。并嘱患者注意身心调摄、饮食忌宜。二诊（2010年9月10日）：诉口腔黏膜灼痛已除，口干、烘热减，药后大便稍溏，每日一行。诊见牙龈仍有红肿，舌质红减轻，苔薄，脉细小弦。辨证同上，治守原意，恐前方滑肠之弊，生地黄改为10克，加女贞子15克，益肾填精。7剂，每日1剂。继以旱莲草含漱。三诊（2010年9月17日）：诉口腔黏膜灼痛已除，口干、烘热基本缓解，二便如常。诊见牙龈尚有轻度红肿，舌淡红苔薄白，脉细。辨证虽仍阴阳失调，络膜失养，然阴虚已不甚突出，当酌加温补肾阳之品，助火归原，前方加仙茅10克，另伍枸杞子12克，防其温补有过。7剂，每日1剂。四诊（2010年9月24日）：诉口腔黏膜已无明显不适，口干、烘热基本缓解，二便调，夜寐安。诊见牙龈已无明显红肿，舌脉若前。辨证如上，效不更方，前方继服14剂。累治30余日，患者自觉舒适，随访半年未复发。

〔按语〕朱教授认为，灼口综合征是一种全身性疾病，虽发病在口腔，但可与五脏相关，而关键则在肾。其基本病机为肾之阴阳失调，故提出以“燮理阴阳，和络护膜”为治疗的基本原则，强调以调节肾之阴阳为主，水火并济，方可奏事半功倍之效。

一诊以灼口饮为主方治疗。考虑其烘热明显，故去黄芪。方中淫羊藿温补肾阳；川石斛、墨旱莲滋补肾阴；玄参、生地黄、天冬、麦冬养阴润燥；赤芍凉血行瘀，止痛消肿；人中白长于清热、降火、消瘀，《本草纲目》言其“能治咽喉口齿生疮”；凤凰衣、玉蝴蝶二药系国医大师朱良春先生用治萎缩性胃炎之要药，有养阴清热、保胃护膜之功，此处移治于口腔黏膜病，收效亦佳；蒲公英清热解毒；甘草调和诸药。方中除植物药外，还加用动物药僵蚕，其味咸辛而性平，入肝、心、脾、肺四经，国医大师朱良春教授谓：“僵蚕其功能散风降火，化痰软坚，解毒疗疮，故于风热痰火为患之喉痹喉肿、风疹瘙痒、结核瘰疬等症均适用之。”二诊，辨证同上，治守原意，恐前方滑肠之弊，生地黄减小用量，并加女贞子益肾填精。三诊，辨证虽仍阴阳失调，络膜失养，然阴虚已不甚突出，故酌加仙茅以温补肾阳，助火归原，另伍枸杞子，防其温补有过。此后多诊效不更方，取得佳效。

从现代药理学研究角度来看，灼口饮组方药物主要有以下几方面作用：其一是兴奋垂体-肾上腺-性腺-甲状腺系统，提高机体免疫功能，增强细胞活力，抗衰老等作用，代表药物如黄芪、淫羊藿、仙茅、石斛、枸杞子；其二是镇静、镇痛作用，能调节中枢神经系统兴奋与抑制过程，使之恢复平衡，相应药物如酸枣仁、赤芍；其三是解热、镇痛、抗炎杀菌作用，典型药物如赤芍、人中白等。因此，本方既能全面调节机体神经-内分泌-免疫功能，又有局部消炎止痛作用，可以全面兼顾灼口综合征的多种病因，故疗效确切。

〔整理人〕赵旭，潘峰。

甘草泻心汤加减方

〔方剂来源〕全国名老中医张鸣鹤经验方。

〔药物组成〕生甘草 10 克，炙甘草 10 克，黄芩 15 克，黄连 10 克，黄柏 12 克，酒大黄 10 克，苦参 15 克，党参 20 克，荜澄茄 12 克，干姜 6 克，大枣 5 枚（劈）。原则上原方不需要加减用药，个别病人如出现口干舌燥等阴虚症状者可以去苦参加沙参 15 克，麦冬 10 克。

〔适应证〕白塞病（狐惑病）。

〔使用方法〕上药加水约 800 毫升，浸泡 30 分钟，煎沸后用中火继续煎约 20 分钟，过滤后约得药液 250 毫升；然后再加凉水第二遍煎沸约 15 分钟，过滤后约得药液 250 毫升。两次药液混匀后，分二次服用。服用时间不限，以饭后 1～2 小时服用为最佳。每日 1 剂，连服 6 天，停药 1 天，循环往复，连续服用 3 个月，如病情获得缓解，可以改为隔日服用 1 剂，巩固治疗至少半年。

〔注意事项〕煎药时应多加搅拌，如水量不足时，可适当添加。平时应禁食辛辣食物及白酒。

〔临床疗效〕整理人在继承献方者经验时曾以“甘草泻心汤治疗风湿类疾病应用体会”为题发表论文于《山东中医药大学学报》2001 年 25 卷第 6 期。文中阐明使用甘草泻心汤加减方治疗本病疗效显著并有典型病例刊出。

〔按语〕甘草泻心汤是一首经方。张仲景在《金匮要略》中用它治疗狐惑病，相当于现代医学的白塞病。甘草俗称国老，善于健脾和中，调和百药，缓和其他药物的药性而起到协调的作用，绝大多数的经方或时方，甘草多是作为佐使药来使用的。然而仲景的甘草泻心汤却把甘草作为君药来治疗狐惑病，可谓是独具匠心。甘草生用偏凉能清热解毒，炙用性温益气补中。《伤寒论纵横》指出：“以甘草命名者取甘缓之意也。用甘草、大枣之甘补中之虚，缓中之急。”《伤寒论》中谈到甘草泻心汤，谓："甘草能调中，且生用能去热也。"现代医学认为，甘草有明显的肾上腺皮质激素样作用，而没有激素的副作用。古代的仲景当然不可能理解到这一点，但他在临床中已经体会到甘草的独特疗效是可以肯定的。仲景有著名的5个泻心汤，用意均在清热泻火，单纯依靠甘草的清热作用治疗本病是远远不够的，因此还须加入黄芩、黄连、黄柏、酒大黄以大清三焦之郁热。再加苦参作为臣药，也是采取《金匮要略》中"以苦参洗之"之意。仲景甚至还用当归赤小豆散治疗本病，在他看来狐惑病的主要病机就是以"湿、热、毒、瘀"为主轴的。方中党参、大枣作为佐药健脾以补中之虚，荜澄茄、干姜作为使药温中和胃，反佐黄芩、黄连、大黄之苦寒。本病虽然以湿热类型居多，但阴虚内热间或有之，须随证进行加减。

〔整理人〕张立亭。

第六节　虚　劳

金水胎元汤

〔方剂来源〕山东省济宁市名医孙镜朗临床经验方。

〔药物组成〕鲜紫河车3具，活鸭1只（白毛乌骨者良）。将紫河车切成块状喂鸭，每具喂鸭两天，六天喂完。

〔适应证〕凡阴虚盗汗，哮喘肺痨，梦遗等虚劳损极诸类证候。

〔使用方法〕将喂过紫河车的活鸭宰杀洗净，文火炖至脱骨，令患者食之，以冬至季节前后如法食用为佳。

〔注意事项〕少佐调味，勿入酱、醋，以淡味白汤为佳。

〔按语〕鸭为水禽，性降入肺肾，为益阴上品。《本草纲目》曰："鸭，水禽也。治水、利小便，宜用青头雄鸭；治虚劳热毒，宜用乌骨白鸭。"故本方治疗阴虚劳损诸类疾病以乌骨白鸭为佳。紫河车乃元阴元阳之体，为滋补之佳味，《本经逢原》曰："紫河车禀受精血结孕之余液，得母之气血居多，故能峻补营血，用以治骨蒸羸瘦，喘嗽虚劳之疾，是补之以味也。"亦有人谓其甘温助火，有伤阴之弊，然《折肱漫录》曰："有谓河车性热有火，此说最误人。河车乃是补血补阴之物，何尝性热，但以其力重，故似助火耳，配药缓服之，何能助火?”本方鸭之寒性与紫河车温热性相制平衡，且做汤服缓其药力，故去其弊而存其利，无寒热之虞而有益阴之功。此即本方之要，起效常非药石所能媲比。

〔整理人〕孙兴，孙相如。

荷花八宝粥

〔方剂来源〕山东省济宁市名医孙镜朗临床经验方。

〔药物组成〕粳米、糯米、芡实、莲子、菱角米各适量，百合 10 克，大枣 10 枚，白色鲜荷花数朵。

〔适应证〕脾胃虚损，脏器脱垂，慢性泄泻等中气虚损类证候，尤其久服药物，胃气受损以致厌药者。

〔使用方法〕先将粳米、糯米、芡实、莲子、菱角米文火熬至八成熟，再加入百合、大枣，待粥成后入荷花数朵。

〔注意事项〕以上组成不必拘泥，可据个人口味加入赤小豆、白扁豆、豇豆、黄豆等豆类，亦可酌加红糖、白糖、蜂蜜适量。

〔按语〕本方以粳米、糯米、芡实、莲子、菱角米为主料成粥。其中，粳米补中益气、平和五脏，唐代医学家孙思邈在《千金要方·食治》中强调说：粳米能养胃气、长肌肉；《食鉴本草》也认为：粳米补脾胃、养五脏、壮气力。糯米益气健脾，然人有谓其黏滞难化，病人小儿宜忌之，此误也。《本经逢原》曰：“糯米，益气补脾肺，但唐粉作稀糜，庶不黏滞，且利小便。若作糕饼，性难运化，病人莫食。”故糯米做粥食无难以运化之弊。本方主治脾损气陷，可知本病气虚已极，恐其遂漏再伤元气，故糯米与芡实、莲子益气同时，共奏收敛固涩之效。菱角米为“养生之蔬果，药膳之佳品”，《本草纲目》中说菱角生食能消暑解热，除烦止渴；熟食能益气健脾，祛疾强身。后加入大枣，《本草新编》谓其：“通九窍，和百药，养肺胃，益气，润心肺，生津，助诸经，补五脏。乃调和之品，非补益之味。《本经》曰其补者，亦因其调和之故也。”故大枣犹如方剂中入甘草一般调和诸味。百合一味，得土金之气，而兼天之清和，清热消胀之效最佳，能除因气损而致虚热胀满证候。最妙乃是荷花，镜朗先生赞其“清香透发，大醒脾胃”，它不仅助药力透入五脏，更能清胃醒脾、祛壅导滞，使此补益粥食“补而不滞，滋而不腻”，荷花实乃此方点睛之笔、运用之枢，不能或缺。本粥全方，滋补清导面面俱到、寒凉温热无有偏颇，可谓力缓效宏之佳作，针药虽猛却自叹弗如。粥食本不仅可疗疾解病，更能延年益寿，诗坛寿翁陆游，享年八十有六，他深受粥食补养之益，从中悟出吃粥养生是最简便有效的延年益寿妙法。他专门写了一首《食粥》诗，大力赞颂："世人个个学长年，不悟长年在目前，我得宛丘平易法，只将食粥致神仙。"只可惜今人皆迷信药物，殊不懂得食物益身最佳。

〔整理人〕孙兴，孙相如。

第七节　悬　饮

开络涤饮煎

〔方剂来源〕安徽省名老中医张琼林、张善堂经验方。

〔药物组成〕生香附 15 克（打碎），旋覆花 12～15 克，陈皮 12 克，生半夏 15 克，云茯苓 30 克，生苡米 30 克，葶苈子 15～20 克，白芥子 12 克，生黄芩 15 克，紫丹参 20 克，生姜 3 片，大枣 4 枚。胸胁胀痛加生牡蛎 30 克，泽泻 15 克。

〔适应证〕悬饮（渗出性胸膜炎，胸水难消者）。

〔使用方法〕每剂用温水浸泡一夜（夏天 3 小时），大火煮开后再用小火慢煮 20～30 分钟，倒取头汁。药渣立即加冷水，煎法同上。头二汁混匀，计得药汁 1200 毫升，饭后 1 小时温热服 250～300 毫升，一日两次，两天 1 剂。选用传统优质饮片，不用颗粒冲剂。

〔注意事项〕低盐食谱。倒取药液时，必须用纱布过滤。

〔临床疗效〕一般 4～10 剂，可见胸水渐消，而停止胸穿。

〔按语〕结核性胸膜炎，大量胸水，胸穿每抽每渗，如不竭之泉，按"悬饮"之治，是为正治。然十枣类，药力过猛，副作用大，长期以来，医患均不敢轻试。本人拟用吴鞠通香附旋覆花汤化裁，组成开络涤饮煎，治疗本病，同样具有"破癖逐饮、消坚行水"作用。生香附取其辛燥化湿、行气开结为君；旋覆花开络、涤饮、行水，再加一些化滞、逐饮、涤痰、活血、散结之品，可谓本病的专病、专方，基本没有肠胃反应。重症可以酌情配服香戟胶囊；包裹性积液最为顽固，往往拟用水蛭胶囊与香戟胶囊交替服用。空洞咯血者禁用！

附：

香戟胶囊：京大戟（醋炒）40 克，木香 10 克，共研细粉，装“0”号胶囊（每粒含净药 0.42 克）。服法：初服 2～4～6 粒递增，胸水控制后 6～4～2 粒递减而停服，汤剂送下或单服。

水蛭胶囊：水蛭（生用勿炒）研细粉，装“0”号胶囊（每粒含净药 0.45 克），每服 2～3 粒。

〔整理人〕张琼林，张善堂。

第八节 厥 证

救心厥汤

〔方剂来源〕江苏省名老中医曾学文临床经验方。

〔药物组成〕人参 15 克，黄芪 50 克，玉竹 12 克，龙骨 30 克，牡蛎 30 克，肉桂 10 克，制附子 15 克，干姜 10 克，当归 15 克，生地黄 20 克，山茱萸 12 克。

〔适应证〕心脏病末期，病情极重，心厥脱证，极度循环衰竭，微循环障碍，心源性休克。症见心乱气微，胸痛难忍，大汗淋漓，面色苍白，四肢厥冷，神识昏朦，躁动紫绀，舌青脉微。病机：气血衰微，阴竭阳脱，脏腑俱损，精气乃绝。

〔使用方法〕每次煎药，加水适量，小火慢煎，头煎 1 小时，2 煎、3 煎各半小时，3 次煎液混合。每日服药 3 次，每次食后半小时服。不能口服药者，鼻饲给药，每日 3～5 次。

〔注意事项〕病情危重，以西药抢救为主。

〔临床疗效〕治疗以心厥脱为主证的各种心脏病 9 例，其中对早期无严重并发症的急性心肌梗死和心源性休克病人，能缓解病情，但对老年病人和病情危重者，则疗效较逊。结果：死亡 6 例，死亡率 66.66%。

〔按语〕本方参照参附汤益气回阳，救逆固脱为主药；桂甘龙牡汤通经敛阴，潜镇上越之浮阳为辅药；黄芪、当归益气和血为佐药；生地黄、山茱萸补肾阴、益肾阳，使肾气上交于心为使药。诸药合方，有益气和血、敛阴回阳、救逆固脱之功效。

〔整理人〕宋峻。

一氧化碳中毒性脑病方

〔方剂来源〕全国名老中医谢海洲经验方。

〔药物组成〕天竺黄 12 克，菖蒲 9 克，郁金 12 克，白芍 12 克，当归尾 12 克，柴胡 6 克，香附 9 克，莲子心 3 克，海浮石 12 克，竹沥水 30 毫升（冲服）。

〔适应证〕意识不清、言謇语涩，辨证属痰瘀阻络，蒙蔽心窍者。

〔使用方法〕水煎去渣取汁，得药液 150 毫升许，药液合竹沥水 30 毫升同饮，每日两次。

〔临床验案〕李某，男，77 岁。某年春节之际，炉火生后即置室内，独卧而眠，待家人发觉已昏迷多时，急送医院抢救 3 天后脱险，出现种种意识和智能障碍表现。神经科检查：定向力差。早晨吃饭、上午看病均不能记忆，不会计算，瞳孔等大，光反应灵敏，面肌无力，伸舌正中，四肢肌张力正常，腱反射对称，未引出病理征。诊断：一氧化碳中毒性脑病。刻下症：意识蒙眬不清，言謇语涩，二便失禁，吃、穿、行均不能自理。舌质暗红，脉弦劲有力。脑为清窍，异毒之气内袭，留阻经脉，痰瘀互阻窍络，痰扰神明，蒙蔽心窍。急拟化痰开窍，养心通络为法。服药 7 剂后可不需人扶持略走数步。增加活血通络、补肾荣脑成药（首乌延寿丹、活血通脉片、桑椹蜜膏等）。1 个月后专服成药，服成药 3 个月后，记忆力恢复，生活基本可以自理，遂改间断服用成药调理，半年后语言流畅，步态自如，表情自然，生活全部自理，还可以上街购物，操持一些家务。经神经科检查，一切正常。二年半后随访，健如常人。

〔按语〕本案系重度中毒者，可谓感异毒之气颇甚，以致脏腑诸经皆失常司，清阳当升不升，浊阴当降不降，气血逆乱失度，水津难以正常四布，液聚为痰，血滞成瘀，痰瘀内阻，上扰蒙蔽心窍神明，遂致卒倒昏迷，瘫痪失语等。治疗此类疾病，并无一成不变之法方，临证当依中毒轻重，视发展变化之症状表现，辨证投方。

〔整理人〕张华东。

第九节 瘿 病

消瘿汤

〔方剂来源〕山东中医药大学附属医院姜兆俊教授经验方。

〔药物组成〕海藻 15 克，昆布 30 克，夏枯草 15 克，生牡蛎 30 克，柴胡 10 克，香附 10 克，赤芍 15 克，黄药子 10 克，半夏 10 克，浙贝母 10 克，香附 10 克，川芎 10 克，三棱 10 克，莪术 10 克。

〔适应证〕甲状腺肿、甲状腺瘤，证属气滞、痰凝、血瘀者。

〔使用方法〕每剂药水煎两次，混匀后早晚温服。

〔临床验案〕刘某，女，28 岁。于 1984 年 5 月 28 日初诊。患者颈前区肿块 20 天。甲状腺右叶有 1.5 厘米×1.5 厘米圆形肿块，表面光滑，质韧，随吞咽上下活动。舌苔白，脉弦。A 超提示甲状腺右叶实质性肿块，同位素扫描为温结节。诊断为甲状腺腺瘤。证属肝郁气滞，血瘀痰凝。治宜理气活血，化痰软坚，方用消瘿汤加土贝母 10 克，山慈菇 10 克。水煎服，日 1 剂。连服 3 剂后，肿块大小同前，但见头晕、恶心，原方减山慈菇、土贝母，加清半夏 10 克，川芎 10 克。继服 6 剂，头晕、恶心已除，肿块缩小至 0.5 厘米×0.5 厘米。共服 18 剂，肿块完全消失。5 年后随访未见复发。

〔注意事项〕方中黄药子有肝毒性，长期大量服用则可引起药物性肝炎，因此量宜小，水煎剂每次 6～12 克，服用期宜短。对连续服用黄药子 2 周以上的患者，服药前后应常规检查肝肾功能。

〔临床疗效〕姜兆俊教授曾在门诊用消瘿汤观察治疗甲状腺瘤 50 例，平均疗程 30.72 天，痊愈 26 例（52%），总有效率 94%。

〔整理人〕孙贻安。

消瘿方

〔方剂来源〕烟台毓璜顶医院田文主任中医师经验方。

〔药物组成〕黄药子 15 克，夏枯草 20 克，白茅根 30 克，丹皮 10

克，栀子10克，桔梗10克，郁金10克。

〔适应证〕甲状腺功能亢进症肝郁气结证。症见心悸，出汗，烦躁，失眠，舌红少苔，脉细数。

〔使用方法〕水煎两次，药液每剂250毫升，早晚分服。

〔临床验案〕王燕，女，40岁，工人。2009年7月8日初诊。患甲亢10余年，就诊时心悸不宁，心烦失眠，眼干目眩，出汗多，舌红少苔，脉细数。查FT3 22皮摩尔/升，FT418皮摩尔/升，TSH 0.15单位/毫升。辨证属心肝阴虚，肝郁气结，火盛阳亢，气痰瘀火互结。拟方：黄药子20克，夏枯草20克，黄精20克，生地黄20克，赤芍20克，白茅根30克，丹皮10克，栀子10克，珍珠母30克，桔梗12克，郁金10克，甘草6克。

二诊各种症状明显减轻，舌淡红，舌体略胖，脉细数，原方黄药子改为15克，加党参20克，继服6剂。

三诊症状基本消失，FT3、FT4、TSH恢复正常，继服6剂巩固。

〔按语〕甲亢多肝郁气结，火盛阳亢。为忧思恼怒，肝失条达，犯脾生湿，聚痰化火而成。其病机：①病位在颈前，与心肝脾相关。②病性为素体阳盛，心肝火旺。久病或阴虚而致心肝阴虚形成火旺证。以阴虚气虚为主，渐成虚实夹杂。③病理为气痰瘀火互结于颈前。以平肝息风、滋阴凉血、化痰解毒为治则。方中黄药子苦平，入肝胃心肺经，解毒软坚，凉血止血。此药苦平偏凉，方书谓能“凉血降火，消瘿解毒”，治“恶肿疮瘘”，近年用治甲状腺肿，有一定疗效，但对肝脏有一定损害，脾虚便溏者慎用。夏枯草，苦辛寒，入肝胆经，清火散结（宣泄肝胆之郁火）。黄精、生地黄，前者滋阴又能补中益气，后者滋阴清热，又能凉血生津止血。赤芍、白茅根，二药均为清热凉血药，前者活血化瘀清肝，后者生津利尿消肿。丹皮、栀子，前者清热凉血、活血消瘀，后者泻火除烦，泄热凉血利湿。郁金，疏肝理气。桔梗，宣肺祛痰、排脓消痈，为引经药。气虚加党参，补中益气、养血生津。阴虚加女贞子、生地黄、黄精。血虚者，以四物汤为主。伴心悸者加珍珠母，平肝潜阳、镇心定惊。甲亢心率快，有危象迹象者，黄药子可增量至18～20克（15克为中等量），最多服10剂即减量。佐以维生素C、肌苷以保肝。

〔整理人〕邹勇。

第十节　代谢综合征

益气健运汤

〔方剂来源〕第二届国医大师王琦教授治疗代谢综合征的经验方。

〔药物组成〕生黄芪60克，肉桂6克，制苍术20克，冬瓜皮30克，干荷叶20克，茯苓30克，泽泻15克，生山楂30克，昆布20克，海藻20克，姜黄10克，生蒲黄10克（布包）。

血压偏高者，去肉桂，酌加槐角30克，竹茹15克，川牛膝15克，葛根30克等；血糖偏高者可去肉桂，加生地黄15克，黄连10克，乌梅15克等；血脂偏高者，去肉桂，加大黄10克，绞股蓝15克，决明子30克等；尿酸偏高者，可予土茯苓20克，萆薢15克，晚蚕砂10克。

〔适应证〕代谢综合征符合痰湿体质特征者。临床以体形肥胖，腹部肥满松软，面部皮肤油脂较多，多汗且黏，胸闷痰多，面色黄胖而暗，眼胞微浮，容易困倦，口黏腻或甜，身重困倦，喜食肥甘，大便正常或不实，小便不多或微混，舌苔白腻，脉滑为主要表现。

〔使用方法〕水煎，早晚饭后温服，每次服用约230毫升。30天为1个疗程。

〔临床验案〕

病案1　肥胖伴脂肪肝

程某，男，35岁。加拿大渥太华保险公司职员。2008年11月17日第一诊。

主诉：肥胖、中度脂肪肝2年。

现病史：2年来，形体明显偏胖（身高173厘米，体重95千克），大便黏滞不畅。因血脂高、中度脂肪肝而服用降血脂西药，以致转氨酶升高。舌质暗红，苔腻微黄，脉弦滑。

诊断：中医：肥胖、痰湿体质。西医：代谢综合征。

治法：化痰祛湿，兼行瘀散结。

处方：生蒲黄15克（包），制大黄10克，姜黄10克，生山楂15克，制苍术、制白术各15克，茯苓15克，泽泻10克，荷叶20克，白芥子 10 克，苏子 10 克，莱菔子 15 克，昆布 20 克，海藻 20 克。7 剂，水煎服。同时加服防风通圣丸 19 袋，每次 6 克，每天 2 次。

2008 年 11 月 23 日第二诊：用上方调治 1 周，体重减轻 3 千克，觉体轻便畅，兹拟丸剂缓图。

处方：制苍术、制白术各 100 克，茯苓 100 克，泽泻 100 克，冬瓜皮 120 克，生蒲黄 100 克，姜黄 100 克，制大黄 60 克，荷叶 300 克，昆布 100 克，海藻 100 克，葛根 100 克，香附 60 克，白芥子 100 克，莱菔子 100 克，苏子 100 克，砂仁 60 克，茜草 100 克，五味子 30 克。用法：煎取头、二、三汁，去渣收膏炼蜜为丸，如梧子大，每服 6 克，一日 2～3次。

2009 年 4 月 22 日第三诊：前予益气健运汤加味丸剂缓图，体重减 4 千克，未反弹，现体重 90 千克，身高 1.73 米，原法继进。《内经》将肥人分为膏、脂、肉三种，此膏人也。

处方：香附 12 克，砂仁 6 克（后下），肉桂 10 克，茯苓 20 克，泽泻 20 克，制苍白术各 30 克，生薏米 20 克，生熟大黄各 5 克，荷叶 30 克，生山楂 20 克，昆布 20 克，海藻 20 克，法半夏 10 克，橘红 15 克。7 剂，水煎服。

分析：本案患者罹患肥胖、高脂血症，西医对此分别治疗。因中度脂肪肝而服用降血脂西药，以致转氨酶升高，不得不停用降血脂西药。根据患者形体明显偏胖，血脂增高，结合舌质暗红，苔腻微黄，脉弦滑，判断其是典型的痰湿兼夹血瘀质，给予自拟化痰祛湿方先汤后丸用以化痰祛湿，兼行瘀散结，取得良好的疗效。

病案 2　高血糖、高血脂、肥胖

靳某，男，27 岁，河北唐山人。2011 年 9 月 5 日第一诊。

主诉：重度脂肪肝 3 个月，2 型糖尿病 1 个月，肥胖 3 年余。

现病史：3 个月前体检肝胆彩超显示重度脂肪肝，入院治疗。住院期间血糖检查示：空腹血糖 6.53 毫摩尔/升，经降糖降脂治疗后出院。现体重 115 千克，身高 1.83 米，用胰岛素 24～25 单位/天控制血糖，无多饮多食多尿，饮食可，睡眠略差。面部油腻，有痤疮，腹部肥满，大小便正常，舌质偏红，苔薄。

既往史：否认肝炎、结核等传染病史，5 岁时患过敏性紫癜。

个人史：不吸烟，偶尔饮酒。

家族史：父亲患高血压。

诊断：中医：肥胖、消渴、痰湿体质。西医：代谢综合征。

治法：益气健脾、化痰祛湿、活血祛瘀。

处方：生黄芪60克，炒苍术30克，生山楂30克，荷叶30克，生蒲黄20克，茯苓30克，泽泻30克，草决明30克，枸杞子30克，制首乌30克。30剂，水煎服。

2011年10月17日第二诊：体重减轻7千克，甘油三酯由8.36毫摩尔/升降至1.34毫摩尔/升（正常值＜1.7毫摩尔/升），穿裤子的号码由46号降至40号；空腹血糖4.3～4.9毫摩尔/升，餐后血糖5.1～6.0毫摩尔/升，现胰岛素使用量为16个单位。影像学检查示重度脂肪肝、胆囊息肉。

处方：生黄芪60克，制苍术40克，荷叶60克，生山楂60克，制首乌30克，海藻20克，枸杞30克，决明子30克，肉桂10克。30剂，水煎服。

2011年11月28日第三诊：服药两个月，体重由最初的115千克降至目前103.2千克，腰围由1个月前的3.3尺减为现在的3.1尺。胰岛素已减至每日10单位，空腹血糖4.5～4.6毫摩尔/升，餐后血糖5.1～5.6毫摩尔/升。

处方：生黄芪60克，制苍术40克，荷叶60克，生山楂60克，制首乌30克，海藻20克，昆布20克，枸杞子30克，肉桂10克，莱菔子30克，皂角刺15克。30剂，水煎服。

2011年12月26日第四诊：患者体重99千克，2011年12月16日停用胰岛素10天，现空腹血糖4.7～5.4毫摩尔/升，餐后血糖为5.5毫摩尔/升，血脂未查。继用前方巩固治疗。

分析：患者27岁，年纪很轻，但已经患有肥胖、重度脂肪肝、糖尿病，是典型的代谢综合征。综合患者的体型肥胖、腹部肥满松软、面部油腻等表现，判断患者为痰湿体质。痰湿体质者易患糖尿病、高血脂、肥胖等疾病，因此欲治愈此患者的疾病，应该从调理痰湿体质入手。运用益气健运汤益气升阳、祛湿化痰，兼化瘀补肾，经过3个月的治疗，血糖、血脂均达到正常范围，并且停用了胰岛素，体重也降低了12千克。此案佐证了治疗代谢综合征从调理痰湿体质入手治疗思路之正确，同时也提示正确合理地运用中药治疗糖尿病早期，可以逆转糖尿病的进程。

〔按语〕代谢综合征主要表现为体型肥胖，伴有代谢的异常。中医认为，脾气亏虚，运化失司，津液不归正化而凝聚为痰湿，痰湿大量积聚于皮下则表现为体型肥胖，皮肤松软。《丹溪心法》云："肥人气虚生寒，寒生湿，湿生痰……故肥人多寒湿。"《叶氏女科论治》曰："肥人气虚生痰。"《石室秘录》云："肥人多痰，乃气虚也，虚则气不能运化，故痰生之。"痰湿阻滞气机，气滞则血瘀，痰瘀交阻，进一步影响全身的气机气化，如此恶性循环，导致代谢紊乱。《杂病源流犀烛·六淫门·中风源流》谓："河间曰，人肥则腠理致密而多郁滞，气血难以通利，故多卒中也。"概言之，痰湿夹瘀，运化失司是代谢综合征的主要病机。针对主要病机以益气健脾、温肾助阳、化痰祛湿、活血祛瘀立法。方中生黄芪益气健脾。肉桂温肾助阳。制苍术燥湿运脾，《本草纲目》云："苍术，消痰水，解湿郁，治痰夹瘀血成囊，治湿痰留饮……"茯苓、泽泻、冬瓜皮、干荷叶渗湿泄浊。昆布、海藻化痰软坚。生山楂活血散瘀，合姜黄、生蒲黄活血祛瘀。诸药合用，既杜绝生痰之源，又分消痰湿治他郁，标本兼顾，具有益气温阳、化痰祛湿、活血散瘀之功。

〔整理人〕张惠敏。

第九章　经络肢体病证

第一节　痹　病

风湿如意片

〔方剂来源〕全国名老中医张鸣鹤经验方。

〔药物组成〕金银花 1.5 克，大血藤 1.5 克，虎杖 1.5 克，羌活 1.0 克，独活 1.5 克，猪苓 1.5 克，土茯苓 1.5 克，川牛膝 1.0 克，荜澄茄 1.0 克。

〔适应证〕类风湿关节炎属尪痹湿热阻络型。

〔使用方法〕上药按所列比例配伍，加水适量，煎煮 3 遍，取汁混匀，再浓缩成膏，加入赋形剂，用喷雾干燥法制成颗粒，打压成片，每片 0.5 克。每次服 8 片，日服 2～3 次。服用时间不限，饭后 1 小时服用最佳。

〔注意事项〕寒湿阻络型类风湿关节炎可用制川乌或熟附子 6～10 克，加水单煎 30 分钟，煎取 200～300 毫升，加入适量红糖，分 2 次送服风湿如意片。

〔临床疗效〕该方系献方者于 1996 年研究课题“风湿如意片治疗类风湿关节炎临床及基础研究”中原方略加修改而成。该课题曾获山东省科技进步三等奖。在临床研究中曾以益肾益蠲痹丸作为对照组用药进行观察，风湿如意片作为治疗组用药共观察 84 例，总有效率为 94.05%，对照组共 58 例，总有效率为 82.76%，两组比照有显著性差异（$P<0.001$）

〔按语〕类风湿性关节炎活动期应该属于“热痹”的范畴。《诸病源候论》曾指出：“热毒气从脏腑出，攻于手足，手足则焮热，赤肿疼痛也。”这一描述与类风湿关节炎临床表现极为相似。因此清热解毒、祛风除湿、消肿止痛是治疗本病的指导原则。方中以金银花、大血藤、虎杖作为君药，金银花甘寒清芳，性偏宣散，能泻脏腑之热毒，清解经脉之郁热，清热解毒而不伤胃，芳香透达而不蕴邪；配伍大血藤、虎杖更增清热解毒之力，又兼活血消肿之功，相得益彰。羌活、独活、猪苓、土茯苓作为臣药，善祛经络肌表之风湿，健脾除湿，利尿消肿，使邪有出路。川牛膝、荜澄茄作为佐药，能入血分，通筋脉，舒筋利痹；荜澄茄既有祛风除湿之力，又兼温中和胃之功，起反佐之用，以防大血藤、虎杖药性苦寒有损胃肠。

〔整理人〕张立亭。

强肾通痹汤

〔方剂来源〕全国名老中医药专家张鸣鹤经验方。

〔药物组成〕金银花 20 克，大血藤 20 克，板蓝根 20 克，葛根 20～30 克，羌活 15 克，川芎 12 克，续断 20 克，狗脊 20 克，土鳖虫 10 克，红花 10 克，赤芍 20 克，王不留行 10 克，荜澄茄 12 克。原则上本方不需要加减用药。个别病人素体脾胃虚弱，不胜苦寒药性，药后大便稀溏者可酌加吴茱萸 6 克，药后恶心、胃内不适者可酌加半夏 9 克，生姜 4 片。

〔适应证〕适用于强直性脊柱炎、骨质增生性脊柱炎、腰椎间盘突出症。

〔使用方法〕上药加水约 1000 毫升，浸泡 30 分钟，煎沸后用中火继续煎约 20 分钟，过滤后约得药液 250 毫升。然后再加凉水第二遍煎沸约 15 分钟，过滤后约得 250 毫升药液。两次药汁混匀后，分二次服用。服用时间不限，以饭后 1～2 小时服用为最佳。每日 1 剂，连服 6 天，停药 1 天，循环往复，连续服用 6 个月，改为隔日服用 1 剂，或按中药原方加工制成水丸，每次服用 8 克，每日 2 次，不间断服用。总疗程为 2 年。

〔注意事项〕煎药时应多加搅拌，如水量不足时，可适当添加。服药期间应禁用白酒。

〔临床疗效〕该方曾以“强直性脊柱炎 358 例临床疗效分析”为题发表于《中华脊柱医学》杂志 2009 年总 19 期上并获得优秀论文一等奖。文中指出，2 年疗程结束后，358 例中达到临床治愈 163 例，显效 82 例，有效 79 例，无效 34 例，总有效率为 90.4％，临床治愈率为 45.53％。

〔按语〕献方者认为，强直性脊柱炎的主要病机是由于病人素体先天禀赋不足，肾元亏虚，迨至青春发育年龄，肾阳日趋旺盛，龙雷之火滋生热毒或因感受六淫之气，郁而化热，内外合邪，攻注督脉，旁及四肢，蚀骨伤筋，经脉凝滞而发病。针对这一病机采用清热解毒、祛风胜湿、补肾强督、活血化瘀的治疗原则设计了强肾通痹汤。方中选用金银花、大血藤、板蓝根作为君药，板蓝根善清时行热毒，大血藤在外能治疮痈，在内能去脏毒，三者合用清热解毒之力倍增，对强直性脊柱炎急性发作者能起到中流砥柱的作用；续断、狗脊、土鳖虫、红花、赤芍、王不留行作为臣药，补肾强督，舒筋骨利关节，活血通脉；葛根、羌活、川芎作为佐药既能祛风胜湿，又能解痉止痛；荜澄茄作为使药温中和胃，反佐大血藤、板蓝根苦寒之性，不至碍胃伤阳。

〔整理人〕张立亭。

痹通丸

〔方剂来源〕青岛胶州中心医院胡懿读经验方。

〔药物组成〕黄芪100克，当归30克，熟地黄30克，骨碎补30克，沙苑子30克，桂枝30克，白芍60克，炙甘草25克，附子30克，川乌25克，细辛30克，薏仁90克，白芥子10克，秦艽15克，穿山龙60克，豨莶草100克，蜂房10克，蜈蚣3条，三棱25克，生姜25克，大枣12枚。

〔适应证〕类风湿性关节炎。

〔使用方法〕将上药共为细末，制水丸如梧桐子大，一日3次，每次10克，温开水送服。

〔注意事项〕服药期间忌进羊肉、葱、蒜、萝卜，忌生冷食品。勿洗冷水澡。

〔临床验案〕王某，男，55岁。2008年6月28日初诊。患者患类风湿性关节炎5年，加重1年。手指关节变形，膝关节肿胀疼痛，行走困难，阴雨天加重。曾到外地医院治疗，选用西药，未见好转。就诊时其妻扶持而来。观其形体消瘦，手中、食指关节肿大变形，僵硬疼痛，难以屈伸，右膝关节肿胀，舌质红，苔白，脉象沉细弱。查类风湿因子阳性，血沉93毫米/小时。诊断为顽痹。证属肝肾脾虚，寒湿互结，络脉痹阻不荣。治宜调补肝肾，益气健脾，祛风胜湿，逐寒活络，遂予痹通丸。连服 3 个月，症状明显改观，除原有关节畸形外，余症皆近愈。查类风湿因子转阴，血沉 20 毫米/小时。特来电话告知，停药后生活已能自理，且能上街购物。

〔按语〕类风湿性关节炎属于中医“顽痹”“尪痹”范畴。一旦患上此病，经年累月，缠绵难愈，患者每每颇以为苦。医者治之亦颇费周折。此病当从虚实两端着眼。“虚”在阴阳气血，肝肾脾脏，实在风寒湿瘀，所以采用痹通丸治之较为合拍。方中黄芪、白芍、当归既能健脾益气又可滋养肝血，其中黄芪，前贤张锡纯曾谓之“补肝主药”；熟地黄、骨碎补、沙苑子大补肝肾，以上诸品皆为强筋骨、健肌肉之要药；桂枝、附子、川乌、细辛温阳散寒，止痛尤佳；秦艽、豨莶草、穿山龙祛风除湿，通经活络；蜂房攻毒祛风，又善温肾助阳，与骨碎补合用治关节畸形，多有效验；蜈蚣解毒散结、通络搜风；薏仁、白芥子专祛痰湿；三棱祛瘀止痛，与沙苑子同用，有降血沉之效；生姜、大枣、甘草和中调和诸药。全方共奏调补肝脾肾，祛风逐寒湿，舒筋活络脉之功。制以丸剂，缓以图之。临床观察，只要患者坚持服药，皆可获得佳效。

〔整理人〕胡宸韶。

龙马定痛丹

〔方剂来源〕龙马定痛丹出自清代王清任《医林改错》中的龙马自来丹，原方为马钱子、地龙、朱砂三药，主治痛证，瘫痪。颜德馨国医大师取叶桂虫蚁搜剔之意，在原方内加入地鳖虫、全蝎各 3 克，取名龙马定痛丹，用治各种痹痛，多能奏效。

〔药物组成〕马钱子 30 克，地鳖虫、地龙、全蝎各 3 克，朱砂 0.3 克。

〔使用方法〕临床运用龙马定痛丹应严格控制剂量，常规服法为每晚临睡前用糖开水送服 1 粒，服 1 周后若不效，可于每晨加服半粒至 1 粒，连服 1 月为宜。若过量中毒则会出现肌肉强直，口唇、两颊及周身麻木，甚至抽搐、震颤等，此时可口服浓糖水，或甘草、绿豆各 30 克，煎汤频饮即可缓解。

〔临床疗效〕为验证龙马定痛丹对痹证的镇痛作用，余曾取龙马定痛丹系统观察 60 例痹证的疗效，病种包括类风湿关节炎 24 例、风湿性关节炎 26 例、痛风性关节炎 3 例、肩关节周围炎 1 例、椎间盘突出症 1

例、颈椎病2例、雷诺征1例、腰肌劳损1例、退行性关节炎1例，结果显效16例，有效38例，无效6例，总有效率90%。其中类风湿关节炎有效21例，有效率87%；风湿性关节炎有效24例，有效率92%；其他病痛9例，有效率90%。

〔临床验案〕苏某，男，60岁。患类风湿关节炎多年，反复发作，四肢小关节红肿疼痛，晨僵明显，每逢天气变化及阴雨连绵时加剧，经用阿司匹林、激素及中药补益肝肾、祛风除湿之剂治疗，效果不显，改用龙马定痛丹1粒，每晚服1次，1周后关节疼痛见减，连服1个月，四肢关节红肿疼痛全退。

〔按语〕制作方法是先将马钱子用土炒至膨胀，再入香油炸之，候其有响爆之声，外呈棕黄色，切开呈紫红色时取出，与地龙、地鳖虫、全蝎共研细末，和入适量蜂蜜，泛丸40粒，朱砂为衣。马钱子又名番木鳖，性味苦寒，有大毒，入肝、脾经，具活血通络、消肿止痛之功，《外科全生集》称其"能搜筋骨之风湿，祛皮里膜外之痰毒"，张锡钝亦谓"其开通经路，透达关节之力，实远胜于他药也"；配以咸寒走窜之地龙，破血通瘀之地鳖虫，祛风止痛之全蝎，共奏活血脉、化瘀血、祛风湿、止痹痛之功效；蜂蜜泛丸，朱砂为衣，则能制马钱子之毒性。龙马定痛丹的药理研究也表明，龙马定痛丹在低剂量时镇痛作用较弱，在中剂量、大剂量时镇痛作用较强，药物发生作用较安乃近快，用药后30分钟内即显效，镇痛作用虽低于哌替啶，但维持时间较长，约3小时左右。龙马定痛丹对于躯体性疼痛效果较好，而对内脏化学刺激等引起的疼痛缓解作用不及哌替啶，但强于安乃近。

〔整理人〕颜新。

痹痛宁

〔方剂来源〕全国名老中医谢海洲经验方。

〔药物组成〕鹿角霜12克，制附子10克，桂枝10克，细辛5克，羌活10克，独活10克，防己15克，生黄芪30克，当归15克，赤芍10克，白芍10克，生地黄30克，生苡仁30克，广地龙10克，蜈蚣3条，乌蛇肉10克，生甘草12克。

〔适应证〕肢体肌肉关节冷痛，关节肿胀或变形，屈伸不利，腰膝酸痛。用于风湿性关节炎、类风湿性关节炎、坐骨神经痛、肩周炎、老年人腰腿疼痛等。

〔使用方法〕水煎服。每半月为1个疗程，可根据具体病情服2～6个疗程。

〔临床疗效〕谢老在总结前人治疗痹证经验基础上，结合自己多年临床经验，自拟痹痛宁治疗痹证，每获良效。

〔按语〕本方祛风胜湿，温经散寒，舒筋活络，通痹止痛，补益气血，强壮筋骨，临床应用甚广。

〔整理人〕张华东。

疼痛三两三

〔方剂来源〕全国名老中医张炳厚经验方。

〔药物组成〕生黄芪30克，全当归30克，大川芎30克，忍冬藤30克，穿山甲10克，三七面3克（冲），川桂枝10克，杭白芍10克。

〔适应证〕瘀血阻滞型的各种疼痛，尤其是风寒湿痹、胸痹，如风湿、类风湿性关节炎，冠心病心绞痛等，症见肢体关节疼痛酸胀、痉挛麻木、厥冷僵硬，手足沉重、屈伸不利者，或胸闷心痛者。

〔使用方法〕水煎服，日1剂，晨起及睡前温服。

〔注意事项〕避风保暖，忌食生冷。

〔临床验案〕孙某，女，37岁，职员，2008年11月6日初诊。5年前产后于室外劳作，遂开始出现双手指关节、腰背及髋关节酸胀疼痛，畏寒肢冷，逐年加重，劳累及受凉后疼痛加剧，伴关节僵硬、活动不利。平素经行腹冷痛，量少色暗有血块。查类风湿因子阴性，血沉54毫米/小时，间断服用非甾体类消炎药。舌淡红，苔薄白，脉沉弦滑。上方加全蝎3克、蜈蚣3条，服用1周后，双手、腰背及髋关节疼痛明显减轻，继用前方1个月，患者病情基本缓解。

〔按语〕三两三由当归、川芎、忍冬藤各一两，穿山甲三钱，三七三分组成，因其方总药量为三两三钱三分，故名三两三，另加桂枝、白芍即为疼痛三两三。方中当归甘温而润，辛香善走，能补血行血；川芎辛温香窜，走而不守，《本草求真》有云，“养血行血无如当归，行血散血无如川芎”，二药合用，用量均大，功效倍矣。又用忍冬藤通经脉、调气血；穿山甲活血化瘀、搜风通络，通行十二经，引药直达病所；三七通脉行瘀、活血止痛。诸药相伍，共奏和血祛风、通络蠲痹之功。加用桂枝解肌祛风、温通经络；白芍和血敛阴，一收一散，使表邪得解，里气得和。方中重用黄芪，不在补气而在通阳，黄芪升阳通阳，走而不守，尤能通达卫阳而固表，兼能利水消肿，与当归配伍补气生血，固表御邪。

〔整理人〕段昱方。

清络蠲痹汤

〔方剂来源〕胡子周经验方。

〔药物组成〕生地黄 30 克，石斛 20 克，青蒿 15 克，白薇 10 克，地骨皮 10 克，忍冬藤 30 克，海桐皮 15 克，秦艽 10 克，威灵仙 10 克，丝瓜络 15 克，赤芍 10 克，牛膝 5 克。

〔适用证〕风湿热痹。症见关节肿痛，发热，周身乏力，血沉增速，抗“O”增高。

〔使用方法〕将上药加冷水 1500 毫升，浸泡半小时后煎煮，取 250 毫升为头煎，再加水 1000 毫升，煎煮取 200 毫升为二煎，每日 2 次，早晚分服。

〔注意事项〕服药期间忌食辛辣、油腻食物。

〔临床验案〕石某，女，24 岁。1977 年 11 月 1 日初诊。患者不规则发热 20 余日，伴全身关节疼痛，尤以右下肢关节肿痛为著，活动不便。右下颌关节亦痛。检验血沉 86 毫米/小时，抗“O”500 单位。西医诊断为“风湿热”。迭用西药，未见好转，邀中医会诊。症见低热，周身关节依然疼痛，右下肢关节痛，动转困难。纳呆，口干。舌苔微黄，脉象滑数。证属风热相搏，郁阻经脉之热痹。治宜养阴清热，祛风通络。方用清络蠲痹汤。先后稍事增损，服用 40 余剂，痊愈。复查血沉 11 毫米/小时，抗“O”200 单位。

〔按语〕风湿热痹，多因患者素体正气虚弱，复感风寒湿热之邪，滞留经络、血脉关节，久之湿热之邪，耗伤阴分，而使症之缠绵难愈。《素问·痹论》云：“其热者，阳气多，阴气少，病气盛，阳遭阴，故为痹热。”方中生地黄、石斛、青蒿、白薇、地骨皮、赤芍养阴清热凉血；忍冬藤、海桐皮、威灵仙、丝瓜络、秦艽祛风通络止痹痛；牛膝性喜下走，善疗下肢关节骨痛。方中诸药相伍，体现出本方治风湿热痹的一大特点，即以养阴清热为主，祛风通络为辅。此亦不同于前人治风湿热痹之处，足可效法。

〔整理人〕胡懿读。

祛痹通络方

〔方剂来源〕国家级名老中医崔公让教授临床经验方。

〔药物组成〕羌活20克，狗脊20克，黄芪20克，熟地黄20克，川断20克，乌蛇15克，蜈蚣3条，制马钱子1.5克，甘草10克。

寒邪偏盛加麻黄、细辛、制附片；湿邪偏盛加萆薢、防己、薏苡仁等；肾阴虚明显者加用黄精、玉竹、制附片；肾阳虚者加用仙茅、补骨脂；腰痛明显者加用当归、生地黄、水蛭等。

〔适应证〕痹症，证属肾虚络阻型者。症见腰痛绵绵，酸软无力，反复发作，遇劳更甚，伴手足不温，小腹冷痛，舌质淡，苔白，脉沉细，无力，或伴手足心热，耳鸣健忘，舌质红，无苔，脉细数。

〔使用方法〕马钱子使用前必须经过严格的炮制。将上药用水浸泡2小时以上，开锅后改文火煎煮20分钟，每日1剂，早晚温服。

〔临床疗效〕腰椎间盘突出症患者56例，采用中医辨证，祛痹通络方加减治疗，结果56例中，治愈49例（87.5%），好转5例（8.9%），无效2例（3.6%），总有效率为96.4%。

〔临床验案〕张某，女，76岁。于2009年4月18日初诊。以双下肢疼痛、麻木10年，加重半月为主诉来诊。患者于10年前不明原因出现双下肢疼痛、麻木，行走及劳累后加重，休息后可稍缓解，近半月来，患者自觉双下肢疼痛、麻木加重，足部尤甚，腰部亦疼痛明显，脉沉细弱，舌质淡，舌尖红，薄白苔。腰部CT示：腰椎间盘突出。贝格征（一）。腰部活动明显受限。诊断为痹证（腰椎间盘突出症），证属肾虚络阻。以补益肝肾、通络止痛法治疗。处方：祛痹通络方基本方加当归、山萸肉、五味子。取10剂，水煎服，日1剂。二诊（2009年4月29日）：经服上药后，患者疼痛、麻木较前均有明显缓解，但患者年迈，病程日久，且痹病已成，缠绵难愈，故仍时觉疼痛麻木不适，且时觉口干口渴，故去性温之山萸肉、有毒之马钱子，加白芍、石斛滋阴生津之品。取15剂，水煎服，日1剂。三诊（2009年5月25日）：用药15剂后，诸症均有明显改善，疼痛、麻木已不甚明显，亦不觉口渴，去白芍、石斛，加独活、生地黄、刘寄奴以补肾益本。生地黄、熟地黄合用专于补血滋阴，以扶正固本巩固疗效。

〔按语〕《医原》载："人虚证实，不过加以托邪之法，护正之方，究当以去邪为主，邪早退一日，正即早安一日。"故崔老在对于疼痛邪实为主要表现的疾病的治疗中，往往重用祛邪通络止痛之品，以达到急则治标，缓解症状的目的。同时配以补益之品，往往能收到较好的临床治疗效果。方中用马钱子搜风除湿、通络止痛，是治疗风湿痹痛、麻木不仁的要药。现代医学研究证明，马钱子有兴奋脊髓神经、减轻髓核损伤、镇痛、抗炎、抗血小板聚集和血栓形成的作用。但其有剧毒，限制了其临床应用，所谓"毒药猛剂善起沉疴"，崔老对制马钱子的常用剂量是1.5克，但使用前必须经过严格的炮制。

〔整理人〕张榜，吴建萍。

青苏宣痹汤

〔方剂来源〕《刘少山医疗经验选集》。

〔药物组成〕青蒿、苏梗各2克，海桐皮、晚蚕砂各15克，狗脊9克，忍冬藤24克。

〔适应证〕外感风湿痹痛，症见寒热无汗，鼻塞流涕，头痛头重，全身疼痛，身体困乏，四肢疼楚，胸脘满闷，舌苔微黄厚腻，脉弦滑或濡弦。

〔使用方法〕每剂水煎两次，分服。

〔临床验案〕陈某，男，23岁。1975年10月20日初诊。患者近两天，因劳动过度复感风寒，症见恶寒微热，无汗身痛，头痛如裹，四肢酸楚，鼻塞喷嚏，时流清涕，纳呆便溏，舌淡红，苔白浊，脉濡。处方：青蒿5克，苏梗5克，海桐皮9克，炒忍冬15克，晚蚕砂9克（布包），狗脊9克，炒白芍15克，佩兰叶5克，山楂肉9克，甘草3克。翌日诸症已减，惟头昏纳差，故上方去青蒿、苏梗、蚕砂，加甘菊炭2克，香白芷5克，以治头昏；卷片苓15克，怀山药15克，以健脾祛湿。再服两剂，诸恙痊愈。

〔按语〕恶寒重本方可加荆芥；咳嗽、痰多难咳者加前胡、杏仁、桔梗、紫菀等；咽痛者加薄荷、牛蒡子、马勃、山豆根、蝉衣、板蓝根、连翘等。

〔整理人〕肖诏玮。

益元阳和方

〔方剂来源〕柳吉忱自拟方。

〔药物组成〕熟地黄 30 克，鹿角胶 10 克（烊化），肉桂 6 克，麻黄 3 克，当归 15 克，炮姜 3 克，白芥子 6 克，炮山甲 6 克，黄芪 15 克，白芍 15 克，赤灵芝 10 克，穿山龙 15 克，炙甘草 10 克。

〔适应证〕多用于治疗风湿及类风湿性关节炎、腰椎间盘脱出、脊椎肥大增生症、血栓闭塞性脉管炎、慢性化脓性骨髓炎、骨脓疡、慢性副鼻窦炎、中耳炎、乳腺小叶增生症、妇科炎性包块、原发性痛经、继发性痛经、肺结核、腹膜淋巴结结核、颈淋巴结结核、慢性支气管炎、某些皮肤病及某些神经系统疾病，凡具血虚、寒凝、痰滞之阴寒见证者。

〔使用方法〕水煎服。

〔临床验案〕

病案 1　慢性化脓性骨髓炎案

柳某，男，21 岁，栖霞县农民。

初诊：1965 年 8 月 5 日。胸骨当膻中穴处，溃破流粉样脓水，久不愈合，在地区人民医院诊为慢性化脓性骨髓炎。患者面色皖白，精神不振，倦怠嗜卧，纳谷不馨。舌质淡红，苔白腻，脉象沉细。X 线摄片示：骨质破坏及死骨形成。

辨证：血虚阳衰，无力托毒。

治则：温阳补血，托毒排脓。

处方：

（1）内服益元阳和方原方加当归 15 克，黄芪 30 克，蜈蚣（研冲）1 条，桔梗 9 克，白芷 12 克。

（2）推车散（推车虫研末）吹入漏管内，每日 1 次，连用 1 周。

（3）外敷莱菔膏（萝卜 10 克，合白糖 3 克捣如泥），每日 1 次。

患者次日脱出死骨 1 块，3 日后复脱出死骨一块。服药 30 剂后疮口愈合，40 剂痊愈，10 余年未复发。

按：慢性化脓性骨髓炎，属中医学“附骨疽”“贴骨疽”“附骨流注”的范畴。临证分寒凝血滞、热毒壅盛、气血两虚三型。本方适用于寒凝血滞、气血两虚两型。寒凝血滞型宜本方加温阳通脉之附子、蜈蚣、鸡血藤；气血两虚型宜合当归补血汤及滋养肝肾之品。

病案 2　慢性骨脓肿案

陆某，男，20 岁，莱阳县银行职工。

初诊（1975 年 6 月 15 日）：左膝关节疼痛月余，局部肿大，皮色不变，经 X 线摄片诊为左股骨下端慢性骨脓疡。舌质淡红苔白，舌体浮肿边有齿痕，脉象沉弦。

辨证：阴寒痰毒凝滞筋骨。

治则：温阳解凝，散寒通滞。

处方：熟地黄 30 克，肉桂 6 克，炮姜 3 克，麻黄 3 克，鹿角胶 6 克（烊化），蜈蚣 1 条（研冲），炮山甲 15 克，黄芪 20 克，赤灵芝 10 克，当归 15 克，苡仁 15 克，赤芍 12 克，怀膝 15 克。水煎服。

复进 14 剂，肿痛已痊；继进 10 剂，复经 X 线摄片证实痊愈。

按：慢性骨脓肿，属特殊性慢性骨髓炎，中医学仍按附骨疽治疗。此案符合“腠理一开，寒凝一解，气血乃行，毒亦随之清矣”之理。

病案 3　风湿及类风湿性关节炎案

贾某，男，22 岁，莱阳县农民。

初诊（1975 年 4 月 15 日）：自春节始，两腿痛，双手指关节肿痛，经 X 线摄片诊为类风湿性关节炎。舌质淡红苔薄白，脉象沉而无力。

辨证：寒凝痰滞，痹阻经络。

治则：温阳解凝，蠲痹通络。

处方：熟地黄 30 克，桂枝 9 克，白芥子 6 克，鹿角胶 10 克（烊化），炮姜 3 克，麻黄 6 克，穿山龙 30 克，伸筋草 15 克，透骨草 15 克，猫爪草 10 克，鬼针草 15 克，木瓜 15 克，乳香 9 克，没药 9 克，全蝎 6 克，鸡血藤 30 克，炮甲 6 克，松节 3 个。水煎服。

续进 25 剂，肿痛悉除，步态自如，1 年后随访未复发。

按：风湿及类风湿性关节炎，均属中医学“痹证”范畴，历代医籍皆有记述，尤以《景岳全书》论述较详：“此乃血气受寒则凝而留聚，聚则为痹，是为痛痹，此阴邪也。……诸痹者皆在阴分；亦总由真阴衰弱，精血亏损，故三气得以乘之。经曰邪入于阴则痹，正谓此也。是以治痹之法，最宜峻补真阴，使气血流行，则寒随去，若过用风湿痰滞等药，再伤阴分，反增其病矣。”其论述痹证之病因、病机及治则，提示了益元阳和方之适应证。而清代名医王洪绪将鹤膝风列为阳和汤主治之首，故今用治痹证，非出臆造。

病案 4　腰椎间盘脱出、腰椎把大增生症案

随某，男，49 岁，莱阳县工人。

初诊（1975 年 2 月 10 日）：腰痛，俯仰转侧不利，活动痛剧，步态维艰，拄杖而行，有跌仆史。经 X 线摄片诊为腰 4～5 椎间盘脱出，3、4 腰椎肥大增生，腰椎骶化，骶椎隐裂并游离棘突。脉象沉细，舌质红苔薄白。

辨证：肾虚寒凝瘀滞，痹阻经络。

治则：益督补肾，活血通络。

处方：熟地黄 30 克，鹿角霜 30 克，鹿角胶 10 克（烊化），炮姜 3 克，麻黄 6 克，肉桂 6 克，毛姜 24 克，穿山龙 30 克，鹿含草 15 克，淫羊藿 12 克，鸡血藤 30 克，川断 15 克，狗脊 15 克，肉苁蓉 15 克，炙甘草 6 克。水煎服。服 24 剂，行动自如，疼痛消失，并能骑自行车，3 年后随访腰痛未复发。

按：中医学认为："腰者，肾之府"，"肾主骨生髓"，"督为肾之外垣"，"贯脊"，"属肾"，"肾气内充"，"而外垣便固"。益元阳和方具"温督与冲以益气血"，强筋健骨，通利关节之效。

〔按语〕20 世纪 60 年代，少逸先生见吉忱公用阳和汤治疗类风湿病，深奇之，而问道于公，于是引出一段 20 世纪 30 年代的医话：吉忱公因类风湿性关节炎而回故里养病。其间曾多次延医，均罔效。后幸得同邑晚清贡生儒医李兰逊先生诊治，兰逊公以阳和汤加减治疗，用药仅 20 余剂，内服兼外熨，而病臻痊可。诊治间，吉忱公谈经说史，评论世事，深得李兰逊先生赏识。于是兰逊先生进言吉忱公业医："昔范文正公作诸生时，辄以天下为己任，尝曰：'异日不为良相，便为良医。'盖以医与相，迹虽殊，而济人利物之心则一也。社会动乱，汝当从医，以济世活人也。"吉忱公欣然应之，从而成为李先生晚年的关门弟子，并赐号"济生"，济世活人之谓也。兰逊公精通经史，熟谙岐黄之学，兼通律吕及诸子百家。其于医学，深究博览，采精撷华，独探奥蕴，卓然自成一家。其立法谨严，通达权变，有巧夺天工之妙，常出有制之师，应无穷之变。在随师期间，吉忱公见兰逊公用"阳和汤"治疗多种疾病，弗明不解而请兰逊师释迷："昔日弟子患痹，师何以阳和汤愈之？"兰逊师曰："王洪绪《外科全生集》用治鹤膝风，列为阳和汤主治之首，汝疾已愈，当晓然于心，王氏非臆测附会之语也。"吉忱公又问："某君腰疾，师诊为痛痹，不予乌头汤，而以阳和汤愈之，恭听师言。"兰逊师曰："明·万全云：'肾主骨，骨弱而不坚，脚细者禀受不足，故肌肉薄弱，骨节俱

露，如鹤之膝。此亦由肾虚，名鹤膝节。’故景岳有云：‘此血气受寒则凝而留聚，聚则为痹，是为痛痹，此阴邪也。……诸痹者皆在阴分，亦总由真阴衰弱，精血亏损，故三气得以乘之。经曰邪入于阴则痹，正谓此也。是以治痹之法，最宜峻补真阴，使气血流行，则寒邪随去。若过用风湿痰滞等药，再伤阴分反增其病矣。’故今用治痹，非出臆造也。”

聆听此段医话，使少逸先生注重了“异病同治”及“同病异治”法则在临床中的研究。少逸先生认为：阴寒之证，多由平素阳虚，阴寒之邪乘虚侵袭，或阻于筋骨，或阻于肌腠，或阻于血脉，致血虚、寒凝、痰滞，而诸症生焉。治之之法，宜温补和阳，散寒通滞。故方中重用熟地黄益肾填精、大补阴血任为主药。鹿角胶乃血肉有情之品，生精补髓，养血助阳，且鹿角胶由鹿角熬化而成，骨属通督脉，“禀纯阳之质，含生发之机”而强筋健骨，通利关节；以肉桂温阳散寒而通血脉，均为辅药。麻黄、姜炭、白芥子协助肉桂散寒导滞而化痰结；熟地黄、鹿角胶虽滋腻，然得姜、桂、麻黄、白芥子诸辛味药之宣通，则通而不散，补而不滞，乃寓功于补之方，相辅相成之剂。诸药配伍，共奏温阳散寒之功，而成养血通脉之勋。犹如“阳光普照，阴霾四散”，故有“阳和”之名。阳和汤验诸临床，凡属血虚、寒凝、痰滞之证者，灵活加减，确有实效。从而验证了中医学“有是证用是药”“异病同治”法则应用的广泛性。然“贵临证之通变，勿执一之成模”，一定要辨证严谨，分清阴阳，辨识寒热，查明虚实，权衡主次，灵活化裁，方能达到预期效果。否则，按图索骥，势必贻误病机。少逸先生鉴于先父吉忱公运用“阳和汤”治疗风湿、类风湿病，先师牟永昌公用以治疗多种皮肤病之验，循而扩充应用，重在益元而达阳和，立益元阳和方而广验于内、外、妇、儿及五官科多种疾病，凡具肾虚、寒凝、痰滞之证，均收到满意效果。

〔整理人〕蔡锡英。

赤芍甘草汤

〔方剂来源〕国家级名老中医崔公让教授临床经验方。

〔药物组成〕当归 20 克，赤芍 60 克，陈皮 30 克，薏苡仁 30 克，甘草 10 克。

〔适应证〕股肿，证属湿热血瘀或脾虚血瘀者。症见下肢红肿，胀痛，皮肤发紧发硬，疼痛明显，或皮肤组织肿胀，边界不清，皮损区发红，皮温高，红肿的皮下有多个如花生米大小的结节，质硬固定，与周围组织粘连。

〔使用方法〕将上药浸泡2小时以上，水煎，每日1剂，早晚温服。

〔注意事项〕气虚甚者加四君子汤；湿盛加萆薢、土茯苓；寒湿重者加防己；热象明显加金银花、玄参；血瘀重者加桃仁、红花、炮山甲。

〔临床验案〕

病案1　孙某，男，76岁，于2009年2月4日初诊。以右小腿肿胀40余天为主诉来诊。患者于2008年12月中旬，曾因"前列腺肥大"在当地医院行手术治疗，术后出现右小腿肿胀、疼痛，在当地行造影检查提示：左下肢静脉血栓形成。治疗后，疼痛有所减轻。诊查见：右下肢胫骨上段向下至足踝处肿胀，呈非指陷性。大便干结，舌质红，苔黄厚腻，脉滑数。自带右下肢静脉顺行造影提示：右下肢股外静脉及髂总静脉血栓形成。诊为股肿（右下肢深静脉血栓形成），证属湿热型，热重于湿。治拟清热祛湿、理气化痰、活血化瘀。治拟赤芍甘草汤加金银花、玄参、大黄。取10剂，水煎，日1剂。二诊（2009年2月13日）：用10剂中药后，患肢肿胀明显减轻，舌质红，苔黑黄腻，脉滑数，热势仍较重，加重大黄用量，泻下湿热。取10剂，水煎，日1剂。三诊（2009年2月23日）：患肢肿胀已经明显减轻，舌质红，苔黑黄厚，脉滑数，热势较重，加用茜草、泽兰以助清热凉血之力，加用水蛭以破血逐瘀。取10剂，水煎，日1剂。四诊（2009年3月5日）：患者肢体肿胀明显消失，舌质淡，苔薄白，脉沉缓。无需服药，嘱其日常生活穿用弹力袜保护并预防并发症的出现。

病案2　李某，女，29岁，于2008年12月5日就诊。主诉为左下肢肿胀疼痛10天。患者13天前行剖腹产术后一直卧床休息，于10天前出现左下肢肿胀、疼痛，活动受限。在某医院诊治，彩超示：左下肢深静脉血栓形成。给予对症治疗后，患肢肿胀疼痛症状有所缓解。现症见：左下肢自腹股沟至足部呈非指陷性水肿，张力较大，皮下浅静脉略怒张，皮色略红，皮温高，伴疼痛明显。膝关节上下15厘米处较对侧增粗约5厘米、4厘米。左下肢尼霍夫征（+），霍曼征（+）。饮食一般，夜寐差，小便黄，大便偏干。舌质暗红，苔白腻，脉滑数。患者为青年女性，因剖腹产后长期卧床，致肢体气机不利，气滞血瘀于经脉之中，致营血回流不畅，而见下肢肿胀疼痛，苔白腻；瘀血留滞于经络，瘀而化热，而见皮色红，皮温高，伴见舌质暗红，脉滑数。辨其证为湿热型，热重于湿。诊断为股肿（左下肢深静脉血栓形成）。治以清热利湿，活血化瘀，方用赤芍甘草汤加玄参 30 克，金银花 30 克，两头尖 12 克，木香 6 克，水蛭 15 克，萆薢 20 克。取 10 剂，日 1 剂，水煎服。其他治疗：芒硝 500 克，冰片 5 克，装入布袋内局部外敷。二诊（2008 年 12 月 15 日）：左下肢肿胀较上诊有所减轻，皮色略发红，疼痛已明显减轻，时觉下肢困沉乏力，纳眠均可。舌质紫暗，苔白腻，脉细涩。守上方加减如下：减木香、萆薢、玄参、金银花，加白术 15 克以补中益气；加茜草、泽泻以增强祛湿之功。取 10 剂，日 1 剂，水煎服。三诊（2008 年 12 月 24 日）：左下肢仍稍有肿胀，皮色略发暗，行走时仍偶有疼痛，纳眠均可。舌质淡，舌体胖大，苔薄白，脉沉涩。为脾虚血瘀之象，治以益气健脾、活血化瘀，上方去茜草，加党参 20 克、山药 20 克以益气健脾。取 20 剂，日 1 剂，水煎服。中药用完后，口服补气活血通脉丸以巩固治疗，连用 3 个月。

〔按语〕下肢深静脉血栓可归属于中医股肿范畴，又称“脉痹”“瘀血”“瘀血流注”等。唐代孙思邈《千金要方》载：“气血瘀滞则痛，脉道阻塞则肿，久瘀而生热。”多由久卧、久坐、产后、外伤所致，肢体气血运行不畅，瘀血阻于脉络；或因饮食不节，素食肥厚，湿热内生，流注于血脉，与瘀血互结，而阻于脉络，脉络瘀滞不通，营血回流受阻于脉，外溢流注下肢。病变部位在下肢，表现为患肢肿胀、疼痛、局部皮温升高和浅静脉怒张四大症状。该病起病较急，病程较长。该病以小腿深静脉、股静脉、髂股静脉最为常见，血栓易发生脱落，可并发肺栓塞而危及生命。崔老总结此病临床发病规律时指出，该病的主要病机为“湿、热、瘀、虚”，可将其分为三个阶段，但在不同的发病阶段，其主要矛盾也有不同。在初期，以“湿、热、瘀、虚”为主，主要表现为肿胀、疼痛，在此阶段，中医给予清热利湿、活血化瘀之品，西医多给予尿激酶插管溶栓与抗凝联合治疗，经及时治疗后，约 1～2 周多可恢复正常，肿胀疼痛明显缓解；中期以“瘀、湿、虚”为主，给予活血破瘀、祛湿通络，此时中药不宜过于偏寒，西医给予降纤抗凝，经治疗在运动后肢体稍有肿胀；最后阶段则以“虚、瘀”为主，而“湿”则渐退，给予益气健脾、活血通脉，此期若出现静脉血栓后遗症，如足靴区皮肤发硬、发黑时，可佐以化痰软坚之品，西医则以降纤为主。崔老自拟赤芍甘草汤用于此病的治疗，临床观察应用多年，疗效肯定。

〔整理人〕张榜，李玉凤，孙莎莎。

第二节 红斑性肢痛

红斑肢痛症方

〔方剂来源〕宋群先师承冯宪章经验方。

〔药物组成〕当归尾20克，金银花30克，龙胆草20克，白茅根40克，玄参20克，生石膏30克，水牛角20克，延胡索20克，桃仁10克，川芎10克，红花10克，川牛膝10克，白芍20克，茜草20克，玳瑁10克，生地黄20克，酒大黄10克，甘草10克。

〔适应证〕红斑肢痛症。

〔使用方法〕水煎服，每日1剂。

〔注意事项〕禁辛辣、酒、羊肉。

〔临床验案〕张某，男，42岁，2012年6月8日不明原因双足渐红，肿胀，灼热，跳痛，运动后或长期站立后加重，下肢抬高或凉水冲洗、休息后疼痛减轻，夜间加重，6月15日到外地求治，诊断为“脉管炎”，用抗生素治疗，效果不佳。6月20日到我院求治。刻下见：双足肿胀、灼热、疼痛，舌质红，苔薄黄，脉弦大而数。中医诊断：血痹。西医诊断：红斑肢痛症。给予上方6剂，水煎，每日1剂，饭前服药。如意金黄散30克，薄荷脑3克，西瓜霜20克，混合蛋清调敷三阴交，每日1次。乳香、没药、透骨散、红花各20克，水煎液凉后泡患处，每日两次。经过6天的综合治疗，2012年6月26日症状完全消失，随访未再复发。

〔整理人〕宋群先。

第三节 痿 病

黄氏升白汤

〔方剂来源〕广东省名中医黄海龙临床经验方。

〔药物组成〕鸡血藤 30 克，当归 10 克，川芎 10 克，白芍 10 克，熟地黄 20 克，黄芪 25 克，补骨脂 10 克，巴戟天 10 克，锁阳 10 克，枸杞 10 克。

心烦、咽痛、鼻衄者减川芎，加赤芍、生地黄、丹皮各 10 克，白茅根 30 克。

〔适应证〕除因患流感、疟疾，或服用氨基比林、氯霉素等药物引起的白细胞减少症外，原因不明的白细胞减少症，以及因肿瘤放、化疗引起脾肾阳虚兼血虚的白细胞减少症。末梢血检低于 4×10^{9}/升以下者均为治疗对象。临床出现头晕目眩、脚软无力、神疲肢倦、少气懒言、腰酸背痛、失眠健忘、耳鸣、自汗、胃纳呆滞，或心烦、咽痛、鼻衄。舌淡苔白，脉软无力，或舌红少苔，脉细数。

〔使用方法〕每日 1 剂，水煎两服。武火煮沸 5～10 分钟后文火煮 20～30 分钟。

〔临床疗效〕一般患者最多服用 20 剂左右即可收效，临床症状明显好转，末梢血检上升至中 6×10^{9}/升～8×10^{9}/升左右。

〔临床验案〕赖某，男，机电工人。近年来经常头晕眼花，脚软无力，睡眠不好，食欲不振，腰酸背痛，记忆力差，耳鸣，舌淡苔白，脉弱。实验室血检白细胞计数 3×10^{9}/升。

诊断：西医：白细胞减少症。中医：脾肾两虚兼血虚。

治法：温补脾肾兼补血。

方药：黄氏升白汤。鸡血藤 30 克，当归 10 克，川芎 10 克，白芍 10 克，熟地黄 15 克，黄芪 25 克，补骨脂 10 克，巴戟天 10 克，锁阳 10 克，枸杞 10 克。

服上药 10 剂后，症状明显改善，实验室血检白细胞计数已上升至 8.5×10^{9}/升，半年后复查，疗效巩固。

〔按语〕我在临床上常遇到白细胞减少的患者，临床症状大多为脾肾两虚兼血虚。《灵枢·海论》说："脑为髓之海……髓海不足，则脑转耳鸣，胫酸眩冒，目无所见，懈怠安卧。""精生气，气生神。"精髓不足则精神萎靡，记忆力差。腰为肾之府，肾虚则腰酸脚软，耳鸣。偏于阳虚者，则四肢不温，舌淡脉沉细；偏于阴虚者，则五心烦热，舌质红，脉细数。脾胃气虚不能运化水谷，则食欲不振，神疲肢怠，甚至少气懒言。血亏不能养心宁神，则心烦失眠。黄芪补脾益气；巴戟天、锁阳、补骨脂、枸杞补肾益精；鸡血藤合四物汤补血。方中重用黄芪、鸡血藤，我的体会是升高白细胞。全方共奏温补脾肾兼养血之功，以治白细胞减少症。

〔整理人〕黄海龙。

第四节　蝶疮流注

金蚣浸膏片

〔方剂来源〕全国名老中医张鸣鹤经验方。

〔药物组成〕金银花 1.5 份，蚤休 1.5 份，黄芪 1 份，山萸肉 1 份，菟丝子 1 份，桑螵蛸 1 份，覆盆子 1 份，丹参 0.5 份，莲须 0.5 份，芡实 1 份。

〔适应证〕系统性红斑狼疮（蝶疮流注）之肝肾亏虚型（即狼疮肝或狼疮肾）。

〔使用方法〕上药按所列比例配伍，加水适量，煎煮三遍，取汁混匀，再浓缩成膏，加入赋形剂，用喷雾干燥法制成颗粒，打压成片，每片 0.5 克。每服 8 片，日服 2～3 次，服用时间不限，饭后 1 小时服用最佳。

〔注意事项〕此药不适用于系统性红斑狼疮之其他证型。

〔临床疗效〕该方出自献方者 2003 年申报鉴定之研究课题"金蚣浸膏片治疗系统性红斑狼疮的临床及基础研究"。经专家鉴定，该研究成果达到国内领先水平。在临床研究中曾以金蚣浸膏片加醋酸泼尼松作为治疗组，以雷公藤多苷片加醋酸泼尼松作为对照组。结果治疗组共 30 例，临床缓解与显效率（缓显率）为 83.33%，总有效率为 93.33%；对照组

30 例缓显率为 6.66%，总有效率为 50%。两组比较有显著性差异（P<0.01）。治疗组 13 例有蛋白尿，经治疗后 4 例尿蛋白消失，6 例改善；对照组 12 例有蛋白尿，经治疗后无 1 例尿蛋白消失，3 例有改善。两组对比均有显著性差异（P<0.01）。

〔按语〕系统性红斑狼疮是一种疑难病，病死率较高，治疗有一定的难度。在疾病活动期，肾上腺皮质激素是首选的治疗药物，中医中药有助于增强疗效，改善肝肾功能，促使蛋白尿减少或消失，而且有望较快地撤减激素甚至可以停用激素。《实用中医风湿病学》载："红斑性狼疮病起于先天禀赋不足，肝肾阴亏，精血不足，加之情志内伤，劳倦过度，六淫侵袭，阳光暴晒，瘀血阻络，血脉不通，皮肤受损，渐及关节、筋骨、脏腑而成本病。"《赵炳南临床经验集》也指出："本病多由于先于禀赋不足，或因七情内伤，劳累过度……以致阴阳气血失于平衡，气血运行不畅，气滞血瘀，经络阻隔，为本病的内因；另外多数患者多与强烈日光暴晒有关。……所以外受热毒是本病的条件，热毒入里，燔灼阴血，瘀阻经脉，伤于脏腑，蚀于筋骨可以发病。"系统性红斑狼疮是极为复杂的疾病，它可以累及全身各个系统各个脏器。热、毒、瘀、虚是本病的主要特点。"邪因虚生"，"至虚之处，便是容邪之所"，哪个系统哪个脏器出现虚损就会受到热毒的攻击，肝肾的损伤是本病最为常见的证型，金蚣浸膏片正是针对这一类型而设计用药的。全方以金银花、蚤休作为君药，清热解毒以治其标；山萸肉、菟丝子、覆盆子、桑螵蛸、莲须、芡实作为臣药，补益肝肾、收敛固摄以治其本；黄芪、丹参作为佐药以弥补气血之不足，丹参作为使药养血活血，化瘀而不行血这对于有血尿的病人也是有利而无弊的。

〔整理人〕张立亭。

第五节　瓜藤缠

祛瘀化斑汤

〔方剂来源〕国家级名老中医崔公让教授临床经验方。

〔药物组成〕柴胡 9 克，黄芩 12 克，葛根 30 克，生地黄 15 克，水牛角 20 克，白茅根 30 克，浮萍 20 克，蝉蜕 20 克，薏苡仁 30 克，郁金 20 克，香附 15 克，桃仁 15 克，红花 20 克，甘草 10 克。

〔适应证〕瓜藤缠，证属湿热蕴结者。症见对称发生于下肢伸侧，结节红斑性，枚数不定，大小不一，疏散分布，灼热疼痛或压痛。本病好发于春秋两季，青中年女性多见。

〔使用方法〕将上药浸泡 2 小时以上，水煎，每日 1 剂，早晚温服。

〔注意事项〕若结核菌素试验阳性，一定要遵从联用、适量、规律和全程的原则，一气呵成，才能断绝病症复发之根源。

〔临床验案〕张某，女，42 岁，2006 年 6 月 12 日初诊。患者于 10 年前发现双下肢散在出现红色结节，红肿疼痛，活动后疼痛加重，质硬，隆起于皮肤，结节持续数天，消退后，留有棕黄色或褐色色素沉着斑，反复发作，经久不愈。现症见：双下肢散在有数十个大小不等的红色结节，红肿疼痛明显，二便可，舌质红，苔黄腻，脉弦滑。诊为瓜藤缠，湿热蕴结之证。治以凉血消斑，疏肝解郁，化瘀通络。药用祛瘀化斑汤。取 10 剂，水煎服，日 1 剂。二诊：用药后，双下肢无新病灶出现，红肿渐消，原病灶渐见消退，皮损处遗留褐色色素沉着斑，舌质红，苔薄黄，脉细数。在上方中加用丹皮以加强凉血解毒之功，续用 15 剂，水煎服，日 1 剂。三诊：用药 15 剂后，原皮损处皮肤颜色渐变浅，无新病灶出现，病情稳定，觉皮损处皮肤有硬紧不适感，舌质淡红，苔薄白，脉细数。在上方中减丹皮，加用浙贝母、蛤壳以软坚散结，继续用 15 剂。两年后，电话随访患者，病症未复发。

〔按语〕本病好发于中青年女性，多情志不遂，肝气郁滞，郁而化热；或素体阴虚，血分有热，或感染痨虫，损伤阴血，阴虚则热；或是寒湿内侵，或嗜食肥甘厚味，损伤脾胃酿湿生痰，湿热互结，阻滞气机，气滞血瘀，不通则痛，湿热瘀痰聚结，经络阻塞，下注腿胫，发于皮肤，结节丛生。现代医学对本病的发病机制尚不完全清楚，一般认为是多种因素如病毒、链球菌、真菌、结核菌或药物等引起的迟发性过敏反应性皮肤血管炎。崔老查阅大量资料，结合临床实践指出：结节性红斑大多与结核菌感染有关，特别是反复发作，经久不愈的患者。

〔整理人〕张榜，刘兴涛。

第六节　脱　疽

阳和通脉汤

〔方剂来源〕山西省名老中医赵尚华临床经验方。

〔药物组成〕炮附子 10 克，桂枝 10 克，麻黄 3 克，丹参 30 克，鸡血藤 30 克，川牛膝 10 克，红花 10 克，地龙 10 克，当归 10 克，赤芍 10 克，炮甲珠 10 克，甘草 15 克

若寒重者，加鹿角霜、肉桂、细辛；肌肉萎缩者，加党参、怀山药、苍术。

〔适应证〕脱疽（血栓闭塞性脉管炎）初期，患处苍白冰冷疼痛，患肢沉重，间歇跛行，甚则肌肉逐渐萎缩，汗毛稀疏脱落，局部皮肤色苍白，粗糙不泽，疼痛，趾甲增厚色暗，趺阳脉、太溪脉搏动减弱或消失。全身可伴有腰酸遗精、阳痿、耳鸣等症状，舌质淡，苔白，脉沉细。证属脾肾阳虚，寒湿凝聚经络者。

〔使用方法〕煎药之前，先将药物用冷水约 1000 毫升浸泡 20～30 分钟后，用武火烧开，文火煎煮 30 分钟，挤渣取汁，约 200 毫升。接着进行第二次煎煮，加水量约 700 毫升，文火煎煮时间为 25 分钟，挤渣取汁，约 200 毫升。两次煎煮的药液混合过滤，每日服用 2 次，每次 150～200 毫升，空腹温服。

〔临床疗效〕临床证实，如果辨证准确，加减周到，本方有效率高达 90%以上。

〔临床验案〕徐某，女，43 岁，山东人，工人。住院号 8701。1978 年 2 月 12 日住院治疗。

病史：1977 年 4 月 24 日右脚背被金属砸伤，肿胀疼痛不显著，但长期不愈。各家医院均诊断为外伤性脉管炎，但治疗效果不明显。在我院门诊治疗 4 个月有好转，但现在右下肢仍冰冷，肢色苍白，干燥无汗，阵发性疼痛，小腿胀疼，间歇跛行严重（仅能走 30 余米），大拇趾趾甲变黑，增厚粗糙，二趾甲亦有半部变黑，腓肠肌压痛，足掌部压痛，右脚背动脉搏动消失，诊为外伤性血栓闭塞性脉管炎。据上述症状，结合

舌淡舌边红，苔薄白，脉沉缓，证属阳虚不能下达，寒邪凝滞脉络，治宜温通活血为主。处方：炮附子 10 克，当归 15 克，木通 6 克，赤芍 15 克，丹参 30 克，桂枝 6 克，熟地黄 15 克，白芥子 10 克，鸡血藤 30 克，炮甲珠 10 克，川牛膝 12 克，水煎服，每日 1 剂。

外用：椒艾洗药加减，煎水熏洗患肢。

服药 9 剂后，患足开始有发汗现象，疼痛减轻。服药 24 剂后，患者症状明显好转，疼痛继续减轻，走路时患足能放平，有汗出，不怕冷，足背动脉开始搏动，但较弱。之后又用上方加减巩固治疗两月余，于 5 月 27 日痊愈出院。1979 年 5 月随访，患者身体很好，一直坚持工作。

〔按语〕随着社会老龄化，以及疾病谱的变化，周围血管病的发病率越来越高。中医学对该病的诊治，经过几千年实践积累，已积有丰富的临床经验。血栓闭塞性脉管炎（脱疽）的病理变化主要是血瘀——全身中小血管节段性的瘀阻闭塞，但其病因颇为复杂，有寒、热、湿、瘀、虚等互相转化，活血化瘀并不能包治本病，临床医生治病尚须遵从标本缓急的原则，才能取得既准确又迅捷的疗效。血栓闭塞性脉管炎一病的治疗，重要的一点是要辨清病在何期，证属何型，方能取得满意的疗效。

〔整理人〕赵怀舟。

椒艾洗药

〔方剂来源〕山西省名老中医赵尚华临床经验方。

〔药物组成〕川椒 10 克，艾叶 30 克，桂枝 15 克，透骨草 30 克，槐枝 10 节，蒜辫半挂，当归 30 克，苏木 30 克，红花 15 克，桑枝 30 克，生川乌 10 克，防风 15 克。

〔功效〕温经散寒，活血祛风。

〔适应证〕脱疽（血栓闭塞性脉管炎）初期，证属阳虚寒凝，经脉闭阻者。

〔使用方法〕大盆煎药，熏洗浸泡患处。每次半小时，每日 1～2 次，每剂可用 3 日。

〔注意事项〕脱疽一病的治疗，重要的一点是要辨清病在何期，证属何型，决不能因为前贤有用四妙勇安汤治愈脱疽成功的经验，便一见脱疽就用清热解毒活血之法，而忽视先后主次、寒热虚实之别。

〔临床验案〕柳某，男，36岁，太原某厂职工。1996年4月10日初诊。主诉脚冷9年。1995年10月发现脚趾紫红，某医院静点红花注射液、前列腺素E，效果不明显。血管造影提示：右胫后动脉、腓动脉近端闭塞；右胫前动脉近端闭塞；左胫后动脉中1/3处闭塞；左胫前动脉下1/3处闭塞，左腓动脉近端闭塞。诊断为双下肢血栓闭塞性脉管炎。间歇跛行3月余，左脉弦，右脉细微。证属脉络寒凝。治宜温阳散寒、活血通络。外用椒艾洗药：川椒10克，艾叶30克，苏木30克，透骨草30克，伸筋草30克，川芎10克，川乌10克，干姜30克。水煎，先熏后洗，待温浸浴，每次30分钟，每日1～2次。内服：炮附子10克，桂枝10克，当归10克，丹参30克，甘草15克，地龙10克，炮甲珠10克，金银花24克，赤芍10克，鸡血藤30克。服6剂后显效；12剂后顽厚坏死的硬皮开始脱落；1月后腿痛消失，间歇跛行缓解，可走1里余。唯肤色仍显红色，上方加减6剂善后。2002年4月随访，6年来病情恢复良好，一直工作至今。

〔按语〕本方用于寒凝经脉所致的脱疽初期。方中川椒辛热，外用能通血脉，开腠理，散寒除湿；艾叶具有温气血、通经络、散内寒的功效。二者合用，治寒疮冷痛，可以温通血脉，驱散风寒，是为君药。辅以桂枝散寒止痛，川乌温散结肿，透骨草辛温除湿、活血止痛，以增强散寒通络、活血消肿之效。佐以当归、苏木、红花养血活血、散瘀消肿；槐枝、桑枝疏风通节、活络舒筋。共收活血散瘀消肿、通络散结解毒之效。防风祛风止痛，蒜辫辛散温通，是为使药，以加强消散结肿、宣泄内毒之功。故全方合用有温经散寒、活血祛风、消肿止痛的作用。

〔整理人〕赵怀舟。

第十章　癌症

术后康复方（四物汤合当归补血汤加味）

〔方剂来源〕全国名老中医郑伟达经验方。

〔药物组成〕当归 10 克，黄芪 15 克，川芎 6 克，白芍 10 克，熟地黄 15 克，三七 3 克（冲），黄精 10 克，紫河车 6 克，桑椹 10 克，何首乌 10 克，丹参 10 克。

〔功效〕补血调血，和血活血。

〔适应证〕为治疗各种癌症术后康复基本方。症见面色萎黄、口渴心烦、心悸乏力、头晕等。治疗各种癌症术后气血亏虚，白细胞减少，免疫功能下降等屡见其效。

〔使用方法〕水煎空腹热服。

〔按语〕本方为四物汤合当归补血汤加味。方中当归、熟地黄补血养阴，黄芪补脾肺之气为君药；白芍补血养肝，丹参活血化瘀为臣药；川芎活血行气，紫河车益气补精血，桑椹滋阴补血为佐药；黄精既能补气养阴益精又能补脾益肺，何首乌补肝肾益精血乌鬓发，三七活血化瘀止痛为使药。综观全方，既有补血调血作用，又有和血活血功能，故对各种癌症术后诸种血虚证疗效显著。

〔整理人〕郑伟达。

化疗后康复方（四君子汤加味）

〔方剂来源〕全国名老中医郑伟达经验方。

〔药物组成〕太子参 20 克，白术 10 克，茯苓 10 克，炙甘草 6 克，扁豆 12 克，怀山药 20 克，薏苡仁 15 克，川断 10 克，补骨脂 10 克，大枣 6 枚，生姜 3 片。

〔功效〕益气健脾、养血安神。

〔适应证〕本方为治疗各种癌症化疗后康复基本方。用于化疗后具有增效减毒作用。症见面色萎白、语声低微、四肢无力、食少寐差、舌质淡、脉细缓等。郑伟达教授运用此方治疗各种癌症化疗后白细胞减少，免疫功能低下等，疗效显著。

〔使用方法〕水煎空腹热服。

〔按语〕本方以四君子汤平补后天脾胃元气为主。方中太子参补中益气，白术健脾燥湿，茯苓健脾渗湿，苡米利水渗湿为君药；配以怀山药补气养阴，川断补肝肾，补骨脂补脾肾阳虚为臣药；扁豆甘淡补气为佐药；大枣补脾益气、养血安神，生姜温中降逆、止呕为使药。合用具有益气健脾、养血安神之功效。

〔整理人〕郑伟达。

放疗后康复方（沙参麦冬汤合增液汤加味）

〔方剂来源〕全国名老中医郑伟达经验方。

〔药物组成〕沙参 15 克，麦冬 10 克，玉竹 10 克，玄参 15 克，生地黄 15 克，天冬 10 克，石斛 10 克，天花粉 10 克，百合 15 克，旱莲草 10 克，葛根 15 克，仙鹤草 20 克。

〔功效〕清肺养胃，生津润燥。

〔适应证〕本方是治疗各种癌症放疗后康复基本方。症见燥伤肺胃，津液亏损，咽干口渴，干咳少痰，舌红少苔，大便秘结。本方具有增效减毒作用。郑伟达教授运用此方治疗各种癌症放疗后白细胞减少，免疫功能低下等症，疗效显著。

〔使用方法〕水煎空腹热服。

〔按语〕本方为沙参麦冬汤合增液汤加味。方中以沙参、麦冬滋养肺胃阴津，玄参滋肾养阴、生津润燥为君药；生地黄养阴清热，玉竹、天花粉生津解渴均为臣药；天冬清肺火、滋肾阴，石斛清虚热、养胃阴，旱莲草补肾益阴，仙鹤草收敛止血、解毒消肿为佐药；百合润肺止咳、清心安神，葛根生津止泻均为使药。合而能清肺养胃、生津润燥。

〔整理人〕郑伟达。

抑瘤方

〔方剂来源〕全国名老中医郑伟达经验方。

〔药物组成〕黄药子 15 克，山慈菇 10 克，三七 3 克（冲），重楼 10

克，蜂房 6 克，乳香 6 克，没药 6 克，白花蛇舌草 15 克，半枝莲 15 克，半边莲 15 克。

〔功效〕活血化瘀、软坚化结、消肿抑瘤。

〔适应证〕不能手术、放化疗的中晚期癌症。

〔使用方法〕水煎空腹热服。

〔按语〕本方是治疗各种不能手术、放化疗的中晚期癌症的常用方。方中黄药子散结消瘿、清热解毒，山慈菇化痰散结、解毒消肿为君药；重楼清热解毒、消肿止痛，蜂房攻毒消肿、止血杀虫，乳香、没药活血止痛、消肿生肌为臣药；白花蛇舌草清热解毒、消痈活血、利水通淋，半枝莲、半边莲清热解毒、利水消肿为佐药；三七活血化瘀止痛为使药。诸药合用，具有活血化瘀、软坚化结、消肿抑瘤作用。对各种中晚期癌症不能手术、放化疗者郑伟达教授运用此方治疗能够减轻痛苦，减轻症状，控制肿瘤。

〔整理人〕郑伟达。

疏肝理气止痛方（柴胡疏肝汤加味）

〔方剂来源〕全国名老中医郑伟达经验方。

〔药物组成〕柴胡 10 克，白芍 12 克，枳壳 10 克，生甘草 6 克，川芎 6 克，香附 6 克，当归 10 克，炙米壳 10 克，玄胡索 10 克，川楝子 10 克，台乌 10 克，青皮 6 克。

〔功效〕疏肝行气、活血止痛。

〔适应证〕各种癌性疼痛。症见肝气郁结，胁肋疼痛，寒热往来等。

〔使用方法〕水煎服。

〔按语〕本方是治疗各种癌性疼痛的基本方。本方以柴胡疏肝解郁为君药；配枳壳行气消痞，白芍、生甘草柔肝缓急止痛，川芎、香附行气活血，当归补血、活血、止痛，炙米壳敛肺、止痛为臣药；延胡索活血、利气、止痛，川楝子泻火行气、止痛，台乌行气散寒止痛为佐药；青皮疏肝胆之气为使药。郑伟达教授运用本方治疗中晚期肿瘤胁腹诸痛症，缓解疼痛效果显著。

〔整理人〕郑伟达。

清热化痰方（温胆汤加味）

〔方剂来源〕全国名老中医郑伟达经验方。

〔药物组成〕茯苓 15 克，法半夏 10 克，陈皮 6 克，枳壳 10 克，生甘草 6 克，竹茹 10 克，佩兰 10 克，薏苡仁 15 克，白豆蔻 6 克，桔梗 10 克，浙贝 10 克，鱼腥草 20 克，生姜 5 片，枣 3 枚。

〔功效〕理气化痰，清胆和胃。

〔适应证〕各种中晚期肿瘤患者痰热内扰，虚烦不眠，呕吐呃逆，惊悸不宁，舌苔黄干，口苦，胸闷。

〔使用方法〕水煎，食前服。

〔按语〕本方所治诸症，均属痰热为患。方中茯苓健脾渗湿，半夏降逆和胃、燥湿化痰，陈皮理气燥湿，枳壳行气消痰为君药；竹茹清热化痰、止呕除烦，佩兰清热化湿，薏苡仁利水渗湿，白豆蔻化湿行气，桔梗宣肺止咳、化痰排脓为臣药；浙贝润肺化痰，鱼腥草清热解毒、消痈排脓为佐药；加姜、枣、甘草益脾和胃而协调诸药为使。诸药合用，共奏理气化痰、清胆和胃之疗效。

〔整理人〕郑伟达。

茵陈双白汤加味

〔方剂来源〕全国名老中医郑伟达经验方。

〔药物组成〕茵陈 30 克，白英 30 克，白花蛇舌草 30 克，茯苓 15 克，猪苓 10 克，白术 10 克，泽泻 10 克，丹参 10 克，郁金 10 克，虎杖 15 克。

〔功效〕清热利湿，利胆退黄，行气解郁，活血化瘀。

〔适应证〕各种中晚期肿瘤引起的黄疸。症见湿热并重，黄疸，小便黄赤，发热等。

〔使用方法〕水煎服。

〔按语〕方中茵陈、白英、白花蛇舌草清热利湿、利胆消肿、利水通淋、解毒为君药；茯苓、猪苓、白术、泽泻、丹参健脾（利水）渗湿、扶脾泄热、活血化瘀为臣药；郁金、虎杖行气解郁、凉血清心、利湿解毒、活血止痛为佐药。综观全方，以清利湿热见长，故退黄之效颇著。

〔整理人〕郑伟达。

平喘逐饮汤

〔方剂来源〕全国名老中医郑伟达经验方。

〔药物组成〕桂枝 10 克，炙麻黄 10 克，杏仁 10 克，生甘草 6 克，茯苓 10 克，白芍 10 克，法半夏 10 克，陈皮 6 克，细辛 2 克，五味子 6 克，桔梗 10 克，葶苈子 15 克，大枣 6 枚，生姜 3 片。

〔功效〕健脾益气，峻下逐水，消水散结。

〔适应证〕各种中晚期肺癌胸腔积液。

〔使用方法〕水煎服。

〔按语〕本方为郑伟达教授创制的方剂，能改善肺癌胸腔积液引起的临床症状，提高患者的生存质量，延长生存时间。方中桂枝、麻黄、杏仁温通经脉、通阳化气、发汗平喘、利水、止咳平喘、润肠通便为君药；茯苓健脾渗湿，半夏燥湿化痰、和胃降逆，桔梗开宣肺气、排脓，葶苈子泻肺利水为臣药；陈皮理气调中，细辛温肺化饮、通彻表里，五味子敛肺滋肾、宁心安神，白芍柔肝缓急为佐药；甘草、大枣、生姜补脾益气、养血安神、温中降逆、止呕为使药。诸药合用，健脾益气、峻下逐水、消水散结的作用显著。

〔整理人〕郑伟达。

降逆止呕方

〔方剂来源〕全国名老中医郑伟达经验方。

〔药物组成〕苍术 10 克，白术 10 克，法半夏 10 克，竹茹 10 克，黄连 6 克，干姜 6 片，柿蒂 6 克，丁香 6 克，吴茱萸 6 克，鸡内金 10 克，瓦楞子 10 克。

〔功效〕疏肝理气，健脾和胃。

〔适应证〕各种中晚期肿瘤患者化疗期间有呕吐症状者。

〔使用方法〕水煎服。

〔按语〕方中法半夏燥湿化痰，苍术、白术健脾燥湿为君药；竹茹、瓦楞子清热化痰、止呕除烦、散结止痛，黄连清热燥湿，泻火解毒为臣药；柿蒂清热润肺止渴，丁香温中降逆，吴茱萸疏肝下气，散寒止痛，鸡内金消食磨积、健脾为佐药；干姜温中降逆、止呕为使药。全方共奏疏肝理气、健脾和胃之疗效。

〔整理人〕郑伟达。

仙黄止血汤

〔方剂来源〕全国名老中医郑伟达经验方。

〔药物组成〕仙鹤草30克，白及10克，茜草（酒炒）15克，大黄10克，三七5克（冲），槐花15克，地榆15克，蒲黄10克（布包），藕节15克，侧柏叶10克，小蓟10克。

〔功效〕化瘀止血，活血行气。

〔适应证〕各种癌症出血。郑伟达教授运用此方能有效防止血液耗损，或因出血过多而引起的机体衰弱，对放、化疗后表现气阴两亏者疗效显著。

〔使用方法〕水煎服。

〔按语〕方中仙鹤草、白及、藕节收敛止血，茜草、三七、蒲黄既止血又化瘀，有止血而不留瘀、化瘀而不伤新之长，为君药；小蓟、侧柏叶、槐花、地榆有凉血止血之功，为臣药；大黄活血祛瘀为佐药。全方共奏化瘀止血、活血行气之效。

〔整理人〕郑伟达。

脑 瘤 方

〔方剂来源〕全国名老中医郑伟达经验方。

〔药物组成〕夏枯草30克，胆南星10克，白附子6克，半夏10克，天麻10克，白僵蚕10克，地龙10克，全蝎3克，钩藤10克，蜈蚣3条，生牡蛎30克，石决明30克，白芷10克，石菖蒲10克，川芎10克。

〔功效〕息风祛痰，通经活络，消瘤化瘀。

〔适应证〕胶质瘤、脑膜瘤、脑垂体瘤、颅咽管瘤等。

〔使用方法〕水煎服。

〔按语〕方中夏枯草清肝明目、散结消肿，胆南星、半夏燥湿化痰、通经络为君药；白附子逐寒湿、祛风痰，天麻息风止痉，白僵蚕祛风化痰、息风止痉，地龙清肝热、息风止痉、通络、平喘、利尿，全蝎消肿散结、息风解痉、镇静止痛，钩藤清肝息风、平肝止痉，蜈蚣息风止痉、攻毒散结为臣药；生牡蛎软坚散结、潜阳镇惊，石决明清肝、潜阳、明目，白芷祛风燥湿、通窍止痛为佐药；石菖蒲化湿浊、开窍豁痰，川芎活血行气为使药。全方共奏息风祛痰、通经活络、消瘤化瘀之效。

〔整理人〕郑伟达。

腹水方（五苓散加味）

〔方剂来源〕全国名老中医郑伟达经验方。

〔药物组成〕马鞭草 30 克，商陆（醋制）6 克，槟榔 15 克，鳖甲（醋制）20 克，茯苓 15 克，大腹皮 30 克，桂枝 10 克，白术 10 克，泽漆 6 克，猪苓 10 克，车前子 10 克，牵牛子 10 克，泽泻 10 克，大黄 6 克，半边莲 15 克。

〔功效〕活血逐瘀，利水消肿。

〔适应证〕肝癌、肝硬化之腹水症。

〔使用方法〕水煎空腹热服。

〔按语〕郑伟达教授运用此方治疗肝癌、肝硬化之腹水症疗效显著。方中马鞭草清热活血利水，大腹皮下气宽中、利水消肿，商陆泻下逐水，槟榔行气、消积、利水为君药；鳖甲滋阴潜阳、软坚散结，茯苓健脾渗湿，桂枝温通经脉、通阳化气，白术健脾燥湿，泽漆利水消肿为臣药；猪苓、泽泻利水渗湿，车前子解毒凉血、利水通淋，牵牛子泻下逐水，半边莲清热解毒、利水消肿为佐药；大黄活血祛瘀为使药。诸药合用，共奏活血逐瘀、利水消肿之效。

〔整理人〕郑伟达。

骨癌、骨转移癌方

〔方剂来源〕全国名老中医郑伟达经验方。

〔药物组成〕威灵仙 10 克，徐长卿 15 克，狗脊 10 克，桑寄生 15 克，丝瓜络 10 克，杜仲 15 克，牛膝 15 克，川断 15 克，骨碎补 10 克，女贞子 15 克，枸杞子 15 克，木瓜 15 克。

〔功效〕补肝益肾，舒筋通络。

〔适应证〕骨癌、骨膜肉瘤、骨转移癌症。

〔使用方法〕水煎空腹热服。

〔按语〕郑伟达教授运用此方治疗骨癌、骨膜肉瘤、骨转移癌疗效显著。方中威灵仙消痰散积、通络止痛、祛风除湿，徐长卿镇静止痛、解毒消肿为君药；狗脊补肝肾、强腰膝、祛风湿，杜仲补肝肾、强筋骨、降血压，牛膝活血祛瘀、补肝肾、强筋骨、引血下行、利尿通淋为臣药；桑寄生祛风湿、强筋骨，丝瓜络化瘀消肿、祛风湿、通经络、行血脉，川断补肝肾、行血脉、续筋骨，骨碎补补肾续伤、活血止血，女贞子补肾滋阴、养肝明目，枸杞子补肾益精、养肝明目、润肺，木瓜健胃助消化、清暑、消肿为佐使药。诸药合用，共奏补肝益肾、舒筋通络之效。

〔整理人〕郑伟达。

芪莲舒痞方

〔方剂来源〕山东中医药大学博士生导师曹志群教授经验方。

〔药物组成〕黄芪 30 克，半枝莲 15 克，女贞子 15 克，莪术 12 克，薏苡仁 30 克。

〔使用方法〕水煎服，日 1 剂。

〔适应证〕慢性萎缩性胃炎癌前病变。

〔临床疗效〕治疗慢性萎缩性胃炎癌前病变 61 例，以 40 例用胃复春、36 例用维霉素做对比，总有效率 80.3%。

〔整理人〕曹志群。